中国医学临床百家·病例精解

中国人民解放军联勤保障部队第九〇〇医院

前列腺癌

病例精解

傅志超 程惠华 / 主 编

科学技术文献出版社
CIENTIFIC AND TECHNICAL DOCUMENTATION PRES

·北京·

图书在版编目（CIP）数据

中国人民解放军联勤保障部队第九〇〇医院前列腺癌病例精解/傅志超，程惠华主编. —北京：科学技术文献出版社，2020.5
ISBN 978-7-5189-6174-0

Ⅰ．①中… Ⅱ．①傅… ②程… Ⅲ．①前列腺疾病—癌—病案—分析 Ⅳ．①R737.25

中国版本图书馆 CIP 数据核字（2019）第 251218 号

中国人民解放军联勤保障部队第九〇〇医院前列腺癌病例精解

策划编辑：袁婴婴　责任编辑：李　丹　谢　雪　责任校对：王瑞瑞　责任出版：张志平

出　版　者	科学技术文献出版社
地　　　址	北京市复兴路 15 号　邮编 100038
编　务　部	（010）58882938，58882087（传真）
发　行　部	（010）58882868，58882870（传真）
邮　购　部	（010）58882873
官 方 网 址	www.stdp.com.cn
发　行　者	科学技术文献出版社发行　全国各地新华书店经销
印　刷　者	北京虎彩文化传播有限公司
版　　　次	2020 年 5 月第 1 版　2020 年 5 月第 1 次印刷
开　　　本	787×1092　1/16
字　　　数	273 千
印　　　张	23.75
书　　　号	ISBN 978-7-5189-6174-0
定　　　价	178.00 元

编 委 会

名誉主编简介

鲜荣华，主任医师，硕士研究生导师。

现任中国人民解放军联勤保障部队第九〇〇医院（原南京军区福州总医院）院长。

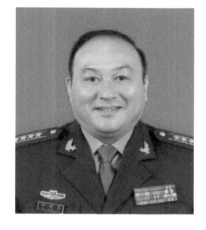

福建省医学会第七届理事会副会长。

主要从事医院管理工作，在医院信息化管理、学科建设、科学研究等方面有独到见解。获省部级科技奖二等奖 4 项，军队科技进步奖三等奖 7 项；荣立三等功 2 次。

主 编 简 介

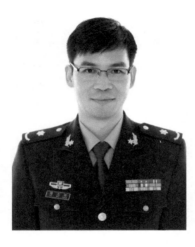

　　傅志超，医学博士，副主任医师，硕士研究生导师。

　　现任中国人民解放军联勤保障部队第九〇〇医院（原南京军区福州总医院）放疗科负责人。

　　福建省抗癌协会第三届鼻咽癌专业委员会副主任委员，福建省抗癌协会放射肿瘤学专业委员会常务委员、福建省医师协会放射治疗科医师分会常务委员。

　　主要从事肿瘤放射治疗临床工作与肿瘤放射生物学研究，在 SCI 等刊物上发表文章 70 余篇，主编著作 1 部，承担各级科研项目多项，获全军医疗成果三等奖 2 项，荣立三等功 1 次。

程惠华，教授，主任医师，硕士研究生导师。

曾任中国人民解放军联勤保障部队第九〇〇医院（原南京军区福州总医院）放疗科主任。

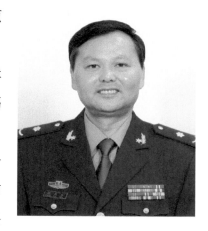

福建省医学会肿瘤放射治疗专业委员会副主任委员，福建省中西医结合学会肿瘤专业委员会副主任委员；福建省肿瘤放射治疗质量控制中心副主任；美国 RUSH 大学医学中心访问学者。

主要从事常见肿瘤的放疗和综合治疗，对前列腺癌的个体化治疗有较深的研究。主编《肿瘤综合治疗手册》等著作 4 部；在国内外发表论文 100 余篇，SCI 收录 6 篇。获军队医疗成果奖 2 项，发明专利 3 项。

序

　　随着我国人口老龄化、饮食结构西方化、筛查及诊断技术水平不断提高，我国前列腺癌的发病率呈现上升趋势。目前，我国前列腺癌发病率位列男性泌尿生殖系统恶性肿瘤第三位，虽然与欧美等西方发达国家相比，我国目前仍是前列腺癌低危国家，但其发病率的迅速上升已引起广大医务人员及老年男性人群的重视。

　　随着医学科技的进步，前列腺癌的诊治水平也获得长足进步，临床上常联合泌尿外科、放疗科、影像科、病理科、肿瘤科、核医学科等进行多学科讨论，并根据讨论结果制订个体化诊治方案。但在临床工作中，由于前列腺癌病程长、病情复杂、治疗方案不尽相同，使得非专业或年轻医务人员往往无从入手，广大非专业人群更是难以理解。

　　我院放疗科作为临床一线工作的有心人，从临床实际出发，收集临床治疗的前列腺癌患者资料，进行分析、归纳和总结，既有经过多线治疗的临床病例，又有治愈后长期随访的病例；既有临床完整的病例资料，又有治疗原则和个体化方案的描述，从而兼有实用性、知识性、指导性和科普性。这是一本紧贴实际的医学科普读物，不仅适合医护人员在临床工作中学习参考，还可供前列腺癌患者及其家属和广大医学科普爱好者阅读。

本书的出版，将有助于规范前列腺癌这一领域的治疗及将最新医学成果普及到基层，使广大患者受益的同时，提高全民对前列腺癌这一疾病的科学认识，这也是医务工作者的重要职责。

鲜菜华

前　言

　　前列腺癌是当今威胁全球男性健康的主要癌症之一。在欧美国家，前列腺癌发病率连续多年位居男性恶性肿瘤首位，死亡率居第 2 位。中国前列腺癌发病率虽低于欧美国家，但随着人口老龄化、饮食结构改变和医疗体检的普及，近年来发病率呈上升趋势。2016 年我国前列腺癌新发患者为 12 万人，预计到 2030 年，我国前列腺癌新发患者数量将达到 23.7 万人，新发患者数量的年复合增长率为 5%。由于我国前列腺癌早期诊断率较低，中国前列腺癌患者的死亡率远远高于发达国家。在美国，患病 5 年的前列腺癌患者生存率在 98% 以上，而同样的前列腺癌患者在中国生存率仅为 50%。因此，普及前列腺癌相关知识，提高前列腺癌早发现、早诊断和早治疗比例，强化前列腺癌多学科综合诊疗，是我国当前前列腺癌防治工作的重要任务。

　　随着现代医疗技术的发展，用于治疗前列腺癌的方法也不断得以改进和创新。前列腺癌主要治疗手段有手术治疗、放射治疗、化学治疗、内分泌治疗、靶向治疗及免疫治疗等，涉及泌尿外科、放疗科、影像科、病理科、肿瘤科、核医学科等多个科室，同时前列腺癌相对其他肿瘤，其预后及生存期相对较长，结合上述多种治疗方案，每个患者的个体化治疗方案更为复杂，更依赖前列腺癌多学科诊疗团队的讨论。每个患者病情千差万别，他们对治疗方案的了解更少得可怜，这一结果导致患者及家属对于治疗方案一知半解，进而增加患者及家属的心理负担，治疗预期效果就有可能大打折扣。本书通过对各个期别前列腺癌病例的分析，使读者能够掌握相关知识及临床应变的思维方式，举一反三，对前列腺癌治疗有初步的判断和决策。

我院放疗科联合相关科室，积极总结临床经验，从前列腺癌患者中选取了80多例典型病例，从早期到晚期、从新发到治疗时间跨度超过10年、从已治愈到仍在进行治疗的各类患者，通过对每个病例诊断、治疗及随访等各个环节的分析，结合目前前列腺癌主要治疗方法，以及最新的基因检测、前列腺特异性膜抗原（prostate specific membrane antigen，PSMA）与正电子发射计算机体层显像仪（positron emission tomography and computed tomography，PET/CT）等精准诊断，阿比特龙、恩杂鲁胺、奥拉帕利等新型抗肿瘤药物的临床应用，以期使年轻医务人员及广大读者能够从真实的典型病例中获得诊治进展及科普信息。

前列腺癌涉及多个学科，治疗技术进展也非常迅速，囿于编者的知识及能力水平，对每个病例的了解及分析难免存在不足之处，同时在病例分析的过程中，部分专业内容借鉴了相关参考文献和专家评述，由于资料过于繁杂，无法及时与采用内容的作者进行联系，在此表示衷心感谢，并恳请读者批评指正，也使本书不断改进与完善。

傅志超　程惠华

目　录

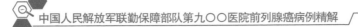

综合治疗篇

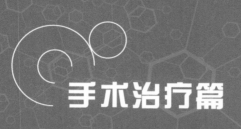

手术治疗篇

001 高危前列腺癌手术联合内分泌治疗

病历摘要

　　患者，男，69 岁。2010 年 9 月出现排尿困难，尿线变细，排尿滴沥，有不尽感，伴尿频、尿急、尿痛，夜尿约 1 次/小时。2010 年 9 月 2 日查前列腺特异性抗原（prostate specific antigen，PSA）> 145 ng/mL。全身骨扫描未见异常，盆腔磁共振检查前列腺占位，盆腔未见肿大淋巴结。2010 年 9 月 11 日行前列腺穿刺活检，病理报

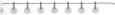

告：前列腺癌。2010 年 11 月 16 日于某院行前列腺癌根治术，术后病理示前列腺癌，Gleason 评分 4 + 4 = 8，累及精囊腺。

【既往史】 无特殊病史。

【临床诊断】 前列腺癌（pT3bN0M0，Ⅲ期）。

【治疗过程】 手术后予氟他胺片 250 mg，3 次/日治疗，PSA 降为 0。停药 3 个月后复查 PSA 两次均超过 0.2 ng/mL，考虑生化复发；2013 年 7 月为进一步治疗，就诊我院，考虑氟他胺片治疗效果不佳，改为"比卡鲁胺 50 mg 口服，1 次/日 + 注射用醋酸亮丙瑞林微球（抑那通）3.75 mg 皮下注射，每 28 日 1 次"内分泌治疗至今。2013 年 9 月 25 日复查 PSA < 0.003 ng/mL，2014 年 8 月复查 PSA < 0.003 ng/mL，2015 年 9 月复查 PSA < 0.002 ng/mL，2016 年 8 月复查 PSA < 0.004 ng/mL，2017 年 9 月复查 PSA < 0.006 ng/mL，病情稳定。无尿频、尿急、尿痛及血尿、脓尿，无发热、腰痛、骨痛等，生活自理、健体娱乐活动正常，生活质量高。2018 年 2 月失访。

病例分析

（1）该患者诊断前列腺癌（T3bN0M0，Ⅲ期，高危组），因术后病理提示肿瘤累及精囊，因此 T 分期为 T3b；高危因素包括 T3b，PSA > 20 ng/mL。根据美国国立综合癌症网络（National Comprehensive Cancer Network，NCCN）指南，Ⅲ期患者可选择放射治疗联合全雄激素阻断内分泌治疗或根治性前列腺癌切除术 + 盆腔淋巴结清扫术，该患者首选手术治疗及术后内分泌治疗。术后复查 PSA 水平降低至 0，停药后 PSA 升高，经全身检查未发现远处转移，考虑生化复发，给予内分泌治疗。

（2）根治性前列腺癌术后出现生化复发的情况可分为三种：①术后 PSA 水平未降低到可检出水平以下（疾病持续存在）；②术后 PSA 水平不可检出，而后出现可检测的 PSA 水平并且在以后两次或多次实验室测定时大于 0.02 ng/mL（疾病复发）；③偶有病例持续低于 PSA 水平，归因于缓慢的 PSA 代谢或残余的良性组织。如果生化复发期间认为远处转移可能性很小，局部复发可能性大，主要补救治疗可以采用单独放射治疗或联合雄激素剥夺治疗（androgen - depri - vation therapy，ADT）。如已证实或高度怀疑存在远处转移，那么补救治疗可采用单纯 ADT。

病例点评

（1）前列腺癌根治术后，仍有相当多的患者会出现生化复发，临床评估需要明确是否已经发生了复发，或是局部复发，以及区域淋巴结转移还是远处转移，其评估比较困难，导致治疗缺乏精准性。根据欧洲泌尿外科学会（European Association of Urology，EAU）指南推荐 PSA < 1 ng/mL 时，行胆碱 PET/CT 检查，只有在 PSA > 10 ng/mL（或者 PSA 倍增时间 < 6 个月，PSA 速率大于 0.5 ng/mL）时才考虑行 ECT 骨扫描及腹盆腔 MRI 检查。胆碱 PET/CT 没有普及，国内 PSMA - PET/CT 有更高的病灶检出率，国内患者可及性更强些。

（2）前列腺癌根治性术后出现生化复发但尚无远处转移的患者是否进行内分泌治疗尚存争议。2016 年 EAU 前列腺癌指南尚不推荐对其进行常规早期内分泌治疗，但一些有高危因素（PSA 倍增时间持续 6 ~ 12 个月，Gleason 评分 > 7）的患者可以从早期内分泌治疗中获益。因此，本例患者具有上述高危因素且预期寿命较长，可以进行内分泌治疗，但需要权衡临床获益及不良反应。

002 高危前列腺癌根治手术复发 + 放射治疗

病历摘要

患者，男，65 岁。因"发现 PSA 升高 1 年余，排尿困难半年"2013 年 7 月 12 日入院，查 PSA 24.95 ng/mL，前列腺 MRI 示（图 2 - 1）前列腺体积增大，大小约 4.0 cm×3.2 cm×5.3 cm，T_1WI 低信号，T_2WI 等信号，内外腺分界不清，增强后扫描呈明显不均匀强化；ECT 示（图 2 - 2）全身骨显像未见明显异常。双肺

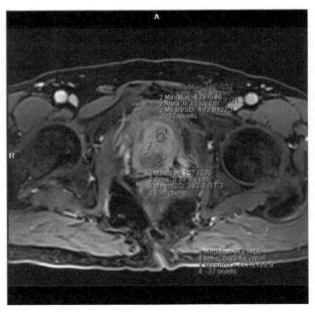

图 2 - 1 MRI 影像

CT 扫描未见异常；消化系统彩超未见异常；诊断：前列腺癌。
2013 年 8 月 14 日在全麻下行腹腔镜前列腺癌根治术，术后病理报
告示（图 2-3）前列腺腺泡细胞癌，Gleason 评分 5 + 4 = 9，侵犯
包膜、精囊、神经，脉管内见癌栓，癌组织累及前列腺旁纤维结缔
脂肪组织。"右闭孔淋巴结"：淋巴结（3/4 个）见癌转移，"左闭
孔淋巴结"：淋巴结（6 个）未见癌转移。

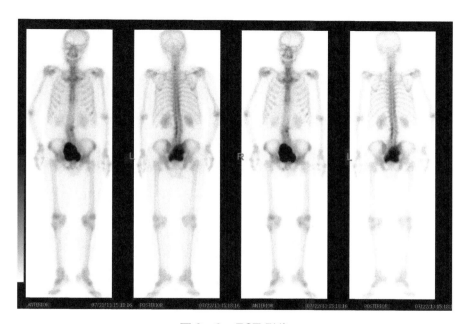

图 2-2　ECT 影像

【既往史】既往无特殊病史。

【临床诊断】前列腺癌（T3N2M0，Ⅲ期）。

【治疗过程】术后予比卡鲁胺胶囊 50 mg 口服，1 次/日，2013
年 9 月 18 日复查 PSA 0.51 ng/mL。2014 年 6 月 17 日改比卡鲁胺片
（康士得）50 mg 口服，1 次/日；2014 年 9 月 25 日复查血清睾酮：
611.62 ng/dL，前列腺 MRI 平扫 + 增强（图 2-4）：①原前列腺癌
术后复查，见前列腺及精囊腺术后改变，术区偏下方异常信号，考
虑肿瘤复发；膀胱后壁局限性增厚，考虑肿瘤侵犯；②右侧腹股沟

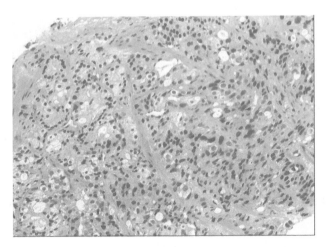

图 2-3　病理报告

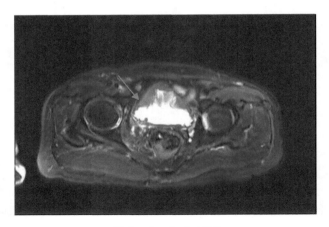

图 2-4　复查 MRI

区淋巴结肿大，建议密切随访，除外肿瘤转移。2014 年 10 月 10 日复查 PSA 1.61 ng/mL，予醋酸戈舍瑞林缓释植入剂（诺雷德）3.6 mg，每 28 天 1 次皮下注射。2014 年 12 月 PSA 降至 1.01 ng/mL，后逐渐升高，同时轻微排尿困难。至 2016 年 8 月复查 PSA 升高至 12.7 ng/mL，睾酮 35.4 ng/dL，考虑去势抵抗，2016 年 9 月开始口服阿比特龙 1000 mg，1 次/日。2017 年 1 月复查 PSA 最低降至 6.09 ng/mL，2017 年 2 月 13 日 MRI 示原前列腺癌术后改变，膀胱下方团块影，考虑肿瘤复发并侵犯膀胱壁，较前 2016 年 7 月 26 日 MRI 片略增

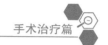
大。我科给予一程调强放射治疗，肿瘤照射剂量 72 Gy/40 f/8 w。2017 年 5 月 30 日复查 PSA 1.14 ng/mL；2018 年 6 月 25 日复查 PSA 0.106 ng/mL，2018 年 9 月 18 日复查 PSA 0.080 ng/mL，目前阿比特龙巩固治疗中，生活自理，每天规律运动饮食，生活质量高。

病例分析

（1）该患者局部晚期前列腺癌诊断明确，手术和根治性放射治疗均可供选择，术后需行内分泌治疗。患者术后 PSA 最低值 0.51 ng/mL，未降至 0；患者有术后辅助放射治疗适应证。

（2）内分泌治疗需规范，常规包括去势治疗加抗雄激素治疗，本例没有采取药物去势，治疗初期疗效不佳。

（3）患者治疗依从性不佳，术后应辅助放射治疗未采纳，面对复发及转移去势抵抗未及时采用二线药物治疗。该病例提示阿比特龙对去势抵抗前列腺癌患者有效，应尽早采用。目前临床研究提示 IV 期前列腺癌患者可以内分泌治疗加阿比特龙治疗作为一线治疗。

病例点评

（1）分期准确是成功治疗前列腺癌的关键。最新数据表明，将近 15% 的前列腺癌为高危患者。影像学技术在高危患者的诊断、分级及治疗选择等方面起到关键作用。功能影像如多参数 MRI 的广泛运用，特别是在传统 T_1WI、T_2WI 等常规序列的基础上结合了扩散加权、动态对比增强等功能序列的 MRI 检查，极大提高了高危前列腺癌的检出率及影像分期准确率。此外，PET/CT、PSMA - PET/CT 的临床应用也将进一步准确检查出局部病灶及淋巴结转移情况。此患者病理分期为T3bN1M0，Ⅳ期，如果术前影像检查已明确伴有淋巴结转移，根据NCCN指南，此期患者应该优先给予内分泌治疗＋根治性放射治疗，如果术前影像检查未发现淋巴结转移，而仅仅为T3b，应先进行多学科（multi disciplinary team，MDT）讨论，如果手术，是否需要术后即刻辅助放射治疗，如果不手术，考虑内分泌治疗＋根治性放射治疗。

（2）挽救放射治疗是前列腺癌术后复发的最后一根稻草。对于术后6周PSA未下降至接近0，或者降低后又升高至0.2 ng/mL（即术后生化复发），建议在PSA低水平时尽早接受术后挽救放射治疗。此例患者在影像复发后未及时进行放射治疗，而是选择继续内分泌治疗，有进一步复发转移的风险，去势抵抗后行放射治疗及阿比特龙治疗，肿瘤得到一定控制，取得了挽救性治疗效果。

003 低危前列腺癌根治手术临床复发单纯内分泌治疗

📋 病历摘要

患者，男，64岁。患者2006年因排尿费力、尿不尽，行B超检查示前列腺增生。2007年1月25日查PSA 7.6 ng/mL。2007年3月21日于某三甲医院行前列腺病灶穿刺活检病理示前列腺癌，Gleason评分3＋3＝6，胸部CT、腹部彩超及全身骨扫描未见异常。

【既往史】既往脑梗死、十二指肠溃疡修补术后、胆囊结石伴急性胆管炎病史。

【临床诊断】前列腺癌。

【治疗过程】2007 年 4 月 17 日于泌尿外科行腹腔镜下前列腺癌根治术，术后病理示高级别 PIN，局灶微小癌变。术后病理分期 pT2aN0M0，Ⅱ期，术后 PSA 降至 0。2009 年 2 月复查血 PSA 0.1 ng/mL，8 月连续 2 次复查 PSA 分别为 0.216 ng/mL、0.258 ng/mL，影像学检查未见明显复发转移，考虑术后生化复发，予以"口服比卡鲁胺片 50 mg，1 次/日"抗雄激素内分泌治疗，2012 年 1 月复查 PSA 0.052 ng/mL，因已行内分泌治疗近 3 年，且 PSA 控制好，后予停药观察。2013 年 3 月复查 PSA 0.1 ng/mL，2014 年 5 月复查 PSA 0.2 ng/mL。2015 年 4 月 15 日复查盆腔 MRI 示前列腺术区可见一结节影，大小约 2.3 cm×2.0 cm，盆腔内可见一肿大淋巴结，右侧髋臼可见异常信号影。2015 年 4 月 17 日查 PSA 1.91 ng/mL。2015 年 4 月 21 日查骨 ECT 未见明显异常。考虑肿瘤局部复发，骨转移可疑；建议行局部放射治疗＋内分泌治疗，患者拒绝放射治疗，仅单纯行"比卡鲁胺片 50 mg 口服，1 次/日，注射用醋酸亮丙瑞林微球 3.75 mg 皮下注射，每 28 日 1 次"内分泌治疗。2015 年 5 月 19 日复查 PSA 降至 0.276 ng/mL。2015 年 9 月复查盆腔 MRI 示原瘤床淋巴结影基本消失，右髂血管淋巴结明显缩小；右髋臼病灶较前相仿。2015 年 11 月停内分泌治疗，后定期随访复查至今，2016 年 8 月复查 PSA 0.108 ng/mL，并恢复口服比卡鲁胺片；2016 年 11 月复查 PSA 降至 0.006 ng/mL。2017 年 4 月复查 PSA 0.071 ng/mL，2018 年 5 月复查 PSA 0.007 ng/mL。患者目前精神状态良好，心态乐观，每日散步锻炼身体，睡眠及饮食良好（图 3-1、图 3-2）。

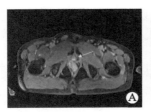
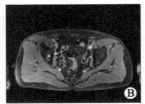
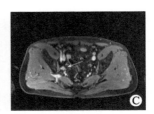

A：前列腺病灶；B：骨转移病灶；C：转移淋巴结。

图 3 - 1   治疗前 MRI

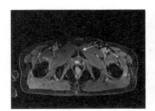
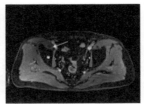
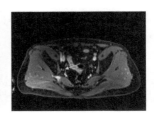

图 3 - 2   治疗后 MRI：病灶消失或稳定

病例分析

（1）该患者诊断前列腺癌，pT2aN0M0，Ⅱ期，术后 2 年余出现生化复发和局部复发。可以接受挽救性放射治疗同步内分泌治疗。因患者 PSA 倍增时间较慢（＞12 个月），考虑局部复发可能性大。该患者治疗依从性差，缺乏规范的内分泌治疗，随意性大，极易造成病情转移和耐药。

（2）术后生化复发患者要进行全面评估，目的是确认是否发生临床复发，复发部位是局部复发、区域淋巴结转移还是远处转移。然后针对具体病情制定治疗方案。如局部复发，挽救性放射治疗是有效的治疗手段。

（3）前列腺癌术后辅助治疗可以选择内分泌治疗。研究证

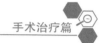

实，术后病理提示 T3 期肿瘤（肿瘤突破包膜、侵犯精囊等）和高危组患者是最佳适应证，部分 T2 期组病理证实淋巴结转移、术后切缘阳性的患者也可适用。辅助治疗时机包括术后即刻辅助治疗、PSA 进展期、临床进展期。笔者根据临床经验认为对于高危组术后患者，术后即刻辅助内分泌治疗对防止生化复发和远处转移有益处。

病例点评

（1）临床复发不同于生化复发。前列腺癌术后生化复发是指术后 PSA 值降至最低点后连续 2 次 PSA 升高，复发的确切时间是 PSA 最低值与第一次升高之间的中点时刻。前列腺癌术后复发的及时治疗也是非常重要的。生化复发在临床影像上可以没有表现，而临床复发是在临床及影像上有肿瘤复发表现，对于本例患者，临床复发不仅仅需要内分泌治疗，更需要即刻行挽救性放射治疗才有可能获得根治。

（2）内分泌治疗的标准方案为最大限度全雄阻断（MAB），包括去势治疗和抗雄治疗，去势治疗是内分泌治疗的基石，应贯穿内分泌治疗的整个过程，而本例患者内分泌治疗停用抑那通，只用比卡鲁胺片，是本末倒置，抗雄治疗不能代替去势治疗。这例患者病情还能稳定，原因可能是患者只有一项高危因素，术后分期为 pT2aN0M0，Ⅱ期，Gleason 评分 3 + 3 = 6，属于低危组有关。

11

OO4. 低危前列腺癌根治术后生化复发单纯内分泌治疗

病历摘要

患者，男，72岁。因体检发现 PSA 升高到 9.8 ng/mL，穿刺活检病理诊断前列腺癌。完善胸部 CT、腹部彩超、盆腔 MRI（图 4-1）及骨全身显像（图 4-2）等检查无异常。

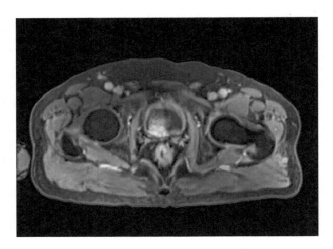

图 4-1 MRI 显示前列腺无肿瘤

【既往史】高血压病史 20 余年。

【临床诊断】前列腺癌。

【治疗过程】2012 年 3 月 9 日在上海某三甲医院行前列腺癌根治术，术后病理示前列腺癌，Gleason 评分 4+4=8。术后行注射用醋酸亮丙瑞林微球（抑那通）3.75 mg 皮下注射，每 28 日 1 次和

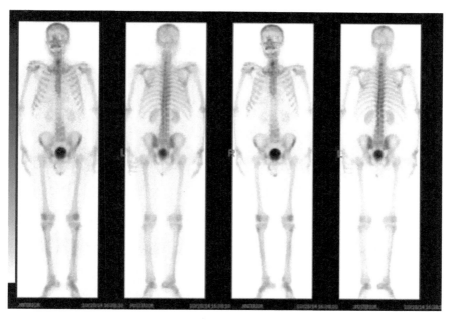

图 4 - 2　骨扫描显示无异常

氟他胺片 250 mg 口服，3 次/日治疗半年，复查 PSA 降至 0，后间断内分泌治疗。2014 年 5 月两次复查 PSA 0.54 ng/mL、0.68 ng/mL，影像学检查未见明显复发转移，考虑生化复发，再予抑那通 3.75 mg，每 28 日 1 次和比卡鲁胺片（康士得）50 mg，1 次/日内分泌治疗。2014 年 7 月 7 日 PSA 降至 0.01 ng/mL，复查盆腔 MRI、胸部 CT 等未见复发转移。2014 年 12 月停抑那通，仍继续口服康士得内分泌治疗至 2016 年 10 月。2017 年 6 月复查 PSA < 0.01 ng/mL，2018 年 5 月复查 PSA < 0.02 ng/mL。现患者仍定期随访中，PSA 稳定在 < 0.079 ng/mL。患者一般精神状态良好，体力正常，食欲睡眠尚可，积极乐观，目前在康复中。

病例分析

（1）患者诊断前列腺癌术后生化复发明确。当发生术后生化复

笔记

13

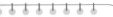

发时，应该全面复查，明确局部复发，还是远处转移。一般影像学阳性发生在其后半年至 3 年时间。针对具体情况制定治疗方案。

（2）雄激素剥夺治疗可出现各种不良影响，主要有潮红、性欲减退和勃起功能障碍、男性乳房发育、骨质疏松等，此外睾酮下降还可以引起胰岛素抵抗、动脉僵硬、糖尿病和代谢综合征等，应当充分告知患者，定期随访并予以对症处理。该患者生化复发后使用内分泌治疗效果好，不良反应轻，老年人亦能较好耐受。

（3）Gleason 评分是什么？Gleason 评分是一种描述前列腺癌分化及恶性程度的评分系统。它根据前列腺癌的腺体结构形态分为 5 个等级，其中 1 级肿瘤分化最好，而 5 级分化最差。前列腺癌是高度异质性的肿瘤，通俗讲就是在同一个患者的前列腺癌内会存在几个不同分化程度的癌细胞群体。为此将前列腺癌中最主要的组织学类型和次主要的组织学类型分别进行 Gleason 分级，然后相加即得到 Gleason 评分。Gleason 评分总分范围是 2 ~ 10 分，2 ~ 4 分视为高分化前列腺癌，5 ~ 7 分视为中分化前列腺癌，8 ~ 10 分视为低分化前列腺癌。评分越高，恶性程度越高。患者 Gleason 评分 8，为低分化前列腺癌，其恶性程度相对较高。

病例点评

完整的术后病理报告是前列腺癌规范诊疗的重要部分，我们可以从以下 7 点进行解读：

（1）肿瘤面积，肿瘤面积当然是越小越好，越小达到根治目的可能性更高。一般前列腺分为左右两叶。我们将前列腺肿瘤范围划为三个危险程度。低危指前列腺肿瘤范围仅在一侧叶，且 <50% 。中危指的是前列腺肿瘤范围仅在一侧叶，但超过 >50% 。高危指的是前列腺肿瘤范围两侧叶都有。

（2）Gleason 评分，评分一般越低越好，分数越低肿瘤的恶性程度越小，反之分数越高肿瘤恶性程度越高。一般将前列腺 Gleason 评分划为三个危险程度：≤6 分低危，7 分中危，≥8 分高危。

（3）切缘，上切缘指的是前列腺和尿道的边缘，下切缘指的是前列腺和膀胱的边缘，（－）指的是切除的边缘肿瘤已经切干净了，（＋）指切处的边缘有肿瘤残留可能。如果报告切缘（＋）需引起注意。

（4）前列腺包膜，包膜指的是前列腺表面的一层膜，如同橘子外面有皮一样的道理。包膜（－）指肿瘤长在内部，没有突破表皮，只要左右上下切缘都（－）那就有根治的可能。包膜（＋）指肿瘤已经长到表皮上，甚至可能突破表皮长到外面，这种情况应引起注意，可能对患者的预后产生不利影响。

（5）精囊，精囊是连接在前列腺下后方的两个小尾巴，切除前列腺时精囊要一起切除，精囊（－）指肿瘤没有侵犯精囊。精囊（＋）指肿瘤已经侵犯精囊，肿瘤已经长到前列腺外面去了。也要引起注意，可能影响患者的预后，术后也必须辅助治疗。

（6）淋巴结，一般来说 PSA <10 ng/mL，Gleason 评分 <7 的低危险因素的前列腺癌患者发生淋巴结转移的可能性很小，可以不清扫淋巴结。而对于 PSA >20 ng/mL，Gleason 评分 ≥8 的高危患者要清扫两侧闭孔淋巴结，甚至更高危的患者要扩大清扫盆腔淋巴结。清扫完后的淋巴结送病理，淋巴结（－）代表没有淋巴结转移。淋巴结（＋）代表有淋巴结转移，不排除恶性程度较高的肿瘤有远期复发转移的可能。

（7）病理分期，肿瘤切除做病理，可以确定肿瘤是早期、中期还是晚期。其具体病理分期如下：T1，T2a（肿瘤仅限于一叶且范围＜总50%），T2b（肿瘤仅限于一叶且范围＞50%），T2c（肿瘤前列腺两侧叶都有），T3a（前列腺癌侵犯包膜），T3b（前列腺癌侵犯精囊），T4（前列腺癌侵犯直肠、膀胱等组织），可见 T1～T4 数字越大，代表肿瘤分期越晚，预后越差。

本例患者术后病理报告仅说明 Gleason 评分，显然是远远不够的。

005 低危前列腺癌根治手术＋辅助放射治疗联合内分泌治疗

📋 病历摘要

患者，男，59 岁。因"进行性排尿困难4年，加重2个月"于2012 年 7 月收治我院泌尿外科。患者于 2008 年 8 月开始无明显诱因出现排尿困难，尿线变细、射程短，夜尿次数增多，5～6 次/夜，尿后滴沥不尽，无尿痛、排尿中断，无尿色改变，无肉眼血尿，无恶心、呕吐、畏冷、发热，曾多次就诊于福建省某三甲医院，查 B 超提示前列腺增生，给予口服"哈乐""保列治"治疗，症状反复。2012 年 6 月上述症状较前明显加重，夜尿增多，7～8 次/夜，口服药物后症状无明显改善。于 2012 年 7 月就诊于我院泌尿外科行泌尿系统彩超示前列腺大小约 5.0 cm×3.5 cm×4.5 cm，前列腺增生，残余尿 58 mL。行胸部 CT、腹部彩超、骨 ECT 检查均未见异常。行盆腔 CT 检查（图 5 - 1）：前列腺增生；双侧鞘膜腔积液。复查 PSA 8.24 ng/dL。于 2012 年 7 月 24 日在硬膜外麻醉下行"经尿道前列腺切除术"，术后病理提示（图 5 - 2）前列腺增生症，伴小灶性前列腺腺泡腺癌，Gleason 评分 3 + 3 = 6。术后恢复可。

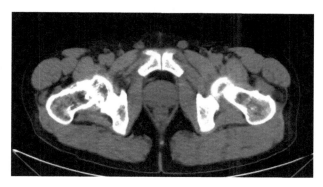

图 5 - 1　盆腔 CT 影像前列腺较正常增大

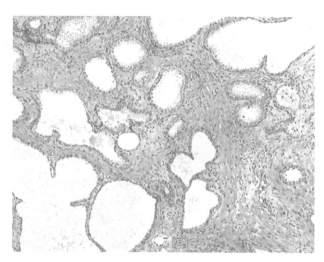

图 5 - 2　前列腺切除术后病理示前列腺增生伴
小灶性前列腺腺泡腺癌

【既往史】既往无特殊病史。

【临床诊断】前列腺癌（T1N0M0，Ⅰ期）。

【治疗过程】于 2012 年 8 月在我科行前列腺癌电切术后辅助放射治疗，照射野包括整个前列腺及其包膜，肿瘤照射剂量

69 Gy/30 f/6 w。同步比卡鲁胺片（康士得）+醋酸戈舍瑞林缓释植入剂（诺雷德）内分泌治疗，放射治疗结束后 3 个月，复查 PSA 0.01 ng/dL。2013 年 8 月复查 PSA <0.01 ng/dL，2014 年 9 月复查 PSA <0.01 ng/dL，考虑内分泌治疗已 2 年，PSA 控制良好，给予停用内分泌治疗。2015 年 10 月复查 PSA <0.01 ng/dL，2016 年 9 月复查 PSA <0.01 ng/dL，2017 年 8 月复查 PSA <0.01 ng/dL，2018 年 10 月复查 PSA <0.01 ng/dL。患者生活自理，平衡饮食，定期复查随访中。

🔬 病例分析

（1）本例患者前列腺癌诊断明确，分期：T1N0M0，Ⅰ期；患者因前列腺增生行前列腺电切术，术后病理提示前列腺癌；为恶性肿瘤早期，建议术后辅助放射治疗，根据 PSA 和 Gleason 评分≤6，预计盆腔淋巴结转移率 <15%，仅行前列腺病灶根治性放射治疗。

（2）前列腺增生会变成前列腺癌，是没有科学根据的。前列腺癌和前列腺增生从根本上讲是两种完全不同的病理变化，前者是恶性肿瘤，常常危及生命，而后者只是一种常见的"长寿病"或老年病，他们之间没有任何联系。

🏥 病例点评

目前国内专家共识是对 50 岁以上有下尿路症状的男性常规进行 PSA 和直肠指检，对于有前列腺癌家族史的男性人群，应从 45 岁开始定期检查。目前国内外均认为 PSA >4 ng/mL 为异常。当 PSA 介于 4~10 ng/mL 时，发生前列腺癌的可能性大约为 25%（欧美国家数据），国内一组数据显示大约为 15.9%。由于前列腺增生患者 PSA 也

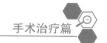

可能轻度增高，PSA 4～10 ng/mL 被认为是灰区，处于这个灰区内的患者可结合游离 PSA、PSA 密度、PSA 速率等进行判断。

006 高危前列腺癌根治手术＋辅助放射治疗联合内分泌治疗之一

病历摘要

患者，男，65 岁，已婚。2015 年 1 月 12 日因体检发现 PSA 升高就诊福建省某三甲医院，行前列腺穿刺活检病理示前列腺癌，Gleason 评分 4＋3＝7。ECT 扫描未见异常代谢浓聚（图 6－1）；盆

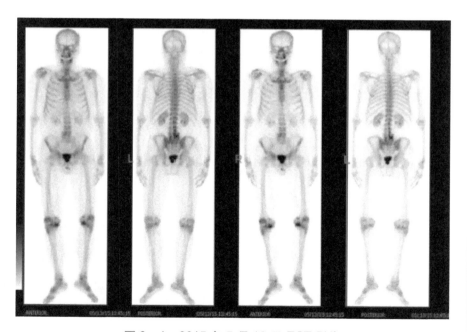

图 6－1　2015 年 5 月 13 日 ECT 影像

腔 MRI（图6-2）检查未见淋巴结转移；腹部彩超未见异常，胸部 CT 未见异常；诊断前列腺癌。2015 年 3 月 20 日行前列腺癌根治术，术后病理：①前列腺癌Ⅳ级，Gleason 评分 4+5=9，侵犯神经组织，手术标本尿道下切端、双侧精囊腺组织见癌浸润。双侧输精管断端未见癌浸润。②（尿道前列腺尖部断端）前列腺癌，带线端未见癌细胞浸润。

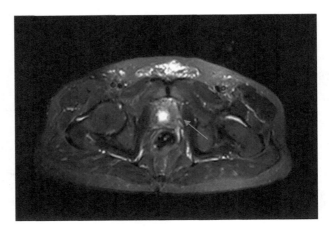

图6-2 2015 年 5 月 11 日 MRI

【既往史】既往无特殊病史。

【临床诊断】前列腺癌术后（pT3bN0M0，Ⅲ期）。

【治疗过程】2015 年 5 月 11 日就诊我科查 PSA 8.1 ng/mL，予"比卡鲁胺片（康士得）50 mg，1 次/日"抗雄激素治疗、"注射用醋酸亮丙瑞林微球 3.75 mg 皮下注射，每 28 日 1 次"去势治疗。尿控恢复后，2015 年 9 月 4 日开始于我科行术后辅助性调强放射治疗：剂量 66.6 Gy/36 f/6 w；前列腺尖部 72 Gy/36 f/6 w。放射治疗后复查 PSA 最低降至 0.5 ng/mL。2016 年 4 月 28 日入院后查 PSA 0.457 ng/mL、睾酮 14.57 ng/dL。继续"比卡鲁胺片（康士得）50 mg，1 次/日"抗雄激素治疗、"注射用醋酸亮丙瑞林微球 3.75 mg 皮下注射，每 28 日 1 次"去势治疗、"骨化三醇软胶囊

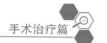

（盖三淳）防治骨质疏松"等治疗。2016 年 12 月 8 日复查血清睾酮 25.67 ng/dL，PSA 0.349 ng/mL；2017 年 8 月复查 PSA 0.145 ng/mL；2018 年 3 月复查 PSA 0.10 ng/mL；现患者一般情况可，饮食睡眠正常，无放射治疗不良反应，生活自理。

病例分析

（1）该患者局部晚期前列腺癌诊断明确，手术和根治性放射治疗均可选择，术后需配合行内分泌治疗。放射治疗根据目的可分为三大类：①根治性放射治疗，是局限期和局部进展期前列腺癌患者的治疗手段；②术后放射治疗，分为术后辅助放射治疗和术后挽救性放射治疗，该患者为术后辅助放射治疗；③转移性前列腺癌的姑息性放射治疗，可延长生存时间，提高生活质量。

（2）患者术后 PSA 最低值 1.71 ng/mL，未降至测不出，有术后辅助放射治疗适应证。一般来说，PSA 超过 4 ng/mL 提示可能为前列腺癌，但 PSA 并不是一个诊断前列腺癌的特异性指标，前列腺增生、前列腺炎等良性疾病同样会造成 PSA 上升。前列腺穿刺病理检查结果是前列腺癌诊断的金标准。

病例点评

（1）前列腺癌术后 PSA 监测及干预时机。根治性前列腺切除术（radical prostatectomy，RP）后的疗效以 PSA 谷值为主要判定标准。PSA 谷值是指治疗后 PSA 达到的最低浓度，不同的治疗方法有不同的谷值标准，RP 后的 PSA 谷值应 <0.1 ng/mL 或测不出。术后监测 PSA 意义重大，RP 后未能达到 PSA 谷值水平的患者，研究显示

笔记

多数疾病进展迅速，约 32% 的患者 3 年内发生远处转移；可见早期发现进展快速的患者，及早采取补救治疗对延长生存期是很重要的。

（2）PSA 在前列腺癌放射治疗中的监测。放射治疗后的 PSA 谷值应 < 1 ng/mL，放射治疗后 PSA 可以短暂升高，但这一现象目前缺乏完整描述，包括其发生率、开始反弹时间、出现反弹与生化治疗失败的关系等都因对 PSA 反弹的定义不同而变化，放射治疗后 PSA 反弹并不意味着肿瘤生化进展。Rosser 等将放射治疗后 PSA 反弹定义为 PSA 至少升高 0.5 ng/mL，但随后能下降到反弹前水平以下。放射治疗作为前列腺癌根治术后局部复发的补救性治疗时，放射治疗后 PSA 值不应升高。目前认为 RP 后，局部复发灶在一次足量、有效的放射治疗后，应没有足够腺体来释放 PSA 而使血清 PSA 值升高。

007 高危前列腺癌根治手术 + 辅助放射治疗联合内分泌治疗之二

📋 病历摘要

患者，男，61 岁。2014 年 6 月体检发现 PSA 8.93 ng/mL，未就诊。2014 年 9 月无明显诱因出现尿频，伴排尿不适感，无血尿等症状，未就诊。2014 年 12 月上述症状加重，就诊于某医院，查盆腔 MRI 示（图 7-1）前列腺右前侧（11 点钟方向）见一异常信号结节影，耻骨联合上 2 cm 可见前列腺组织突入膀胱。行胸部 CT 检查未见异常，行腹部彩超未见异常。2014 年 12 月 20 日行前列腺穿

笔记

刺活检术术后病理示前列腺癌；Gleason 评分 3 + 3 = 6。2015 年 1 月 21 日转诊，查 ECT 示（图 7 - 2）左侧第 5 后肋近腋侧放射性异常浓聚，第 6 后肋近腋侧骨痂形成伴放射性异常浓聚，不考虑转移可能。

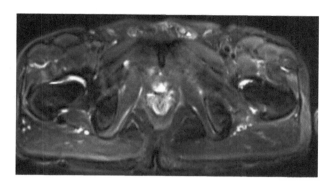

图 7 - 1　盆腔 MRI 影像显示前列腺右前侧占位

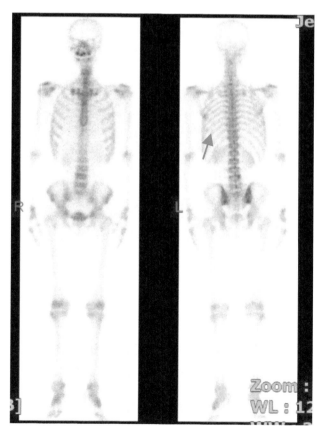

图 7 - 2　骨扫描影显示左侧第 5 后肋近腋侧放射性异常浓聚

【既往史】既往无特殊病史。

【临床诊断】前列腺癌（T3N0M0，Ⅲ期）。

【治疗过程】2015 年 1 月 30 日在全麻下行前列腺癌根治术，术中见肿瘤侵及外膜层，手术标本双侧输精管切端及双侧精囊腺均未见癌细胞浸润，盆腔淋巴结清扫 0/12（左盆腔 0/7、右盆腔 0/5）；术后病理示前列腺癌；Gleason 评分 3 + 4 = 7。术后 PSA 降至 0.07 ng/mL。2015 年 4 月开始予以比卡鲁胺片（康士得）50 mg，1 次/日，抗雄激素内分泌治疗。2015 年 5 月 12 日复查 PSA 最低至 0.024 ng/mL；之后每月复查 PSA 均为 0.045 ng/mL。2015 年 11 月 17 日复查睾酮 1035.94 ng/dL，PSA < 0.079 ng/mL。患者尿控得到基本改善，于 2015 年 11 月 17 日给予前列腺癌术后辅助放射治疗，照射野为前列腺原瘤床及手术区域，包括双侧精囊及钙化灶，剂量 68 Gy/34 f/7 w。建议康士得 + 醋酸戈舍瑞林缓释植入剂（诺雷德）内分泌阻断治疗，患者仅同意口服康士得。放射治疗后恢复可，无尿频、尿急、尿血等不适症状，未在我院复查 PSA、血清睾酮。2015 年 12 月 17 日复查睾酮 1002.94 ng/dL、PSA < 0.079 ng/mL。2016 年 10 月查 PSA < 0.01 ng/mL，2017 年 11 月查 PSA < 0.01 ng/mL，2018 年 10 月查 PSA < 0.01 ng/mL，2019 年 1 月查 PSA 0.02 ng/mL。目前患者生活自理，平衡饮食，定期复查随访中。

病例分析

（1）本例患者前列腺癌诊断明确，分期：T3N0M0，Ⅲ期，根据术后病理，肿瘤原发灶 T3，术后复查 PSA 0.07 ng/mL，根据 NCCN 指南，可以继续内分泌治疗，待术后排尿功能正常后，1 年内给予补充放射治疗。

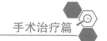

（2）患者术后病理为 T3，属于高危,建议继续内分泌治疗 18 个月。

（3）放射治疗除了可以用来治疗早期前列腺癌，达到近乎根治术的目的外，还可以用来对那些根治术后发现切缘阳性、局部晚期，或者根治术后局部复发的前列腺癌进行补救治疗。

病例点评

单一抗雄激素治疗通过应用较高剂量的雄激素受体拮抗剂，抑制雄激素对前列腺癌的刺激及雄激素依赖前列腺癌的生长，而且几乎不影响患者血清睾酮和黄体生成素的水平。此治疗方案适用于局部晚期，肿瘤无转移的患者。常用药物为非类固醇类抗雄激素类药物，例如比卡鲁胺。与药物或手术去势相比，总生存期无明显差异，服药期间，患者性能力和体能明显提高，心血管和骨质疏松发生率降低。但目前临床不推荐。

008 高危前列腺癌根治手术＋辅助放射治疗联合内分泌治疗之三

病历摘要

患者，男性，71 岁。于 2011 年 8 月出现进行性排尿困难，就诊某三甲医院行 MRI 示前列腺上极结节及左后外周带异常信号；

PSA 示 22.97 ng/mL。2011 年 8 月 11 日行前列腺穿刺，病理示送检 13 处前列腺穿刺组织，其中第 1 至第 8 针见前列腺癌，Gleason 评分 3 + 4 = 7。骨 ECT 示全身骨显像未见明显骨转移征象。

【既往史】既往无特殊病史。

【临床诊断】前列腺癌（T2N0M0，Ⅱ期）。

【治疗过程】2011 年 9 月 27 日行前列腺切除术，术后病理示前列腺癌，Gleason 评分 3 + 4 = 7，可见神经纤维侵犯，肿瘤紧邻下切缘，左精囊腺见腺癌侵犯。淋巴结未见转移，左闭孔淋巴结 0/2，右闭孔淋巴结 0/2。术后诊断：前列腺癌Ⅲ期（pT3bN0M0）。术后行“氟他胺片 250 mg 口服，3 次/日 + 注射用醋酸亮丙瑞林微球 3.75 mg 皮下注射，每 4 周 1 次”内分泌治疗。2012 年 7 月复查 PSA 0.04 ng/mL。给予一程术后辅助放射治疗（图 8 - 1），前列腺原瘤床照射剂量 68 Gy/35 f/7 w，盆腔预防照射剂量 50.4 Gy/28 f/6 w。并改比卡鲁胺 50 mg 口服，1 次/日。2012 年 8 月放射治疗结束复查 PSA 0.02 ng/mL。2013 年 6 月停比卡鲁胺，2013 年 7 月 8 日复查 PSA 0.01 ng/mL。2015 年 5 月复查 PSA 0.003 ng/mL，2015 年 8 月因外伤停用注射用醋酸亮丙瑞林微球。2016 年 6 月 7 日复查 PSA

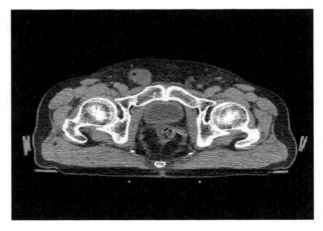

图 8 - 1　术后辅助放射治疗定位 CT

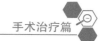

0.004 ng/mL，2017 年 3 月 15 日复查 PSA 0.001 ng/mL。随访 6 年
（图 8-2），至今未出现尿频、尿急；无大便次数增多、便血等放
射治疗不良反应。目前患者在康复中，精神状态好，心理健康，正
确对待疾病，积极面对生活，坚持适当社交活动，积极参加患者康
复俱乐部活动，饮食无忌口，大小便正常，睡眠好。

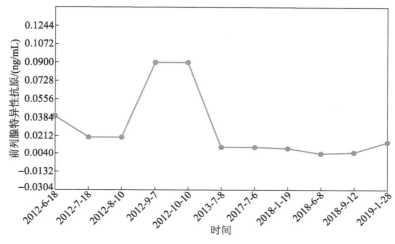

图 8-2　术后 PSA 曲线

🔬 病例分析

（1）该患者前列腺癌Ⅲ期（pT3bN0M0）诊断明确，71 岁。虽
然 70 岁以后伴随年龄增长，手术并发症及死亡率将会增加，但该
患者身体状况良好，没有严重的心肺疾病，首选根治术。术后分期
约 20% ~30% 患者升高或降低，以术后为准。

（2）术后放射治疗适应证为：术后 pT3 ~pT4 或者切缘阳性或
者 Gleason 评分为 8 ~10 分者。该患者术后病理分期为 pT3b，有术
后补充放射治疗适应证，术后放射治疗时间一般在术后并发症如尿
失禁缓解后开始，原则上不超过 1 年。

（3）术后辅助内分泌治疗适应证：①根治术后病理切缘阳性；②术后病理淋巴结阳性 pN^+；③术后病理证实为 T3 期（pT3）或者 ≤T2 期但伴高危因素（Gleason >7，PSA >20 ng/mL）。一般时间为 18 个月，辅助放射治疗剂量为 64 ~ 68 Gy。

（4）辅助内分泌治疗指前列腺癌根治性手术或放射治疗后进行内分泌治疗，目的为消灭切缘残存病灶、残余的阳性淋巴结及微转移病灶，提高长期存活率。辅助内分泌治疗停药顺序，一般双药同时停用，也可以先停口服药，再停去势药物，目前没有统一规定。

病例点评

术后放射治疗时机，前瞻性研究已证明术后瘤床区放射治疗可以提高局部控制率和无生化复发生存率，但却会增加放射治疗相关不良反应。既需要放射治疗来提高疗效，又要顾及由此带来的并发症的增加，所以对于往往呈现缓慢进展的前列腺癌来说，术后放射治疗的介入时机，已经成为研究的焦点。法国的 Michel Bolla 等专家对 EORTC 22911 研究的 10 年随访结果进行了分析，从 1992 至 2001 年间入组了来自欧洲 37 个肿瘤中心的 1005 例患者，其前列腺癌经根治术后病理证实 pT2 ~ pT3N0 且至少伴有以下一项危险因素：包膜受侵、切缘阳性或精囊受侵。术后患者随机分入立即辅助放射治疗组或延迟放射治疗组（术后观察等待至 PSA 复发或临床进展后再行放射治疗组），放射治疗采用 60 Gy/30 f。研究结果显示术后立即放射治疗组生化复发率较等待观察组更低（39.4% *vs.* 61.8%），然而另一方面，两组患者临床无进展生存率的差别却不再显著。进一步分析后者，显示这一优势在年龄小于 70 岁和阳性切缘患者中重新显现，而对于年龄大于 70 岁的患者，术后立即放

笔记

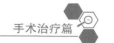

射治疗出人意料地起到了相反作用。关于比较前列腺癌术后立即放射治疗还是延迟放射治疗的研究还有 ARO、SWOG 及正在进行的 RADICALS 和 RAVES 研究等，虽然目前的结论不完全相同，但关于前列腺癌术后立即辅助放射治疗提高了无生化复发生存率的观点是被认同的。

009 腹腔镜下前列腺癌根治手术生化复发挽救性放射治疗

病历摘要

患者，男，69 岁。2010 年 8 月因体检发现 PSA 18 ng/mL，全身 ECT 骨扫描无异常，盆腔 MRI 检查提示前列腺占位，穿刺活检示前列腺癌。

【既往史】既往无特殊病史。

【临床诊断】前列腺癌（T2N0M0，Ⅱ期）。

【治疗过程】在某三甲医院全麻下行腹腔镜下前列腺癌根治术，过程顺利，术后病理示前列腺癌，Gleason 评分 4 + 3 = 7，部分侵及神经纤维及周围纤维脂肪；左右精囊腺、输尿管未见累及；淋巴结左闭孔 0/4，右闭孔 0/1 未见转移。术后"比卡鲁胺 50 mg 口服，1 次/日 + 注射用曲普瑞林 3.75 mg 皮下注射，每 4 周 1 次"内分泌治疗，2010 年 12 月 3 日复查 PSA 0.023 ng/mL；2011 年 1 月复查 PSA 0，停止口服比卡鲁胺；2011 年 4 月复查 PSA 0，停注射用曲普瑞

笔记

林。2011 年 7 月复查 PSA 0.138 ng/mL，2011 年 9 月 9 日再次复查 PSA 0.89 ng/mL。患者前列腺癌术后生化复发诊断明确，行盆腔 MRI（图 9 − 1）、ECT（图 9 − 2）等检查未见明显异常。2011 年 9 月行一程术后挽救性放射治疗，原瘤床肿瘤照射剂量：70 Gy/35 f/7 w。放射治疗结束复查 PSA 0.56 ng/mL，并开始继续"比卡鲁胺 50 mg 口服，1 次/日 + 醋酸戈舍瑞林缓释植入剂 3.6 mg 皮下注射，每 4 周 1 次"内分泌治疗。2012 年 7 月复查 PSA 0.01 ng/mL，2012 年 10 月停用比卡鲁胺，2013 年 10 月复查 PSA 0.02 ng/mL，2014 年 12 月停醋酸戈舍瑞林缓释植入剂。2015 年 12 月复查（图 9 − 3）PSA < 0.003 ng/mL，2016 年 12 月复查 PSA < 0.004 ng/mL。2017 年 3 月 8 日复查 PSA < 0.003 ng/mL。随访近 7 年未出现尿频、尿急；无大便次数增多、便血等放射治疗不良反应。目前患者在康复中，精神状态好，心理健康，正确对待疾病，积极面对生活，坚持每天快步行走一小时，饮食无忌口，大小便正常，睡眠好。

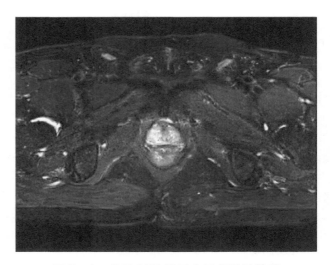

图 9 − 1　盆腔 MRI 显示未见复发及转移

笔记

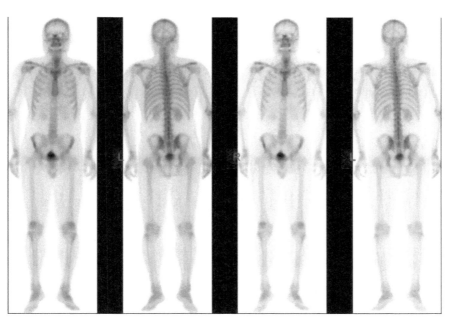

图 9 - 2　术后生化复发 ECT 未见明显异常

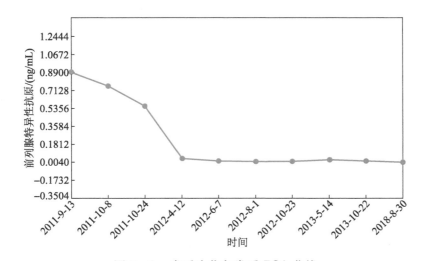

图 9 - 3　术后生化复发后 PSA 曲线

病例分析

（1）该患者前列腺癌 T2N0M0 诊断明确，69 岁，预期寿命≥ 10 年，首选根治术。术后辅助比卡鲁胺＋注射用曲普瑞林内分泌治疗，规范治疗。

（2）继根治性前列腺切除术后患者连续 2 次 PSA≥0.2 ng/mL，根据国际生化复发的标准，确定患者生化复发，行挽救性放射治疗。

（3）腹腔镜下前列腺癌根治术具有手术操作切口小、损伤小、术后恢复快、治疗效果好、并发症少等诸多优点，手术切除范围及手术过程完全与开放的前列腺癌根治术一样，当然，腹腔镜下前列腺癌切除术也有缺点，这种手术属于高新技术，并非所有医院都能开展，在开展这项技术的早期，手术时间可能比开放性手术要长。另外，由于腹腔镜下前列腺癌根治术在国际范围内应用尚不广泛，时间也并不长。因此，从现有资料来看，近期疗效（对肿瘤的控制而言）虽然与开放手术并无差异，但其远期效果还需要进一步验证才能做出判断。

病例点评

（1）腹腔镜前列腺癌根治术已成为局限性前列腺癌及部分高危前列腺癌的标准术式，腹腔镜前列腺癌根治术是近 20 年发展起来的新术式，具有视野清晰、创伤小、操作精细等特点。与传统开放手术相比，腹腔镜操作有术中出血量少，术后控尿功能及勃起功能

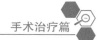

更好、住院时间短、总体花费低等诸多优势。基本取代传统开放术式而成为前列腺癌根治的标准术式。手术的成功需要清楚前列腺周围脏器的解剖关系，掌握熟练的腹腔镜技术，最好具有一定的开放的前列腺癌根治术或者经耻骨后前列腺切除术的经验。腹腔镜技术的疗效需要进一步临床随访，本病例生化复发与腹腔镜手术是否有关仍存疑问。

（2）间歇性内分泌治疗停药和继续用药时机。间歇性内分泌治疗（IHT）停药标准，各家报道不一，国内推荐停药标准为 PSA ≤ 0.2 ng/mL，并持续 3～6 个月。该患者不规范停药，虽然前列腺根治术生化复发，但经全身检查，未见明显局部复发及远处转移，经前列腺原瘤床放射治疗，后规范比卡鲁胺 + 醋酸戈舍瑞林缓释植入剂内分泌治疗，有效控制病情，治疗效果好。

010　前列腺癌根治术后生化复发挽救性放射治疗

📋 病历摘要

患者，男，60 岁。2010 年 4 月于某三甲医院体检发现 PSA 7 ng/mL，MRI 示前列腺增生，中央叶部分病灶代谢改变。于 2010 年 4 月 19 日在 B 超定位下行前列腺穿刺活检术，病理示前列腺癌，Gleason 评分 2 + 3 = 5；ECT 全身骨扫描未见异常。

【既往史】既往无特殊病史。

【临床诊断】 前列腺癌（T2bN0M0，Ⅱ期）。

【治疗过程】2010年6月19日在全麻下行前列腺癌根治术，术后病理示前列腺癌，Gleason 评分 3 + 4 = 7，周围组织未见癌侵犯，精囊腺未见癌侵犯，左右闭孔淋巴结 0/8 未见转移；术后恢复尚可，复查 PSA 0.56 ng/mL。术后"比卡鲁胺 50 mg 口服，1 次/日 +注射用醋酸亮丙瑞林微球 3.75 mg 皮下注射，每 4 周 1 次"内分泌治疗。2010 年 11 月复查 PSA 0，因肝功异常停止口服比卡鲁胺，并给予保肝治疗，继续皮下注射醋酸亮丙瑞林微球；2011 年 3 月复查 PSA 0.145 ng/mL，2011 年 5 月复查 PSA 0.216 ng/mL，考虑生化复发，停止皮下注射醋酸亮丙瑞林微球。复查盆腔 MRI（图 10 - 1）、PET/CT（图 10 - 2、图 10 - 3）等未见明显转移。2011 年 7 月给予一程挽救性调强适形（intensity - modulated radiation therapy，IMRT）放射治疗，原瘤床肿瘤照射剂量 64 Gy/32 f/6 w，并同步配合"比卡鲁胺 50 mg 口服，1 次/日 + 醋酸戈舍瑞林缓释植入剂 3.6 mg 皮下注射，每 4 周 1 次"内分泌治疗，放射治疗结束复查 PSA 0.03 ng/mL。生化复

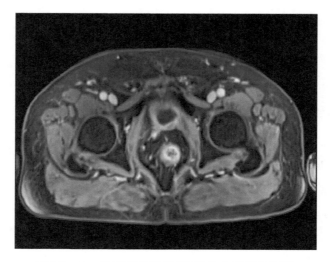

图 10 - 1　放疗后随访盆腔 MRI 未见局部复发

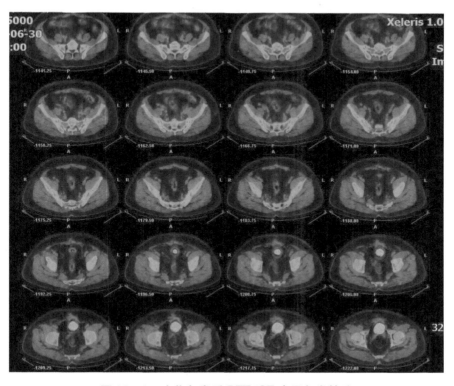

图 10 -2　生化复发后 PET/CT 未见复发转移

发后 PSA 变化趋势见图 10 -4。2013 年 12 月 1 日复查 PSA 0. 01 ng/mL，
停用比卡鲁胺；2014 年 5 月复查 PSA 0. 002 ng/mL；2015 年 4 月复
查 PSA 0. 003 ng/mL；2016 年 6 月复查 PSA 0. 003 ng/mL；2017 年
3 月复查 PSA 0. 002 ng/mL；定期复查 PSA 均小于 0. 003 ng/mL。
2014 年 6 月停止注射醋酸戈舍瑞林缓释植入剂。放疗随访至今未
出现尿频、尿急；无大便次数增多、便血等放射治疗不良反应。
目前患者在康复中，精神状态好，心理健康，正确对待疾病，积
极面对生活，坚持每天唱歌、跳舞，饮食无忌口，大小便正常，
睡眠好。

笔记

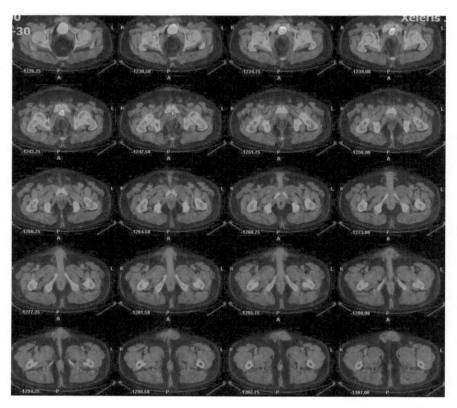

图 10 –3 生化复发后 PET/CT 未见复发转移

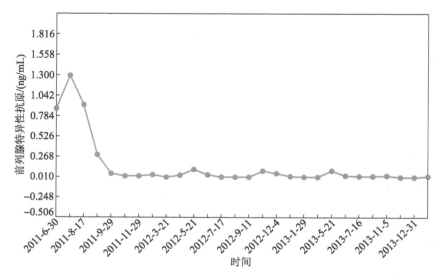

图 10 –4 生化复发后 PSA 曲线

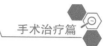

病例分析

（1）该患者前列腺癌 T2bN0M0 诊断明确，60 岁，预期寿命≥ 10 年，首选根治术。术后辅助比卡鲁胺 + 注射用醋酸亮丙瑞林微球内分泌治疗，治疗规范。

（2）前列腺癌 T1 ~ T2c 期推荐行根治性手术。T3 期推荐行放射治疗加内分泌治疗，目前有专家推荐手术后再加内分泌或放射治疗。Gleason 评分 8 分以上或前列腺癌外侵犯（T3/T4 或累及淋巴结），根治手术治疗失败率为 50%，故目前这部分患者手术治疗存在争议。

（3）该患者依从性好，心态好，有良好的生活习惯及饮食结构，劳逸结合，营养均衡，坚持运动，值得大家借鉴学习。

病例点评

（1）早期前列腺癌术后复发的危险因素及预后。根治性前列腺癌切除术是治疗局限性前列腺癌重要的手段，术后生化复发会明显影响患者的生活质量甚至预期寿命。因此生化复发患者的早期发现、正确评估和规范化治疗，对前列腺癌患者的总体治疗水平尤为重要。前列腺癌生化复发通常要较临床复发早出现 6 ~ 18 个月，大多数人考虑其原因与肿瘤的局部残留、复发，区域淋巴结转移、远处脏器转移有关。随着前列腺癌根治术的不断开展及生化复发研究的不断深入，以下几个因素得到了广泛的认同，如 Gleason 评分、术前 PSA 水平、临床分期，根据这三个指标将前列腺癌分为高、中、低组。而肿瘤组织占前列腺癌体积的百分比、手术切缘、肥胖也是前列腺癌生化复发的独立危险因素。

（2）挽救性放射治疗的时机。前列腺癌根治术后生化复发进行挽救性放射治疗的方案和时机还没有统一的标准。研究发现，挽救性放射治疗时的 PSA 水平 >0.5 ng/mL 是挽救性放射治疗后再次出现生化复发的危险因素之一。目前证据也支持生化复发后进行早期挽救性放射治疗，即在 PSA 水平 <0.5 ng/mL 时进行。众多研究表明，前列腺癌术后生化复发建议给予早期挽救性放射治疗联合 6 个月的药物去势治疗，即在放射治疗第一天开始皮下注射醋酸戈舍瑞林缓释植入剂 10.8 mg（3 个月剂型），并在 3 个月后再注射醋酸戈舍瑞林缓释植入剂 10.8 mg。

011　腹腔镜下高危前列腺癌根治手术 + 辅助内分泌治疗

病历摘要

患者，男，65 岁。于 2011 年 11 月 3 日因"排尿困难 3 个月"就诊于某三甲医院，盆腔 MRI 检查：前列腺占位。ECT 全身骨扫描无异常。查 PSA 73.65 ng/mL，前列腺穿刺活检为前列腺癌。

【既往史】既往无特殊病史。

【临床诊断】前列腺癌（T2N0M0，Ⅱ期）。

【治疗过程】2011 年 11 月 8 日在全麻下行"腹腔镜根治性前列腺切除术"，术后病理报告：前列腺癌，Gleason 评分 3 + 4 = 7，未累及左右精囊腺，送检淋巴结均未见癌转移：左闭孔 LN 0/1，右闭孔 LN 0/3。术后给予每 28 天皮下注射注射用醋酸亮丙瑞林微球 3.75 mg 去势治疗。2012 年因医院进药原因改醋酸戈舍瑞林缓释植入剂 3.6 mg 28 天重复去势治疗。2012 年 3 月复查 PSA 0.04 ng/mL；2013 年 5 月复查 PSA 0.005 ng/mL；2014 年 4 月复查 PSA 0.002 ng/mL。2015 年 12 月复查 PSA 0.001 ng/mL；并停用醋酸戈舍瑞林缓释植入剂，2016 年 1 月复查 PSA < 0.003 ng/mL。2017 年 3 月复查 PSA < 0.003 ng/mL。随访 6 年余，患者无排尿困难，无尿失禁，正常生活和娱乐健身，生活质量高。

病例分析

（1）患者前列腺癌 T2N0M0 诊断明确，预期寿命 ≥ 10 年，首选根治性前列腺癌切除术是正确的。根治性前列腺癌切除术是治愈局限性前列腺癌最有效的方法之一。目前有开放式手术、腹腔镜根治性手术、机器人辅助切除术，依笔者经验选择治疗专家熟练的技术方式即可。

（2）前列腺癌的辅助内分泌治疗是指前列腺癌根治性切除术后或根治性放射治疗后，针对有局部晚期或高危前列腺癌患者，辅以内分泌治疗，以提高长期存活率。主要方式：①最大限度雄激素阻断（maximum androgen blockade，MAB）；②药物或手术去势；③抗雄激素治疗：包括甾体类和非甾体类。多数主张术后即刻开始，根据国外已有的临床研究，前列腺癌辅助内分泌治疗的时间最少应为 18 个月。本例患者根治术后即刻开始行药物去势治疗，治疗时间为 4 年，比指南建议的 18 个月时间长，目前有国外专家临床研究表明，较长时间辅助内分泌治疗有生存获益可能。

（3）关于术后随访复查，目前国内建议 2 年之内每 3 个月检查 PSA，5 年之内 6 个月检查一次，之后每年一次，如 PSA 上升速度快或出现生化复发，应行全身影像学检查，再制定新的治疗方案。

病例点评

（1）前列腺癌是雄激素依赖性的疾病，手术或 LHRH A 药物去势是辅助内分泌治疗的关键，基于目前临床研究和荟萃分析结果，联合 MAB 的疗效显著优于单独去势治疗，患者死亡风险下降 20% 左右。由于辅助内分泌的最佳治疗方案确实存在一定的争议，所以也有一些医者支持 LHRH A 单药辅助内分泌治疗的观点，认为对于手术后残存的病灶单药去势已经足够，不过治疗的同时随访监测应得到重视，并需要根据单药去势后的 PSA 应答情况判断是否需要联用抗雄药物。建议有条件的患者首选 MAB 治疗，即非甾体类抗雄激素药物联合去势治疗；单纯药物去势治疗也可作为临床选择之一。停用抗雄治疗的时机仍需结合临床及研究数据。

（2）前列腺癌治愈性治疗后的随访。前列腺癌的治愈性治疗指根治性的前列腺切除术和放射治疗，本例患者属于根治术后的治愈性随访。随访方式：①PSA 水平的随访：第一次 PSA 检查应在术后 6 周到 3 个月之间，发现 PSA 升高时应再次检查排除实验室检查的误差，PSA 低于 0.2 ng/mL 可认为无临床或生化进展。连续两次 PSA 大于 0.2 ng/mL 提示前列腺癌生化复发，需进一步检查明确局部复发或远处转移。相对低危的前列腺癌患者（病灶局限于前列腺内、淋巴结阴性、Gleason 评分小于 8），随访可以仅复查 PSA 及症状评估。②直肠指检：前列腺癌根治术后如果前列腺区有新出现的结节应怀疑局部复发。不必进行常规检查，发现 PSA 升高需进一步

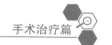

检查，包括直肠指检。同时第一次随访主要检查还应包括与治疗相关的并发症，如有无尿失禁、肠道症状及性功能状态等。③对于无症状患者的监测：前列腺癌有关的临床表现、血清 PSA 水平或直肠指检为常规的随访方法，前列腺癌根治术后具体随访时间可参考国内标准。④无特殊症状的患者骨扫描与其他影像学检查不推荐作为常规的随访手段；如直肠指检阳性，血清 PSA 持续升高，行骨盆 CT/MRI 及骨扫描；存在骨痛，不论 PSA 水平如何，应进行骨扫描。

　　注：因患者于外院手术，术后于我院行醋酸戈舍瑞林缓释植入剂治疗，PSA < 0.003 ng/mL，因 PSA 非数值报告，无法显示曲线图，无磁共振、病理等图像。

012 高危前列腺癌根治性术后残端阳性挽救性放射治疗联合内分泌治疗

病历摘要

　　患者，男，66 岁。2003 年体检 B 超检查发现前列腺增生，后定期复查 B 超。2008 年 12 月 15 日于某医院体检查出 PSA 33.73 ng/mL；盆腔 MRI 示前列腺右侧移行带后下缘及左下外周结节灶，考虑恶性肿瘤可能，前列腺增生。2008 年 12 月 30 日行 B 超引导下前列腺活检术，活检病理示前列腺癌，Gleason 评分 2 + 3 = 5。

【既往史】既往无特殊病史。

【临床诊断】前列腺癌。

【治疗过程】2009 年 2 月 17 日行保留血管神经束前列腺癌根治术，术后 PSA 18.085 ng/mL；术后病理：①送检前列腺组织呈结节性增生，精囊腺未见累及；②（膀胱颈组织）见腺癌浸润，Gleason 评分 3 + 4 = 7；③（前列腺切缘）见少量浸润；④左闭孔淋巴结 0/1，右闭孔淋巴结 0/2，诊断前列腺癌（T4N0M0，Ⅳ期，局部高危）。2009 年 4 月 27 日至今持续行"醋酸戈舍瑞林缓释植入剂 3.6 mg 皮下注射，每 4 周 1 次 + 比卡鲁胺 50 mg 口服，1 次/日"内分泌治疗；2011 年 2 月 11 日复查 PSA 0.927 ng/mL。2011 年 3 月 15 日复查 PSA 1.235 ng/mL。骨 ECT 示骶椎、左骶髂关节、右髂骨放射性分别略浓聚。前列腺 MRI 平扫 + 增强示前列腺癌术后改变。诊断前列腺癌术后生化复发，为进一步控制疾病，行前列腺原瘤床及相关高危区域挽救性放射治疗，剂量为 68 Gy/34 f/7 w。放射治疗后复查 PSA 0.03 ng/mL，提示治疗有效。后定期复查，最低下降至 PSA 0.01 ng/mL。持续内分泌治疗至今，定复进行 MRI 随访（图 12 -1 至图 12 -4）。放射治疗后随访未出现大便次数增多、排尿困难、尿频、尿急等不良反应。长期内分泌治疗未见明显不良反应，患者日常坚持锻炼，膳食平衡，心态乐观。

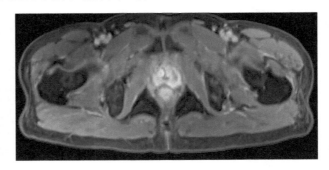

图 12 -1 2011 年 3 月 MRI 随访

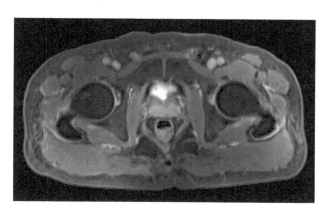

图 12 - 2　2012 年 5 月 MRI 随访

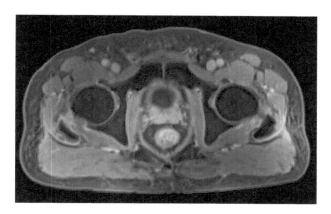

图 12 - 3　2015 年 5 月 MRI 随访

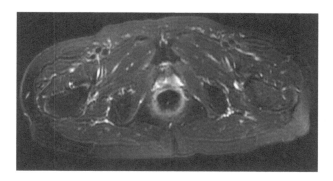

图 12 - 4　2017 年 6 月 MRI 随访

病例分析

（1）患者高危局限性前列腺癌诊断明确，年轻，预期寿命＞10年，有前列腺癌根治性手术适应证。术后残端阳性，是术后生化复发根源。

（2）根治性前列腺癌切除术（radical prostatectomy，RP）后生化复发的定义：RP后连续2次PSA≥0.2 ng/mL。诊断明确，挽救性放射治疗是正确的治疗措施。

（3）NCCN指南建议放射治疗后辅助内分泌治疗2～3年，患者长期内分泌治疗，似有过度治疗之嫌；但目前暂无长期或终身内分泌治疗的循证医学证据。依笔者临床经验长期内分泌治疗对年轻患者，如不良反应可耐受对生存有获益。

（4）患者生存至今满8年，生活质量高，这与患者坚持科学的治疗，持续内分泌治疗，合理饮食，坚持锻炼，心态乐观有密切关系。患者具体调养方式：①调整自己心态，准确判断自己的生活习惯进而调整饮食结构，劳逸结合不熬夜，低盐少油禁烟酒，营养均衡不偏食，尤其多吃新鲜的蔬菜、红薯和豆制品，且不吃牛、羊等壮阳食品。②坚持锻炼，选择适合自身特点的运动（如每天坚持快走1小时），循序渐进。

病例点评

（1）残端阳性前列腺癌术后即刻放射治疗可避免生化复发，前瞻性研究已证明术后瘤床区放射治疗可以提高局部控制率和无生化复发生存率，但却会增加放射治疗相关毒副作用。既需要放射治疗

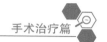

来提高疗效，又要顾及由此带来的并发症的增加，所以对于往往呈现缓慢进展的前列腺癌来说，术后放射治疗的介入时机，已经成为研究的焦点。法国的 Bolla Michel 等专家对 EORTC 22911 研究显示术后立即放射治疗组生化复发率较延迟放射治疗组更低（39.4% *VS.* 61.8%）。因此，此患者在术后恢复后即刻放射治疗可以避免生化复发，减轻患者的心理负担。

（2）对于前列腺癌手术适应证：年龄 <70 岁，预期寿命 >10 年；没有严重的全身性疾病；PSA ≤10 ng/mL，Gleason 评分 ≤7（非绝对因素）；临床 T1c ~ T2a；患者自愿。随着手术技术的进步，对于 T3a 甚至 T3b 也可考虑行根治性手术，但对于 T4 局部晚期前列腺癌，尽管有一些根治性手术后的临床研究，但目前大部分指南仍推荐根治性放射治疗。

013 高危前列腺癌根治性手术治疗 + 长程内分泌治疗

病历摘要

患者，男，60 岁。2011 年 4 月 6 日因"排尿困难伴尿失禁 2 周"就诊我院，查 PSA 7.97 ng/mL，无血尿，无尿频、尿急、尿痛，无夜尿增多，无腰痛等。经直肠前列腺彩超示前列腺大小约 4.70 cm×4.04 cm×4.54 cm，内腺大小约 4.40 cm×3.64 cm，回声欠均匀。腺体内探及多个强回声斑，其一大小约 0.63 cm×0.20 cm，于右侧外腺探及一偏低回声区，大小约 0.82 cm × 0.55 cm，边界不清，内可见彩色血流，考虑前列腺右侧外腺低回声结节，恶性肿瘤可能。盆腔磁共振提示前列腺肿瘤（图 13 – 1），全身骨关节 ECT 检查示（图 13 – 2）右侧骶骨转移可能（ECT 正常）。经直肠前列腺穿刺活检病理示（图 13 – 3）右外腺：前列腺癌，Gleason 评分 5 + 4 = 9；左外腺：前列腺增生症。

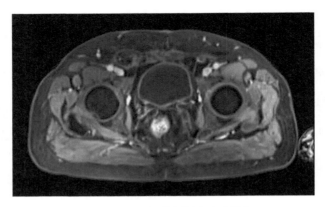

图 13 – 1　术后定期复查 MRI

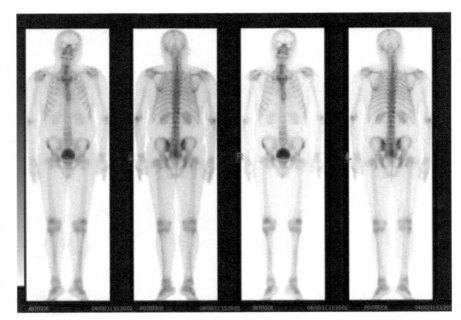

图 13 – 2　术前骨 ECT

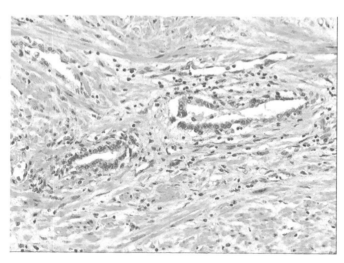

图 13-3　前列腺穿刺活检病理

【既往史】"萎缩性胃炎病史" 5 年余，平素规律服药"兰索拉唑""镁加铝咀嚼片"药物治疗。2014 年 6 月行"甲状腺切除术"，术后恢复可。

【临床诊断】前列腺癌（T2N0Mx，Ⅱ期，高危型）。

【治疗过程】2011 年 4 月 27 日行"前列腺癌根治性切除术"，术后病理：前列腺癌，精囊腺组织阴性，Gleason 评分 5 + 4 = 9。诊断：前列腺癌（T2N0Mx，Ⅱ期，高危型），骨转移待排。术后予"比卡鲁胺 50 mg 口服，1 次/日 + 醋酸戈舍瑞林缓释植入剂 3.6 mg 皮下注射，每 4 周 1 次"内分泌治疗。2012 年 3 月 28 日查 PSA 0.06 ng/mL，2013 年 3 月 19 日查 PSA 0.01 ng/mL，2014 年 3 月 19 日查 PSA 0.01 ng/mL。2014 年 6 月 10 日停比卡鲁胺治疗，2015 年 5 月 8 日查 PSA < 0.003 ng/mL。2016 年 6 月 28 日查 PSA < 0.004 ng/mL，2016 年 8 月 9 日停醋酸戈舍瑞林缓释植入剂去势治疗至今，2017 年 2 月 28 日复查 PSA 0.005 ng/mL。2018 年 8 月 23 日复查 PSA 0.128 ng/mL，睾酮 40.31 ng/dL，复查未见转

笔记

移征象，考虑病情进展，再次给予"比卡鲁胺 50 mg 口服，1 次/日 + 醋酸戈舍瑞林缓释植入剂 3.6 mg 皮下注射，每 4 周 1 次"内分泌治疗。随访至今未出现血尿、排尿困难、尿频、尿急，无大便次数增多、便血等不适，生活可自理，生活质量高，随访近 8 年，目前巩固治疗中。

病例分析

（1）前列腺癌根治术用于可能治愈的前列腺癌，手术适应证主要考虑肿瘤的临床分期、患者预期寿命和总体健康状况。尽管手术没有硬性的年龄界限，但 70 岁以后伴随年龄增长，手术并发症及死亡率将会增加。该患者高危局限性前列腺癌诊断明确，临床分期 T2，就诊时 60 岁，预期寿命 ≥ 10 年，总体状况良好，考虑前列腺癌根治性手术是正确的。

（2）前列腺癌的辅助内分泌治疗是指前列腺癌根治性切除术后或根治性放射治疗后，辅以内分泌治疗。目的是治疗切缘残余病灶、残余的阳性淋巴结、微小转移病灶，提高长期存活率。对于 PSA >20 ng/mL 或 Gleason 评分 >8 的高危前列腺癌患者，根治术后可给予辅助内分泌治疗时间不超过 18 个月。该患者 Gleason 评分 >8，术后行最大限度 MAB 治疗指征明确。该患者口服比卡鲁胺 3 年，醋酸戈舍瑞林缓释植入剂去势治疗 5 年余，依笔者经验主要考虑患者有可疑骨转移情况，故延长内分泌治疗时间。MAB 治疗过程中 PSA 控制情况好，无明显药物不良反应，有效控制病情，事实证明是合理的治疗选择。

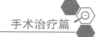

病例点评

（1）按多种指南，高危前列腺癌术后有多种治疗方法，包括术后辅助放射治疗、内分泌治疗及观察等，术后内分泌治疗适应证有：①根治术后病理切缘阳性；②术后病理淋巴结阳性（pN$^+$）；③术后病理证实为 T2 期（pT3）或 ≤T2 期但伴高危因素（Gleason > 7，PSA > 20 ng/mL）；④局限性前列腺癌若伴有以下高危因素（Gleason > 7，PSA > 20 ng/mL），在根治性放射治疗后可进行辅助内分泌治疗；⑤局部晚期的前列腺癌放射治疗后可进行辅助内分泌治疗。该病例存在高危因素（Gleason > 7），因此，根治性手术 + 辅助内分泌治疗为标准治疗方案，同时 CUA 指南建议辅助内分泌治疗：多数主张术后即刻开始。根据国外已有的临床研究，前列腺癌辅助内分泌治疗的时间最少应为 18 个月。经标准治疗后，多数患者预后较好。

（2）间歇性内分泌治疗的处理原则及注意事项。接受间歇内分泌治疗具有良好的依从性，其停药标准有以下 2 点：①无临床进展；②用药至少 9 个月，PSA < 0.2 ng/mL 后，持续 3 ~ 6 个月。在停药监测期，需要密切监测 PSA 和睾酮水平的变化，一般每 3 ~ 6 个月复查 1 次，必要时行影像学检查。当 PSA > 4 ng/mL 或出现临床进展，需再次开始内分泌治疗，至少连续治疗 6 ~ 9 个月，如此循环往复，直至出现去势抵抗的征象。患者经过规范内分泌治疗，尽管出现 PSA 升高，及时继续内分泌治疗仍取得良好的效果。

014. 腹腔镜下中危前列腺癌单纯根治手术治疗

病历摘要

患者，男，66 岁。于 2011 年 11 月 5 日体检发现 PSA 水平 4.96 ng/mL，后定期监测 PSA 水平，2012 年 9 月 22 日复查 PSA 水平升至 13.37 ng/mL。10 年 14 日复查 PSA 12.15 ng/mL。12 年 9 月检查盆腔 MRI 示（图 14 - 1）前列腺体积增大，大小约 4.6 cm × 3.5 cm × 3.0 cm，血供丰富。10 月 16 日行前列腺穿刺活检术，2013 年 10 月 21 日病理检查示右外腺：前列腺增生症，其中 1 条组织中见小灶性腺泡细胞癌癌巢，Gleason 评分 3 + 3 = 6。左外腺：前列腺腺泡腺癌，Gleason 评分 3 + 4 = 7。全身骨显像未见明显异常。胸部 CT 未见异常，腹部彩超未见异常。

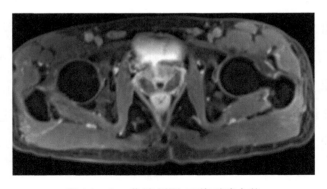

图 14 - 1　盆腔 MRI 示前列腺占位

笔记

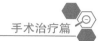

【既往史】 无特殊病史。

【临床诊断】 前列腺癌（T2N0M0，Ⅱ期）。

【治疗过程】 术前给予氟他胺 250 mg 每日 3 次，口服。2013 年 11 月 8 日在全麻下行腹腔镜前列腺癌根治术，术后恢复良好。术后病理示前列腺腺泡细胞癌，Gleason 评分 3 + 3 = 6；双侧输精管、双侧精囊腺未见癌累及；检出左侧盆腔淋巴结（6 个）、右侧盆腔淋巴结（10 个）未见癌转移。术后分期 pT2cN0M0。患者术后不愿内分泌治疗。2013 年 12 月 10 日复查 PSA 0.03 ng/mL；2014 年 11 月 26 日复查 PSA 0.03 ng/mL；2015 年 7 月 21 日复查 PSA 小于 0.004 ng/mL；2016 年 8 月 9 日复查 PSA 小于 0.004 ng/mL；2017 年 3 月复查 PSA 小于 0.004 ng/mL；2018 年 4 月复查 PSA 小于 0.004 ng/mL；2019 年 1 月复查 PSA 小于 0.004 ng/mL；血清睾酮 485 ng/dL。患者术后近 8 年心态平稳，每日适度锻炼身体，定期外出旅游，均衡营养，睡眠好，没有进食各种补品及药物，定期随访（图 14 - 2、图 14 - 3）至今。

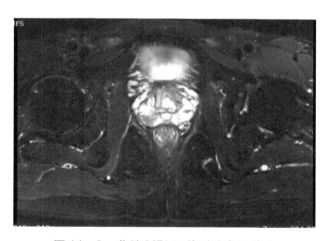

图 14 - 2 盆腔 MRI 示前列腺未见肿瘤

笔记

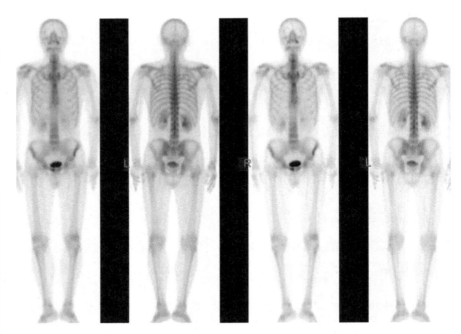

图 14 –3 ECT 显示骨未见异常

病例分析

（1）该患者前列腺癌术后，诊断 pT2cN0M0，Ⅱ期，中危，考虑患者预期寿命超过 10 年，以根治性手术切除为主，手术顺利，预后佳，坚持定期复查和体检。

（2）前列腺器官由腺体和纤维肌肉组成，腺上皮成分占重量的 70%，余 30% 为纤维肌肉组织。腺体的导管和腺泡由柱状上皮覆盖，腺体成分主要位于前列腺后外侧，其前方主要为纤维肌肉组织。前列腺内部结构可进行分叶或分区，前列腺分为 5 叶：前叶、后叶、中叶和两侧叶。临床上最常用的前列腺分区，将前列腺分为 4 个区：纤维肌肉基质区、外周区、中央区及移行区。前列腺纤维肌肉基质区位于前列腺腹侧（前方）。外周区组成前列腺的外侧、

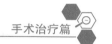

后侧或背侧部分，状似漏斗，占前列腺的70%。中央区状似楔形，楔形底部位于膀胱颈下，中央区腺体占前列腺腺体的25%。移行区由两个独立的小叶组成，位于前列腺腹侧，占前列腺腺体的5%~10%。

（3）前列腺癌细胞具有浸润生长及远处转移的潜在风险，手术或放射治疗能将局部的肿瘤细胞"杀死"，而对于转移或浸润到治疗区域以外的肿瘤细胞是无能为力的。为了防止这些微小的残留病灶给患者健康带来危险。我们必须早期发现它们。正确方法是坚持正规的复查，定期的随访。

（4）前列腺癌根治术后，患者的PSA会呈下降的趋势，多数患者会在治疗后1个月左右降低至最低点，这时需要进行复查。一般来讲，在治疗后的前2年内，每3个月需要进行一次PSA复查，第3年以后，每半年复查一次，如果PSA稳定在很低的水平（0.2 ng/mL以下），可以适当地延长PSA复查时间间隔，而如果PSA出现上升的现象，则要增加PSA检查的频率；除了PSA检查以外，每次复诊时，医生还会根据每个患者的具体情况选择性为患者进行直肠指诊，骨骼扫描、胸部CT、腹部彩超等检查。

病例点评

哪些患者术后需要辅助治疗？首先比较肯定的就是局部晚期病变（精囊侵犯或淋巴结转移）和术后PSA持续升高者。若术后首次PSA值为不可测得，此时需要根据原发灶的病理情况决定治疗方案。对于高危的病理指标：Gleason 8~10分、PSA>20 ng/mL、T2c，由于复发危险很高（>70%）同时早期治疗能够治愈微小转移灶，因此需要采取内分泌治疗。当然这种情况下，辅助放射治疗

笔记

能够提高局部控制率，可以联合应用。中危患者（Gleason 评分 7、PSA 11~20 ng/mL、T2b）虽然有一定的复发概率，但是一半的患者无需接受内分泌治疗而长期生存，且目前对生化复发有严密的检测，辅助的内分泌治疗可以选择使用。该患者有无辅助内分泌治疗适应证，术后可以选择选择密切随访观察。

015 高危前列腺癌根治术后生化复发挽救性放射治疗之一

📋 病历摘要

患者，男，77 岁。2010 年 10 月因体检查前列腺特异性抗原：23 ng/mL，行前列腺穿刺活检病理确诊前列腺癌，胸部 CT、腹部彩超及全身骨显像未见异常。

【既往史】既往糖尿病 12 年，规律服用拜糖平，血糖控制可，2011 年曾出现心包积液，已治愈。2007 年前行肛瘘手术。

【临床诊断】前列腺癌（pT2cN0M0，Ⅱ期）。

【治疗过程】2011 年 1 月 17 日在北京某三甲医院行"腹腔镜下前列腺癌根治手术"，术后病理结果：前列腺癌，Gleason 评分 4 + 3 = 7，肿瘤局限于前列腺内，前列腺尖部可见癌组织，手术外周切缘及尿道均未见癌组织，另送"右闭孔淋巴结"及"左闭孔淋巴结"：均未见转移，术后诊断前列腺癌Ⅱ期。术后 6 周查 PSA 降到 0.02 ng/mL。后来定期复查 PSA，最低值降至 0.01 ng/mL。手术后未做放射治疗和内分泌治疗。2012 年 1 月患者 PSA 开始升高，经中医中药、蜂疗及各种食疗尝试后，2012 年 11 月 12 日查 PSA 0.156 ng/mL，2013 年 1 月复查 PSA 达 0.16 ng/mL，后每月复查 PSA 进行性升高，最高 0.187 ng/mL。全身检查未见明显转移征象。因 PSA 接近 0.2 ng/mL 生化复发水平（图 15-1），且术后病理前列腺尖部为阳性，决定行挽救性放射治疗。2013 年 8 月 10 日行调强放射治疗，放射治疗靶区包括前列腺原瘤床及尖部，肿瘤照射剂量 70.2 Gy/39 f/7.8 w。放射治疗结束后复查 PSA 0.15 ng/mL。后定期复查血 PSA 呈逐渐下降趋势，最低值达 0.08 ng/mL。为巩固疗效，于 2014 年 3 月 4 日开始行"醋酸戈舍瑞林缓释植入剂 3.6 mg 皮下注射，每 28 日 1 次 + 比卡鲁胺片 50 mg，1 次/日"口服内分泌治疗，2014 年 4 月 15 日复查 PSA < 0.01 ng/mL。因 PSA 已降至无法测出，遂于 2015 年 6 月停用内分泌治疗。2016 年 4 月复查 PSA < 0.01 ng/mL。2017 年 5 月复查 PSA < 0.01 ng/mL。2018 年 6 月复查 PSA < 0.01 ng/mL。后定期随访至今，目前 PSA 控制在 < 0.01 ng/mL。患者生活积极乐观，饮食均衡，兴趣广泛，经常散步运动，生活质量高。

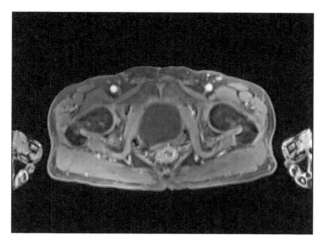

图 15-1　生化复发后复查 MRI 显示局部未有影像学占位

笔记

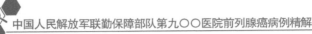

病例分析

（1）该病例前列腺癌根治术后诊断明确。前列腺癌患者Ⅰ～Ⅲ期均有手术指征，应尽可能手术治疗，手术后病理报告：包膜侵犯、精囊侵犯、尖部残留、盆腔淋巴结转移或残留、其他高危因素，均可选择即刻放射治疗或生化复发后挽救性放射治疗。循证医学证据表明即刻放射治疗疗效优于挽救性放射治疗，生化复发时PSA < 0.2 ng/mL 放射治疗优于 PSA > 0.2 ng/mL 放射治疗，放射治疗同步内分泌治疗优于单纯放射治疗。

（2）生化复发后放射治疗时机和方式依然存在许多争议，无法明确临床复发者，可通过如下因素鉴别：①以下情况根治性术后仅为局部复发的可能性大于80%：根治性手术后 3 年后出现 PSA 上升；前列腺特异性抗原倍增时间（prostate specific antigen doubling time，PSADT）> 11 个月；Gleason 评分≤6；分期低于 pT3a pN0 或 pTx R1（R1 外科切缘阳性）。②以下情况根治术后发生远处转移的可能性大于80%：根治性手术后 1 年内出现 PSA 上升；PSADT 为 4～6 个月；Gleason 评分为 8～10；病理分期为 pT3b 或 pTx pN1。

（3）前列腺癌手术或放射治疗后为何要定期随访？任何恶性肿瘤本身都具有浸润生长及远处转移的潜在风险，手术和放射治疗只能将前列腺局部的肿瘤细胞"杀死"，对于转移或者浸润治疗区域以外的微小病灶和肿瘤细胞是无能为力的。目前为止，还没有任何一项检查可以100%地确定每一个肿瘤细胞都已经被清除。治疗时难以发现的微小的残留病灶是最终造成肿瘤复发和转移的根源。为了早期发现它们，治疗后要坚持定期复查随访。PSA 是最重要的复查随访项目，前列腺癌根治术后，患者的 PSA 会呈下降的趋势，多

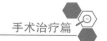

数患者会在治疗后 8 周左右降低至最低点，这时需要进行复查。而在放射治疗以后，PSA 的下降相对缓慢，其最低点甚至可以在 12 ～ 24 个月时才能达到；一般来讲，治疗后的前两年内，每 3 个月需要进行一次 PSA 复查，第 3 年以后每半年复查一次。此外根据每个患者具体情况医生会选择性地为患者进行直肠指诊、骨扫描、X 线胸片、盆腔 MRI 检查等。

病例点评

（1）术后内分泌治疗的时机和时间，文献报道术前诊断为 T1 及 T2 期的前列腺癌患者，25% ～ 58% 术后分期为 T3。如果出现根治术后切缘阳性，往往提示肿瘤未能完整切除。辅助内分泌治疗是指前列腺癌根治性切除术后或根治性放射治疗后，辅以内分泌治疗。辅助内分泌治疗的目的是治疗切缘残余病灶、残余的阳性淋巴结及微小转移病灶，提高长期存活率。NCCN 指南推荐，前列腺癌根治术后的高危患者，应接受即刻辅助内分泌治疗；基于目前的循证医学证据及国内外指南推荐，即刻辅助内分泌治疗缺乏明确的定义，专家缺乏统一的意见；基于目前的临床研究，即刻辅助内分泌治疗时间为根治术后 2 ~ 3 个月。

（2）术后辅助放射治疗优于挽救性放射治疗。基于三项 RCT 研究——SWOG 8794、EORTC 22911、ARO 96 - 02 的结果，NCCN、美国泌尿外科协会（American Urological Association，AUA）、欧洲泌尿外科协会（European Association of Urology，EAU）指南均推荐有病理高危因素者（包膜受侵、精囊受侵、T4、切缘阳性，Gleason 评分为 8 ~ 10）及淋巴结转移 pN1 者，术后辅助放射治疗，时机可选在尿控基本恢复后，原则上不超过 1 年。其中切缘阳性患

笔记

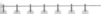

者最可能从术后辅助放射治疗中获益。术后生化复发建议在 PSA 低水平时尽早接受术后挽救性放射治疗。切缘阳性是术后辅助放射治疗的最强烈指征，患者术后辅助放射治疗优于挽救性放射治疗。

016 高危前列腺癌根治术后生化复发挽救性放射治疗之二

病历摘要

患者，男，73 岁。2006 年体检 B 超示前列腺增生。自觉尿频、夜尿增多，症状呈进行性加重。2010 年 7 月体检 PSA 20.83 ng/mL。2010 年 7 月 16 日就诊我院行盆腔 MRI 示前列腺体积增大，大小约 6.2 cm×4.0 cm，以内腺增大为主，两侧外周叶被压缩变扁，内腺信号欠均匀，可见结节样信号影，盆腔内未见明显肿大淋巴结。全身骨扫描未见异常。前列腺穿刺活检病理示右外腺前列腺癌，Gleason 评分 4+3=7，左外腺高级别 PIN；诊断前列腺癌。2010 年 8 月 9 日在全麻下行前列腺癌根治术，术后病理：前列腺癌，Gleason 评分 5+4=9，肿瘤未突破包膜，双侧精囊腺未见累及，输精管切缘阴性，膀胱组织未见累及。

【既往史】有糖尿病、高血压病史。

【临床诊断】前列腺癌（pT2N0M0，Ⅱ期）。

【治疗过程】手术后给予"比卡鲁胺 50 mg 口服，1 次/日＋醋酸戈舍瑞林缓释植入剂 3.6 mg 皮下注射，每 4 周 1 次"内分泌治疗

4 个月，后因"血糖升高、骨质疏松"等不良反应自行停用内分泌治疗药物，改用中药治疗至 2014 年 8 月，监测 PSA 在 0.01 ~ 0.1 ng/mL，期间二次复查盆腔 MRI 示前列腺均未占位（图 16 - 1、图 16 - 2）。2015 年 7 月 29 日复查癌胚抗原 6.92 ng/mL、睾酮 294.02 ng/dL、PSA 0.158 ng/mL，盆腔 MRI（图 16 - 3）、胸部 CT、消化系统彩超及 ECT 未见异常，考虑生化复发趋势。为进一步控制病灶，2015 年 7 月 31 日针对术后瘤床行前列腺癌挽救性调强适形放射治疗，靶区包括术后瘤床，计划肿瘤照射剂量 66.6 Gy/37 f/7$^+$w，前列腺尖部瘤床，计划肿瘤照射剂量 72 Gy/40 f/8 w。放射治疗 20 次计划照射剂量一半剂量时，因自觉疲乏无力，不能耐受放射治疗自动中止放射治疗。放射治疗结束 1 个月复查 PSA < 0.079 ng/mL、睾酮 316.22 ng/dL。提示放射治疗有效，2016 年 9 月复查 PSA 0.020 ng/mL。2017 年 3 月 22 日复查 PSA 0.011 ng/mL，睾酮 498.36 ng/dL。2018 年 5 月 9 日复查 PSA 0.015 ng/mL，睾酮 376.52 ng/dL。放射治疗后随访至今无排尿困难、尿频、尿急；无大便次数增多、便血等放射治疗不良反应。2017 年 2 月 8 日因胆囊结石伴胆囊炎行手术治疗。目前患者精神状态良好，心理健康，积极面对生活，热心社会公益事业，心态好。

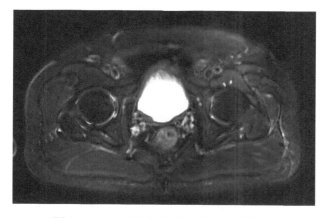

图 16 - 1   2013 年 7 月术后 3 年复查
盆腔 MRI 示前列腺未见占位

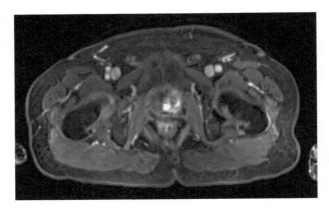

图 16 – 2　2014 年 8 月术后 3 年复查
盆腔 MRI 示前列腺未见占位

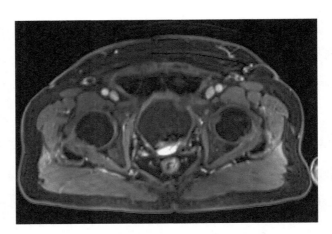

图 16 – 3　2015 年 7 月放射治疗前复查
盆腔 MRI 示前列腺未见占位

病例分析

（1）患者明确诊断为前列腺癌（pT2N0M0，Ⅱ期，高危），术后病理提示肿块未突破前列腺包膜，因此 T 分期为 T2；高危因素包括 PSA > 20 ng/mL，Gleason ≥ 8。根据 NCCN 指南Ⅱ期患者可选择放射治疗联合全雄激素阻断内分泌治疗或根治性前列腺癌切除术 +

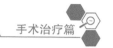

盆腔淋巴结清扫术，该患者选择手术治疗，术后因无法耐受药物不良反应未按标准进行内分泌治疗。术后复查 PSA 水平未降低到可检出水平以下，术后 5 年复查 PSA 呈持续性增高，经全身检查未发现远处转移，考虑生化复发，给予瘤床及高危区放射治疗，同步联合内分泌治疗，但患者考虑无法耐受药物不良反应，拒绝内分泌治疗。该患者生化复发后给予单纯放射治疗补救，并且患者依从性差，放射治疗 20 次一半剂量 36 Gy 时自行停止放射治疗，说明前列腺癌部分癌细胞对射线敏感，半量也有效，至今随访 3 年无复发，提示放射治疗有效控制病情。

（2）根据 NCCN 指南根治性前列腺癌术后出现生化复发的情况可分为三种：①术后 PSA 水平没有降低到可检出水平以下者（疾病持续存在）；②术后 PSA 水平不可检出，而后出现可检测的 PSA 水平并且在以后两次超过 0.2 ng/mL；③偶有的病例，持续低 PSA 水平，归因于缓慢的 PSA 代谢或残余的良性组织。如果生化复发期间认为远处转移可能性很小，主要补救治疗可以采用单独放射治疗或联合新辅助/联合/辅助 ADT。

🏥 病例点评

（1）统计数据表明，前列腺癌根治术后生化复发的患者中，大约有 1/3 的患者无临床或者影像学的病灶。挽救性放射治疗是这部分患者主要的且有治愈性可能的治疗方式之一。研究发现挽救性放射治疗联合短期内分泌治疗能改善前列腺癌根治术生化复发患者的预后，可以将 5 年无进展生存期（progress free survive，PFS）由单纯挽救性放射治疗的 62% 提高至联合治疗的 80%；研究人员认为挽救性放射治疗联合短期内分泌治疗可以作为前列腺癌根治术生化复发治疗的合理选择之一。同时发现，挽救性放射治疗时的 PSA 水平 >0.5 ng/mL 是挽救性放射治疗后再次出现生化复发的危险因素之一。目前证据支持生化复发后进行早期挽救性放射治疗，即在 PSA 水平 <0.5 ng/mL 时进行。

（2）挽救性放射治疗规范：放射治疗范围为前列腺术后瘤床，淋巴结转移风险高者需照射盆腔，推荐剂量是常规分割 64 Gy ~ 72 Gy。对于是否需要同步内分泌治疗，除了 pN1 需辅以长程内分泌治疗，其他情况目前仍无定论，RTOG9601 的 2016 年最新数据显示 PSA 超过 1 ng/mL 者，挽救性放射治疗联合 2 年内分泌治疗可取得生存获益。辅助放射治疗期间不推荐内分泌治疗。本例放射治疗剂量不足并不能得出放射治疗剂量可以减少的结论。

017 中危前列腺癌根治手术 + 短程内分泌治疗

病历摘要

患者，陈某，男，68 岁。于 2013 年 2 月因"进行性排尿费力 1 年"入住我院泌尿外科，查 PSA 11.27 ng/mL；前列腺穿刺病理：左前列腺穿刺标本：前列腺癌，Gleason 评分 3 + 3 = 6；右前列腺穿刺标本：前列腺增生症。盆腔磁共振示前列腺左侧外周叶结节状异常信号影。ECT 示（图 17 - 1）全身骨显像未见异常。

【既往史】既往无特殊病史。

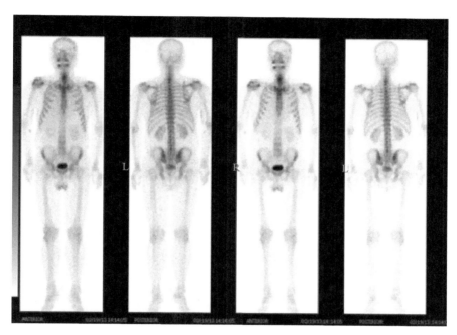

图 17 - 1　术后骨扫描

【临床诊断】前列腺癌（cT2N0M0，Ⅱ期，中危）。

【治疗过程】2013 年 3 月 3 日在全麻下行腹腔镜前列腺根治性切除术。"前列腺切除标本"术后病理示（图 17 - 2）前列腺癌（范围约 0.5 cm×0.4 cm×0.4 cm），Gleason 评分 3 +3 =6，背景为前列腺增生症；双侧精囊腺、左盆腔淋巴结（7 枚）和右盆腔淋巴结（5 枚）未见癌转移。免疫组化示精囊未受侵犯。诊断前列腺癌（pT2N0M0，Ⅱ期，中危）。2013 年 3 月 29 日术后近 4 周复查 PSA 0.06 ng/mL。同时予醋酸戈舍瑞林缓释植入剂（诺雷德）+ 比卡鲁胺片（康士得）方案内分泌治疗 1 年后停药。2014 年 2 月 20 日复查 PSA 0.02 ng/mL；2015 年 3 月 24 日复查 PSA 0.069 ng/mL；2016 年 9 月 17 日查 PSA 0.061 ng/mL，睾酮 361.01 ng/dL，病情稳定。随访至今，患者生活质量高，在康复中。

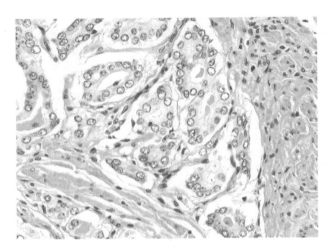

图 17 - 2　术后活检病理

病例分析

（1）严重的心血管疾病、肺功能不良等能增加手术危险性的疾病；有严重出血倾向或血液凝固性疾病；骨转移或其他远处转移；预期寿命不足 10 年均为前列腺癌切除术的手术禁忌证。本例患者一般情况好，无基础性疾病，采用根治手术是最佳的治疗方式。

（2）术后行内分泌治疗的适应证为：PSA 大于 20 ng/mL 或 Gleason 评分大于 7。本例患者初诊 PSA 在 10～20 ng/mL，属中危，考虑患者年轻，故给予术后全雄激素阻断内分泌治疗 1 年后停药，且在术后 3 年的随访时间内，疾病得到有效控制。但针对本例中危的临床病例，是否进行辅助内分泌治疗尚缺乏高级别循证医学资料。笔者依据临床经验认为对于年轻、预期生存时间长、中危型前列腺癌患者术后给予 12 个月内分泌治疗，对消除残留微小转移病灶，降低复发率和延长生存率有获益。

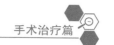

病例点评

中危前列腺癌术后需要做哪些治疗常常困扰患者及医务人员。前列腺癌术后放射治疗的适应证为：①辅助放射治疗：术后分期pT3～4，切缘阳性，或Gleason评分为8～10；②挽救放射治疗：术后PSA未降至测不出水平，或生化复发。患者无高危因素，所以可以不行辅助放射治疗。而术后行内分泌治疗的适应证为：PSA大于20 ng/mL或Gleason评分大于7。本例患者初诊PSA在10～20 ng/之间，属中危，考虑患者年轻，故给予术后全雄激素阻断内分泌治疗。

018 高危前列腺癌电切术后内分泌治疗 + 失败后姑息性放射治疗 + 二线内分泌治疗

病历摘要

患者，男，78岁。2007年出现排尿困难，夜尿增多，尿线变细。诊断前列腺增生。2009年6月20日就诊我院查PSA 5.76 ng/mL。2009年6月29日行"经尿道前列腺电切术"，术后病理提示（图18-1）前列腺癌，Gleason评分4+5=9。

【既往史】既往无特殊病史。

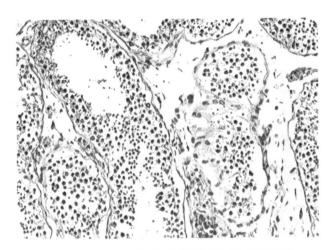

图 18 - 1　2009 年 6 月前列腺电切术后病理

【临床诊断】前列腺癌。

【治疗过程】2009 年 8 月 8 日行"双侧睾丸切除术"。术后 PSA 降至 0，术后患者不规律口服"比卡鲁胺"内分泌治疗。2014 年 5 月外院查 PSA 28.4 ng/mL。2014 年 5 月 21 日于我院查 PSA 33.5 ng/mL，血清睾酮 27.69 ng/dL。盆腔 MRI（图 18 - 2）示前列腺右侧外周叶异常信号，考虑肿瘤复发伴左侧髋臼转移。胸椎 MRI（图 18 - 3）：胸 2 椎体、胸 2 椎体右侧附件及软组织肿块影，考虑肿瘤转移。骨 ECT（图 18 - 4）提示第 3、第 12 胸椎及左侧髋臼异常放射性浓聚（考虑肿瘤骨转移），考虑去势抵抗型前列腺癌。2014 年 6 月 4 日行前列腺癌挽救性放射治疗，残留前列腺照射剂量 70 Gy/35 f/7 w，髂骨转移灶照射剂量 59.5 Gy/35 f/7 w，胸 2 椎体转移灶照射剂量 44 Gy/22 f。同时配合唑来膦酸抑制破骨细胞。改二线内分泌治疗"醋酸甲地孕酮片 1000 mg，次/天"，后 PSA 逐渐降低。2014 年 11 月 18 日复查 PSA 4.74 ng/mL↑。2014 年 12 月出现腰背酸痛。2015 年 1 月 12 日就诊我院，复查 PSA 6.400 ng/mL↑、睾酮 11.28 ng/dL↓；盆腔 MRI（图 18 - 5）示前列腺呈术后改变，

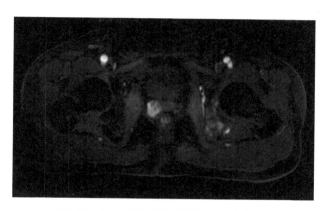

图 18 -2　复查盆腔 MRI 示肿瘤复发

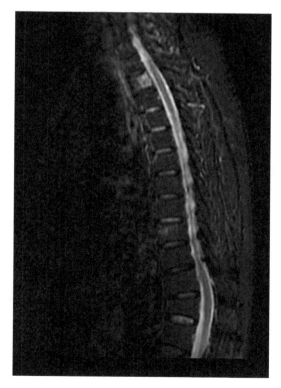

图 18 -3　脊柱 MRI 示骨多发转移

右侧叶病灶及骨盆多发骨转移较 2014 年 7 月 24 日 MRI 略有缩小。
全脊柱 MRI（图 18 - 6）示 T1 椎体、T2 椎体、T3 椎体、T5 椎体及
附件、T12 椎体、L1 椎体、L3 椎体异常信号，考虑转移瘤；为缓

笔记

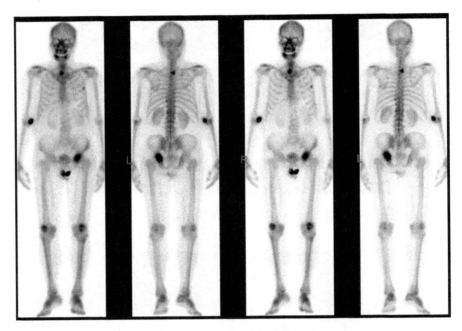

图 18 −4　ECT 示多发骨转移

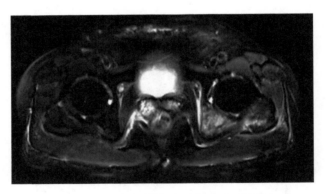

图 18 −5　挽救性放疗后复查盆腔 MRI

解患者症状，针对骨转移病灶行姑息性放射治疗，T12 椎体、L1 椎体、L2 椎体转移灶，照射剂量：40 Gy/20 f/4 w。放射治疗后 PSA 无明显下降，2015 年 4 月 7 日复查 PSA 7. 690 ng/mL。考虑醋酸甲地孕酮片治疗效果不佳，2015 年 6 月 11 日继续行康士得内分泌治疗至今。2016 年 4 月 21 日（图 18 −7）复查 PSA 32. 450 ng/mL。

患者放射治疗后随访至今未出现大便次数增多，尿频、尿急等不良反应，生活质量较高。

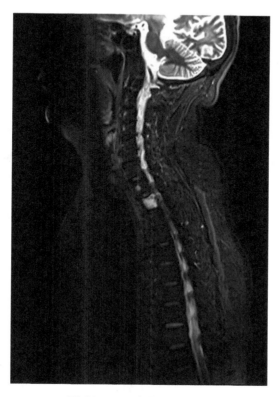

图 18 - 6　随访脊柱 MRI

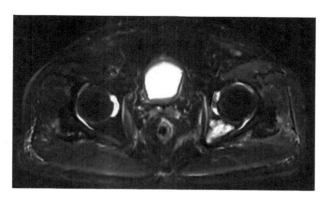

图 18 - 7　随访盆腔 MRI

病例分析

（1）患者确诊时为高危局限性前列腺癌，78 岁，预期寿命 > 10 年，首选根治性手术治疗或根治性放射治疗，辅助内分泌治疗。

（2）前列腺癌的发展和雄激素密切相关，所以最大限度雄激素阻断治疗对控制前列腺癌是非常重要的一个环节。手术去势和药物去势疗效相当，患者手术去势内分泌治疗有效期近 5 年，长于内分泌治疗的平均有效期。

（3）去势抵抗性前列腺癌是初次持续雄激素剥夺治疗后疾病进展的前列腺癌，同时符合下面条件：①血清睾酮达到去势水平（< 50 ng/dL）；②间隔 1 周，持续 3 次 PSA 上升，较最低值升高 50% 以上。该患者 CRPC 诊断明确，应首选多西他赛化疗或阿比特龙继续内分泌治疗。同时注射双膦酸盐。患者因经济原因抗拒化疗，试用醋酸甲地孕酮片内分泌治疗，获得短期缓解。同时患者出现承重部位骨转移，为防止骨相关事件或截瘫事件发生疼痛时行姑息性放射治疗。

病例点评

前列腺癌根治术有三种主要术式，即传统的开放手术（耻骨后根治性前列腺切除术）、腹腔镜前列腺癌根治术和机器人辅助的前列腺癌根治术。前列腺癌开放性手术是传统的手术，目前在国内许多单位仍在开展。腹腔镜前列腺癌根治术和机器人辅助的前列腺癌根治术已经越来越多的应用到临床当中，二者都是微创手术，具有创伤小、操作精细、出血少、恢复快的特点，目前已经逐渐取代开放手术，成为前列腺癌手术的主要方式。但是由于机器人费用昂贵，国内仅有少数一线城市的少数大医院配备该设备，另外由于其费用高、不纳入医保，大多数患者不能承受，因此，腹腔镜前列腺癌根治术是主要采用的术式。经尿道前列腺电切术发现前列腺癌后，应给予前列腺癌根治术，如未行根治术，即刻行挽救性放射治疗也是根治的一种办法，本例患者虽然病程长，感觉效果好，如果采取更加积极的治疗，应该会取得更好的效果。

笔记

放射治疗篇

019 中危前列腺癌根治性放射治疗联合内分泌治疗

📋 病历摘要

患者，男，76岁。2015年10月于外院体检发现 PSA 19 ng/mL，2015年10月21日就诊于我院泌尿外科，查 PSA 17.590 ng/mL；盆腔磁共振（MRI）示（图19-1）前列腺体积稍大，大小约4.7 cm×3.1 cm×3.6 cm，左侧外周叶内可见结节样异常信号影，大小约2.2 cm×1.6 cm，边界欠清，考虑前列腺癌。全身骨显像未见异常。

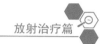
2015 年 10 月 26 日行前列腺穿刺病理活检示（图 19 – 2）（左外腺）前列腺增生症，局灶低级 PIN，（右外腺）前列腺增生症，背景中见小灶高分化前列腺腺泡细胞癌，Gleason 评分 3 + 2 = 5。

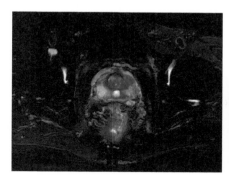
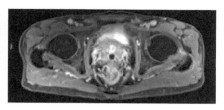

图 19 – 1　2015 年 10 月 23 日放射治疗前盆腔 MRI

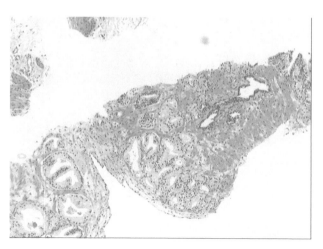

图 19 – 2　2015 年 10 月 26 日前列腺穿刺活检病理

【既往史】既往无特殊病史。

【临床诊断】前列腺癌（T2N0M0，Ⅱ期，中危）。

【治疗过程】2015 年 11 月 6 日行前列腺癌根治性调强适形放射治疗，考虑患者病灶局限于前列腺内，76 岁高龄，为提高生活质量，放射治疗范围为小靶区照射，不良反应轻，故不予盆腔预防照射，靶区包括前列腺及双侧精囊，肿瘤照射剂量 72 Gy/40 f/8 w，有

笔记

循证医学资料表明放射治疗期间同步内分泌治疗优于单纯放射治疗，故放射治疗过程予以"比卡鲁胺 50 mg 口服，1 次／日 + 注射用醋酸亮丙瑞林微球 3.75 mg 皮下注射，每 4 周 1 次"内分泌治疗。2015 年 12 月 29 日放射治疗结束复查（图 19-3）PSA 0.088 ng/mL，睾酮 12.25 ng/dL，提示治疗有效；2016 年 5 月 27 日复查 PSA ＜ 0.079 ng/mL，2016 年 12 月 28 日复查 PSA 0.052 ng/mL，2017 年 7 月复查 PSA 0.01 ng/mL。考虑疾病控制良好，故停止内分泌治疗。2018 年 6 月复查 PSA 0.004 ng/mL，睾酮 89.75 ng/dL。放射治疗后随访至今无排尿困难，无尿频、尿急、尿痛及血尿、脓尿，无发热、腰痛、骨痛等，生活自理、健体娱乐活动正常，生活质量高。

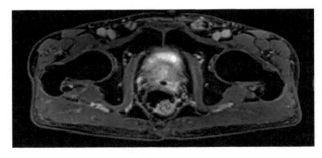

图 19-3 2015 年 12 月 28 日放射治疗中复查盆腔 MRI

病例分析

（1）患者明确诊断为前列腺癌（T2N0M0，Ⅱ期，中危组），因患者盆腔 MRI 提示肿块局限于前列腺内，因此 T 分期为 T2；中危因素包括 PSA 10～20 ng/mL。根据 NCCN 指南Ⅱ期患者预期生存期大于等于 10 年，可选择放射治疗联合全雄激素阻断内分泌治疗或根治性前列腺癌切除术 + 盆腔淋巴结清扫术，该患者无其他基础疾病，预期生存期大于等于 10 年，首选放射治疗及内分泌治疗，

笔记

患者 76 岁高龄，为提高生活质量，放射治疗范围为小靶区照射，不良反应轻，可耐受，有效控制病情。

（2）随着前列腺癌诊断技术的提高，越来越多的前列腺癌在早期即被确诊。然而，在确诊为早期前列腺癌的患者中，部分患者由于年老多病而不能耐受手术，而他们的肿瘤分化程度可能较差，分期偏晚，采取等待观察处理的方式肯定不合适，这时可采取与手术治疗效果差不多但创伤小、能耐受的治疗方法——放射治疗。放射治疗是指应用放射线治疗疾病的一种方法。人们很早发现，当用放射线照射癌细胞时，癌细胞会慢慢死亡。30 年临床实践证明，足够剂量的放射治疗（至少 70 Gy 以上）可以有效控制前列腺癌，达到与根治手术相同的疗效。

病例点评

（1）随着 PSA 的常规体检检测，前列腺癌被发现得越来越早，但要注意 PSA 升高不仅仅是前列腺癌，还需与以下疾病进行鉴别：前列腺炎、前列腺增生、尿路感染等。特别是很多老年患者，常常上述几种疾病并存，这时需要做进一步的检查。

（2）病理是确诊前列腺癌的金标准，临床常常碰到一些患者及家属，因为前列腺穿刺是有创检查，且患者为高龄患者，而拒绝有创检查，仅以影像检查结果及 PSA 结果要求医生以前列腺癌进行治疗，这时，临床诊治的措施就得非常谨慎。

（3）本患者经过规范的诊断与治疗，取得满意的临床效果。

020 高危前列腺癌去势抵抗局部复发根治性放射治疗

病历摘要

患者，男，80岁。2013年7月18日因"排尿困难2月余"就诊某三甲医院，查PSA 14 ng/mL，盆腔MRI示前列腺9点及4点方向结节影，侵犯双叶，考虑前列腺癌。建议活检，患者担心不良反应，拒绝穿刺。此后定期复查PSA逐渐升高至23 ng/mL。经反复与其说明穿刺获取病理的重要性，患者同意穿刺，2013年11月19日行前列腺穿刺活检提示腺泡腺癌；Gleason评分4+3=7。全身骨显像：①右侧第8前肋及左股骨大转子放射分布浓聚；②L4椎体及右足部异常放射性浓聚，考虑退行性病变。

【既往史】有心房颤动病史。

【临床诊断】前列腺癌（T2cN0M0，Ⅱ期）。

【治疗过程】患者因心房颤动拒绝手术，给予"比卡鲁胺50 mg口服，1次/日+注射用醋酸亮丙瑞林微球3.75 mg皮下注射，每4周1次"内分泌治疗。2014年10月31日复查PSA下降至0.18 ng/mL。考虑治疗有效，故按原方案继续治疗。2014年12月患者PSA呈持续性升高，经多方打听之下，就诊我科，2015年8月7日PSA升高至1.08 ng/mL，睾酮16.74 ng/dL。复查盆腔MRI示前列腺7点方向结节影，考虑前列腺癌。全脊柱MRI示颈椎、胸椎及腰椎退行性

笔记

改变，颈 3 - 4、颈 4 - 5、颈 5 - 6 及颈 6 - 7 椎间盘膨隆，腰 4 - 5 及腰 5 - 骶 1 椎间盘膨隆。考虑内分泌治疗效果不佳，2015 年 8 月 24 日给予前列腺癌根治性调强适形放射治疗，考虑患者病灶局限于前列腺内，80 岁高龄，为提高生活质量，不予盆腔预防照射，不良反应轻，靶区包括前列腺及双侧精囊，肿瘤照射剂量 72 Gy/40 f/8 w。放射治疗过程予以"注射用醋酸亮丙瑞林微球 3.75 mg 皮下注射，每 4 周 1 次 + 比卡鲁胺 50 mg 口服，1 次/日"联合内分泌治疗。放射治疗结束复查 PSA 1.620 ng/mL，此后定期复查，病情稳定，继续内分泌治疗。2016 年 3 月复查 PSA 0.27 ng/mL，2016 年 12 月复查 PSA 0.64 ng/mL，2017 年 2 月 17 日复查盆腔 MRI 示前列腺未见异常（图 20 - 1），PSA 1.62 ng/mL，睾酮 17.77 ng/dL，2017 年 5 月 24 日复查 PSA 2.0 ng/mL，睾酮 23 ng/dL，2017 年 7 月 6 日因冠脉综合征伴心衰停止内分泌治疗。2018 年 9 月复查 PSA 4.28 ng/mL，睾酮 87.62 ng/dL，提示病情进展，因患者个人原因，拒绝新型内分泌治疗，故再次给予"注射用醋酸亮丙瑞林微球 3.75 mg 皮下注射，每 4 周 1 次 + 比卡鲁胺 50 mg 口服，1 次/日"内分泌治疗。随访期间无尿频、尿急、尿痛及血尿、脓尿，无发热、腰痛、骨痛等，目前生活尚能自理，饮食二便正常。

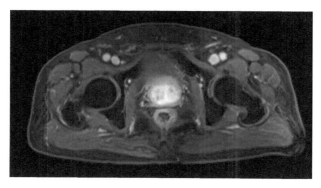

图 20 - 1　放射治疗 1 年半后复查盆腔 MRI 示前列腺未见明显异常

笔记

病例分析

（1）该患者诊断前列腺癌（T2cN0M0，Ⅱ期，高危组），因外院盆腔 MRI 提示肿块侵犯前列腺双叶，因此 T 分期为 T2c；高危因素包括：PSA >20 ng/mL，根据 NCCN 指南 T2cN0M0，Ⅱ期，高危组患者初始治疗可选择放射治疗 2~3 年 ADT 或根治性前列腺癌切除术＋盆腔淋巴结清扫术。该患者因高龄、房颤未选择手术及放射治疗，行单纯内分泌治疗。该患者为高危局限性前列腺癌，内分泌治疗后进展，符合去势抵抗性前列腺癌（castration – resistantprostate cancer，CRPC）诊断，但无远处转移，预期寿命少于 10 年，故选择局部放射治疗。对于高危组的患者内分泌治疗建议时间为 2~3 年，该患者因冠脉综合征伴心衰停止内分泌治疗，采用间歇性内分泌治疗。

（2）前列腺癌内分泌治疗有效期一般为 15~30 个月，CRPC 指的是初次持续 ADT 后疾病依然进展的前列腺癌，同时符合以下条件：①血清睾酮达到去势水平（＜50 ng/dL 或 ＜1.7 mmol/L）；②间隔 1 周，持续 3 次 PSA 上升，较最低值升高 50% 以上。

病例点评

（1）CRPC 是大部分前列腺癌单纯内分泌治疗后不可避免的最终结局，除非预期寿命较短，Gleason 评分 <7，仅推荐行单纯内分泌治疗；否则前列腺癌均建议行内分泌治疗联合放射治疗，或者手术。本病例如果一发现前列腺癌就能及时行手术或放射治疗，有可能就不会发展为 CRPC。

（2）对去势抵抗性前列腺癌进展主要依据局部复发、区域淋巴

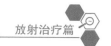

结转移还是远处转移进行评估，目前仍比较困难；局部根治性放射治疗是局部复发去势抵抗性前列腺癌的首选治疗手段，特别预期寿命少于 10 年，一般情况差的高龄患者。

（3）内分泌治疗是治疗进展性前列腺癌和转移性前列腺癌的重要手段之一，对于持续 7 个月内分泌治疗后患者 PSA≤4 ng/mL，可考虑选择间歇内分泌治疗，若 PSA > 4 ng/mL，则推荐首选连续内分泌治疗，当连续内分泌治疗存在明显影响生活质量的情况时，患者在充分知晓并严格依从复查的前提下可谨慎考虑实施间歇性内分泌治疗。

021 中危前列腺癌根治性放射治疗

病历摘要

患者，男，69 岁。2014 年 1 月出现排尿困难，尿路变细，夜尿频，约 4 ~ 5 次/晚，就诊于某三甲医院，查 PSA 9. 12 ng/mL。2014 年 2 月因"排尿困难进行性加重"再次就诊于某三甲医院，复查 PSA 10. 42 ng/mL。盆腔 MRI 示前列腺中央带右侧部信号异常。全身骨扫描未见明显异常。前列腺穿刺活检病理示前列腺癌，Gleason 评分 3 + 3 = 6。

【既往史】无特殊病史。

【临床诊断】前列腺癌（T2N0M0，Ⅱ 期，中危）。

【治疗过程】经熟人介绍，2014 年 3 月 28 日于我科行前列腺癌根治性调强适形放射治疗，靶区包括前列腺及双侧精囊，肿瘤照射剂量 72 Gy/36 f/7$^+$w。并给予"比卡鲁胺 50 mg 口服，1 次/日 + 注射用醋酸亮丙瑞林微球 3.75 mg 皮下注射，每 4 周 1 次"联合内分泌治疗。放射治疗结束复查 PSA 1.43 ng/mL，睾酮 47.17 ng/dL，提示治疗有效，放射治疗后继续内分泌治疗。2015 年 5 月复查 PSA 0.005 ng/mL，内分泌治疗 2 年后于 2016 年 6 月停止。2016 年 9 月复查 PSA 0.003 ng/mL，2017 年 6 月复查 PSA 0.003 ng/mL，2018 年 8 月复查 PSA 0.004 ng/mL，睾酮 165.46 ng/dL，病情控制良好。放疗结束后多次复查 MRI 示前列腺占位（图 21 - 1 至图 21 - 4）。放射治疗后随访至今未出现排尿困难、尿频、尿急，无大便次数增

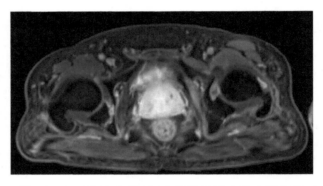

图 21 - 1 2014 年 5 月 20 日放射治疗结束后复查
盆腔 MRI 示前列腺未见占位

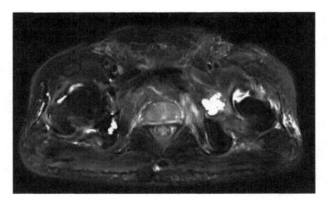

图 21 - 2 2015 年 1 月放射治疗后 8 个月复查
盆腔 MRI 示前列腺未见占位

多、便血等放射治疗不良反应。目前患者精神状态良好、生活自理、健体娱乐活动正常，生活质量高。

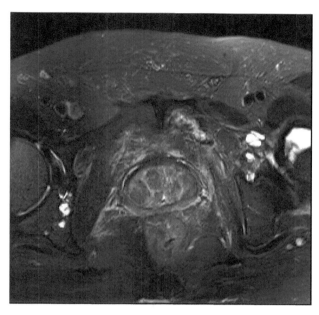

图 21-3　2018 年 2 月放射治疗 4 年后复查
盆腔 MRI 示前列腺未见占位

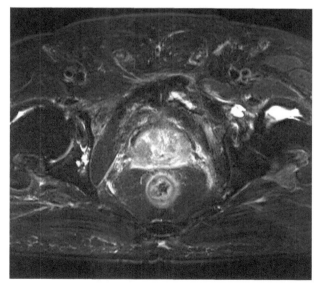

图 21-4　2019 年 2 月放射治疗 5 年后复查
盆腔 MRI 示前列腺未见占位

病例分析

（1）患者明确诊断为前列腺癌（T2N0M0，II期，中危），因前列腺肿块局限于前列腺内，因此 T 分期为 T2；中危因素包括：PSA 10 ~20 ng/mL。根据 NCCN 指南 II 期患者预期生存期≥10 年，可选择放射治疗联合内分泌治疗或根治性前列腺癌切除术，该患者首选放射治疗及内分泌治疗，不良反应轻，可耐受，有效控制病情。放射治疗同时给予 MAB 内分泌治疗，NCCN 指南要求内分泌治疗 2~3 年，该患者治疗 27 个月后停止内分泌治疗，随访 5 年，目前病情稳定。

（2）MAB 治疗：阻断睾丸和肾上腺来源的雄激素，以最大限度地降低雄激素对前列腺癌细胞的作用。方法为去势治疗联合抗雄激素治疗。MAB 较单纯去势治疗有一定生存优势，总生存期延长 3~6 个月，平均 5 年生存率提高 2.3%。抗雄激素药物分为两类，一为类固醇类药物，代表为醋酸甲地孕酮；二为非类固醇类药物，主要为比卡鲁胺和氟他胺。抗雄激素药物不能单独使用。

病例点评

NCCN 指南推荐前列腺癌放射治疗后仍需进行 2~3 年内分泌治疗，经典内分泌治疗包括去势治疗和抗雄激素治疗，两者联合则称为 MAB。去势治疗是内分泌治疗的基本方法，而 MAB 相比单纯去势在转移性前列腺癌患者一线治疗中的疗效优势尚存在争议。目前在最大的一项前瞻性随机对照试验中，1387 名转移性前列腺癌患者被随机分配到手术去势 + 氟他胺治疗组（MAB）或手术去势 + 安慰剂治疗组。在经过 50 个月的随访后，MAB 治疗组与对照组相比总

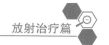

体生存时间（Overall survival，OS）并无显著优势（中位 OS：33.5 *vs.* 29.9，*P* = 0.16）。另一项前瞻性随机对照试验纳入了 203 名晚期前列腺癌患者。所有患者被随机分配到去势 + 比卡鲁胺组（*n* = 102）或单纯去势组（*n* = 101）。最终，去势 + 比卡鲁胺组 5 年生存率为 75.3%，而单纯去势组的 5 年生存率为 63.4%（*P* = 0.0425），提示了 MAB 可以使晚期转移性前列腺癌患者生存获益，尽管在全人群中 MAB 一线治疗是否优于单纯去势还存在争议，但亚洲各中心的数据（日本和中国）都显示 MAB 作为一线治疗能带来更大的生存获益。

022 高危前列腺癌伴盆腔淋巴结转移根治性放射治疗

病历摘要

患者，男，68 岁。于 2013 年 11 月出现排尿困难，伴尿流变细、尿频、尿急，夜尿次数增多，4～5 次/晚。2014 年 2 月因排尿困难进行性加重就诊于我院泌尿外科，查 PSA 11.27 ng/mL，行盆腔 MRI 示前列腺大小约 4.0 cm × 3.2 cm × 3.3 cm，内外腺界限不清，信号不均匀，内可见结节样信号影，侵犯包膜。双侧盆壁可见淋巴结影，范围较大的约为 1.8 cm × 1.5 cm，DWI 高信号，增强后可见环形强化。考虑前列腺癌，伴双侧盆腔淋巴结转移可能性大。全身骨扫描未见异常。2014 年 2 月 27 日行前列腺穿刺活检病理提示（图 22 - 1）左侧前列腺组织穿刺活检标本：低分化前列腺腺泡细

笔记

胞癌，Gleason 评分 5 + 4 = 9；右侧前列腺组织穿刺活检标本：前列腺腺泡细胞癌，Gleason 评分 3 + 5 = 8。

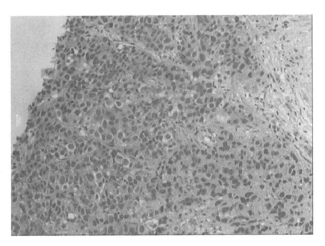

图 22 - 1　前列腺穿刺活检病理示前列腺癌

【既往史】 无特殊病史。

【临床诊断】 前列腺癌（T3N1M0，Ⅳ期，高危）。

【治疗过程】 2014 年 3 月 6 日行双侧睾丸切除术，2014 年 4 月 4 日在我科行前列腺癌根治性调强适形放射治疗（图 22 - 2、图 22 - 3），考虑患者出现淋巴结转移，故给予大范围照射，靶区包括前列腺及双侧精囊，肿瘤照射剂量 72 Gy/36 f/7$^+$w，盆腔转移淋巴结，肿瘤照射剂量 60 Gy/30 f/6 w，盆腔淋巴结引流区，肿瘤照射剂量 54 Gy/1.8 Gy/30 w。放射治疗同时给予"比卡鲁胺 50 mg 口服，1 次/日"内分泌治疗。放射治疗结束复查 PSA 0.02 ng/mL，睾酮 < 10 ng/dL，提示放射治疗有效。2015 年 4 月复查 PSA 均 < 0.003 ng/mL。2016 年 6 月复查 PSA < 0.079 ng/mL，睾酮 42.85 ng/dL，2017 年 5 月复查 PSA < 0.04 ng/mL，睾酮 37 ng/dL，2017 年 9 月 12 日复查 PSA < 0.004 ng/mL，睾酮 27 ng/dL，2018 年 10 月 24 日复查 PSA < 0.004 ng/mL，睾酮 26 ng/dL。提示病情稳定。放射治疗后随

笔记

访（图 22 - 4 至图 22 - 6）至今未出现排尿困难、尿频、尿急；无大便次数增多、便血等放射治疗不良反应。目前患者精神状态良好、坚持行走等体育活动，生活质量高，热心公益事业，心态好。

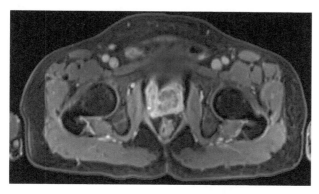

图 22 - 2　2014 年 2 月 19 日放射治疗前盆腔 MRI 示前列腺占位

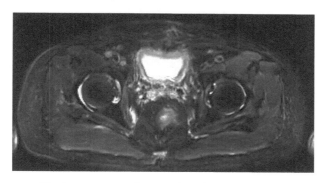

图 22 - 3　2014 年 6 月放射治疗结束后复查
盆腔 MRI 前列腺肿物明显缩小

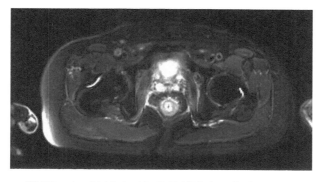

图 22 - 4　2015 年 12 月放射治疗 1 年半后复查
盆腔 MRI 示前列腺肿瘤消失

笔记

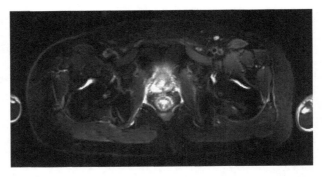

图 22 - 5　2017 年 9 月放射治疗 3 年后复查
盆腔 MRI 示前列腺未见异常

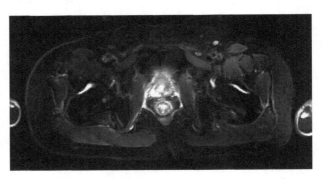

图 22 - 6　2018 年 10 月放射治疗 4 年余复查
盆腔 MRI 前列腺未见异常

病例分析

（1）患者明确诊断为前列腺癌（T3N1M0，Ⅳ 期，高危组），根据盆腔磁共振提示肿块侵犯前列腺包膜，因此 T 分期为 T3；高危因素 Gleason 评分 = 9。根据 NCCN 指南对于淋巴结转移的患者可选择放射治疗联合全雄激素阻断内分泌治疗或单纯全雄激素阻断内分泌治疗，该患者行双侧睾丸切除术去势治疗，术后给予比卡鲁胺内分泌治疗，并选择根治性放射治疗，不良反应轻，可耐受，有效控制病情。

（2）三维适形放射治疗属于体外远距离照射（俗称"外照

射"）治疗方式，就是把放射性的高剂量，在三维方向上针对靶器官的形状做适应性分布，同时使靶器官内部的剂量该高的地方高，该低的地方低。通俗地讲，就是"肿瘤长成茄子样就可以照成茄子样，长成西瓜样就可以照成西瓜样"，这样可以提高局部肿瘤控制率，降低周围正常组织照射剂量。

病例点评

（1）盆腔淋巴结是前列腺癌播散的常见部位。不同于骨骼、肺和肝等远处脏器转移，盆腔淋巴结转移的前列腺癌仍然归类为区域性病变，介于局限性和远处播散性病变之间，此类患者是临床上治疗较为棘手的病例，也是诊治指南中争议较多的病例。此类病例最好在治疗前进行 MDT 讨论。以往随机对照研究证实局部晚期前列腺癌应当在内分泌治疗基础上加用局部治疗。但是，针对盆腔淋巴结转移性前列腺癌的临床数据不多，2015 年，美国国立癌症数据库资料中，5 年总体生存率数据内分泌治疗加用局部放射治疗组为71.5%，较单纯内分泌治疗组的 53.2% 有显著提高。

（2）放射治疗与内分泌治疗的结合可提高局限性中高危前列腺癌的疗效：越来越多的证据表明，放射治疗与 4～6 个月的新辅助和辅助内分泌治疗的结合可提高局限性中危前列腺癌的无生化复发生存率，降低远处转移率，并提高肿瘤特异性生存率，放射治疗联合 2～3 年的新辅助及辅助内分泌治疗可提高局限性高危前列腺癌的局部控制率、长期生存率，降低前列腺癌的进展风险，但放射治疗联合新辅助及辅助内分泌治疗并不能进一步提高局限性低危前列腺癌的疗效。多个随机对照研究结果表明，局部晚期前列腺癌放射治疗加内分泌治疗疗效明显优于单纯内分泌治疗。

笔记

023 中危前列腺癌根治性影像引导容积旋转调强放射治疗

病历摘要

患者，男，75岁。患者于2015年12月3日体检发现PSA 12.35 ng/mL，2016年7月出现排尿困难、尿流不畅、尿不尽、夜尿3～4次，查PSA 11.24 ng/mL，盆腔磁共振：①前列腺中央带左侧结节；②前列腺增生。患者担心穿刺不良反应，未行穿刺活检，口服"爱普列特"对症治疗，症状缓解。2018年11复查PSA 30.72 ng/mL，查盆腔磁共振：①前列腺中央叶左侧部浸润性病变（2.5 cm×2.2 cm）及右侧部小结节（0.7 cm），考虑前列腺癌可能，建议穿刺活检；②余前列腺增生合并慢性炎症；③慢性膀胱炎。2018年12月行前列腺穿刺活检术，病理示前列腺腺泡腺癌（左侧外腺2）（左侧外腺3），Gleason评分3+4=7；免疫组化结果：CK（H）（－）示基底细胞缺失。全身骨显像未见明显异常。胸部CT未见异常，腹部彩超未见异常。

【既往史】既往有贲门癌术后8年病史。

【临床诊断】前列腺癌（cT2cN0M0，Ⅱb期）。

【治疗过程】2019年1月4日查PSA示23.66 ng/mL，2019年1月8日盆腔MRI示前列腺占位（图23-1），开始采用影像引导下的容积旋转调强放射治疗技术行前列腺癌根治性放射治疗，照射靶区为整个前列腺及其包膜，肿瘤照射剂量为 62.5 Gy/25 f/5 w，考虑患者年纪大，体质弱，肿瘤局限于前列腺，故予姑息性前列腺癌放射治疗，不予盆腔预防照射，以减轻不良反应，同时予"比卡鲁胺 50 mg 口服，1 次／日 + 醋酸戈舍瑞林缓释植入剂 3.6 mg 皮下注射每 4 周 1 次"联合内分泌治疗。放射治疗结束时复查 PSA 0.185 ng/mL，提示治疗有效，放射治疗结束后未见尿频、尿急、血尿、便血等不良反应，提示影像引导下的精准放射治疗不良反应轻，患者可以耐受。建议继续内分泌治疗 2～3 年，每 3 个月复查 PSA。目前患者精神、饮食、睡眠良好，定期随访中。

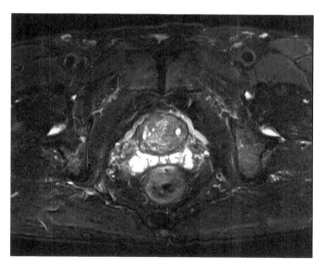

图 23-1　2019 年 1 月 8 日放射治疗前盆腔 MRI 示前列腺占位

病例分析

（1）根据患者病史、症状及辅助检查，可明确诊断为前列腺癌 Ⅱ b 期，为局限期中危患者，考虑患者年纪大、既往胃癌术后 8 年，再次手术有困难，首选放射治疗 + 内分泌治疗以控制病灶，以延长患者生存期，提高生活质量。

（2）影像引导下的容积旋转调强放射治疗可增加肿瘤局部的照射剂量和靶区的照射总量，提高前列腺癌局部控制率和无病生存率，同时最大限度地减少对周围正常组织如直肠和膀胱的照射剂量，减少并发症，相对于普通的调强放射治疗，它的优点是治疗时间短，速度快，在治疗计划中对部分肿瘤能够获得更好的适形度，尤其对于偏离中心靠近周围的肿瘤，其剂量分布具有优势，目前是前列腺癌根治性外放射治疗的主流技术。目前国内最常采用的定位方式是 CT 定位，定位前排空直肠，扫描前 1 小时先排空膀胱，后饮 500 mL 水充盈膀胱，仰卧于全身体架上，双手上举抱肘置于额前，热塑成型体膜或真空负压气垫固定下腹部，是精确放射治疗的必要准备。影像引导下的放射治疗是目前的新技术。

（3）已有多项研究表明，前列腺癌中度大分割放射治疗方案（每次 2.4～4 Gy，共治疗 4～6 周），结果疗效和毒性与常规分割放射治疗方案（每次 1.8～2.0 Gy，总剂量 76～81 Gy）相仿。常见放射治疗不良反应有排尿和排便异常的症状，如尿频、尿急、尿痛等尿路刺激症状，夜尿增多及排尿困难，大便次数增多及里急后重等直肠刺激症状。可通过每日温水坐浴、直肠内应用痔疮膏等方法缓解。本例患者采用该项放射治疗技术，未见明显放射治疗不良反应。提示该技术不良反应、疗效好。

病例点评

影像引导放射治疗（image guide radiation therapy，IGRT）是前列腺癌根治性放射治疗取得良好疗效的技术保障。放射治疗的不良

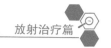

反应多与正常器官受照射有关，对于采用根治性放射治疗的患者，精确定位、精确治疗是保证疗效、减轻不良反应的关键。目前 NCCN 指南均推荐有条件的单位每日行 IGRT 治疗。在前列腺癌的放射治疗中，膀胱和直肠充盈等状态是影响放射治疗精确性的重要因素。而 IGRT 是一种四维放射治疗技术，它在三维技术的基础上加入了时间因素的概念，充分考虑了解剖组织在治疗过程中的运动和分次治疗间的位移误差，在患者进行治疗前、治疗中利用影像设备对肿瘤及正常器官进行实时监控，并能根据器官位置变化调整治疗条件使照射野"追随"靶区，从而使靶区得到充分照射，并减少正常器官的照射量。该治疗技术可以有效地减少大分割照射带来的不良反应。

024. 中危前列腺癌经尿道电切术后挽救性放射治疗

病历摘要

患者，男，73 岁。2015 年 9 月因进行性排尿困难就诊我院，查血 PSA 10.310 ng/mL，盆腔 MRI 示前列腺增生伴左侧异常信号（图 24 - 1）。彩超引导下前列腺多区多点活检病理示（图 24 - 2）左侧前列腺增生背景中见小灶高分化腺泡细胞癌，Gleason 评分 2 + 3 = 5；右侧前列腺增生症，局灶低级别 PIN。CT 双肺扫描未见异常。腹部彩超检查未见转移病灶。全身骨显像未见异常。

笔记

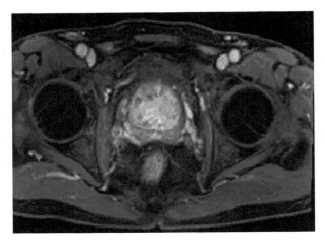

图 24 – 1　2015 年 9 月 19 日治疗前盆腔 MRI 示
前列腺增生伴左侧异常信号

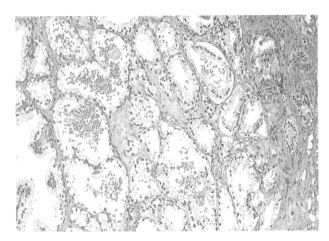

图 24 – 2　2015 年 9 月 30 日穿刺活检病理示左侧前列腺
增生伴小灶高分化腺泡细胞癌

【既往史】既往高血压病史 1 年余，间断口服药物控制。余无特殊病史。

【临床诊断】前列腺癌（T2aN0M0，Ⅱ期）。

【治疗过程】2015 年 9 月 28 日行经尿道前列腺电切术，术后病理：前列腺增生症，背景下见小灶高分化前列腺腺泡细胞癌，Gleason 评分为 2 + 3 = 5。免疫组化（前列腺 2 标染色结果）示

P63｜HMW－CK 弥漫阳性，P504S 局灶阳性，P63｜HMW－CK 与 P504S 部分阳性分离。2015 年 10 月 11 日开始口服比卡鲁胺 50 mg，每天 1 次。2015 年 10 月 21 日开始行"醋酸戈舍瑞林缓释植入剂 3.6 mg，每 28 日 1 次皮下注射"内分泌治疗，期间每 2～4 个月门诊复查 PSA 示保持低水平，2016 年 2 月 2 日 PSA 0.079 ng/mL，2016 年 6 月 7 日 PSA 0.079 ng/mL。2015 年 10 月 8 日开始行挽救性前列腺癌调强适形放射治疗，照射靶区包括前列腺瘤床及精囊，肿瘤照射剂量 72 Gy/40 f/7$^+$w。并持续行"双德方案"（比卡鲁胺 50 mg，每天 1 次 + 醋酸戈舍瑞林缓释植入剂 3.6 mg，每 28 日 1 次皮下注射）内分泌治疗。治疗结束后复查 MRI 示前列腺未见明显占位（图24－3、图 24－4）。现患者放射治疗后 3 年余，2016 年 12 月 8 日、2017 年 9 月 7 日先后复查 PSA 小于 0.004 ng/mL，2017 年 10 月 9 日复查盆腔 MRI 示前列腺未见异常（图 24－5），全面停"双德方案"。2018 年 12 月 19 日复查 PSA 0.427 ng/mL 目前患者精神好，饮食正常，运动正常，睡眠良好，生活质量好。

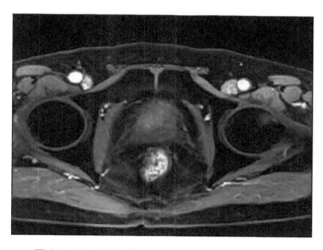

图 24－3　2015 年 12 月 4 日放射治疗结束后
复查盆腔 MRI（T$_2$）

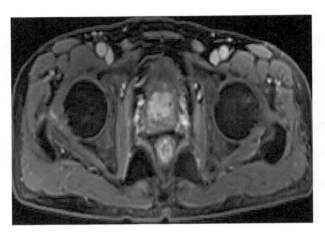

图 24 – 4　2015 年 12 月 4 日放射治疗结束后
复查盆腔 MRI（T_1 增强）

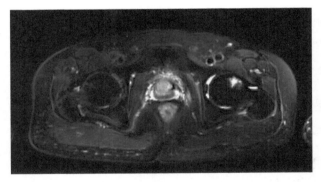

图 24 – 5　2017 年 10 月 10 日放射治疗 2 年后
复查盆腔 MRI（T_2）

病例分析

（1）根据 AJCC 第 8 版的 TNM 分期系统，该患者确诊为前列腺癌 T2aN0M0，Ⅱ期，Gleason 评分为 2 + 3 = 5，为低危局限性前列腺癌，根据 NCCN 指南，推荐患者行根治性手术治疗或根治性外放射治疗。根治性前列腺切除术是治愈局限性前列腺癌最有效的方法之一，主要术式有传统的开放性经会阴、经耻骨后前列腺癌根治术及

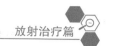

近年发展的腹腔镜前列腺癌根治术和机器人辅助腹腔镜前列腺癌根治术。根治术治疗用于可治愈性前列腺癌，手术适应证要考虑肿瘤的临床分期、患者的预期寿命和总体健康状况。外放射治疗跟手术治疗一样，是前列腺癌的根治性治疗手段。它具有疗效好、适应证广、并发症少等优点，适用于各期前列腺癌患者。

（2）外放射治疗根据治疗目的可分为三大类：①根治性放射治疗；②术后放射治疗，分为术后辅助放射治疗和术后挽救放射治疗；③转移性前列腺癌的姑息性放射治疗，可延长生存时间，提高生活质量。术后辅助放射治疗适用于术后 pT3 ～ pT4，或切缘阳性，或 Gleason 评分为 8 ～ 10 分者，在术后症状如尿失禁缓解后开始，原则上不超过 1 年。术后挽救放射治疗适用于术后 PSA 未降至测不出水平，或生化复发者，宜尽早开始。该患者术后 PSA 未降至测不出水平，有术后放射治疗适应证，故行术后挽救放射治疗，治疗规范化。

（3）前列腺癌术后局部进展和远处转移跟雄激素密切相关，所以最大限度雄激素阻断治疗对控制前列腺癌是非常重要的一个环节。任何去除雄激素和抑制雄激素活性的治疗均可称为内分泌治疗。既往内分泌治疗途径有：①去势，包括手术或药物去势。②阻断雄激素与受体结合。其他策略包括抑制肾上腺来源雄激素的合成，以及抑制睾酮转化为双氢睾酮等。根据 NCCN 前列腺癌诊断治疗指南，该患者有术后辅助内分泌治疗适应证，推荐其选择了药物去势，目前复查结果提示 PSA 持续保持极低水平，疾病得到了较好的控制。

（4）监测血清 PSA 水平的变化是前列腺癌随访的基本内容。根治性前列腺切除术后第一次 PSA 复查应在术后 6 周至 3 个月期间，该患者术后随访规范，依从性好。

病例点评

对于低危局限期前列腺癌，放射治疗和手术均是首选方法。对于 T1 ~ T2c 的患者均可推荐行根治性手术。国内推荐术式为开放式耻骨后前列腺癌根治术和腹腔镜前列腺癌根治术，有条件的可开展机器人辅助腹腔镜前列腺癌根治手术。目前大多主张对中高危前列腺癌行扩大盆腔淋巴结切除术，包括髂外、髂内、闭孔淋巴结，对于低危局限性前列腺癌不建议行盆腔淋巴结切除术。老年人或不能耐受根治术的患者，经尿道前列腺切除术主要用于解除膀胱颈部梗阻的前列腺癌，此手术证实有癌组织残留或分化不良时，应补做根治术或体外放射治疗。因此经尿道前列腺切除术不是标准的根治术式，患者及时给予根治性放射治疗，亦是高龄患者合理的治疗方案。

025 高龄中危前列腺癌根治性放射治疗同步内分泌治疗

病历摘要

患者，男，85 岁，2015 年 2 月发现 PSA 7.720 ng/mL，伴有尿频、尿痛。2015 年 4 月 3 日行盆腔 MRI 检查示（图 25 - 1）前列腺右侧外周叶异常信号影，考虑前列腺癌。4 月 27 日前列腺穿刺活检病理示（图 25 - 2）前列腺腺泡细胞癌，免疫组化结果显示前列腺癌

（黄色瘤样癌），局灶伴前列腺腺泡细胞癌，Gleason 评分 3 + 4 = 7，骨扫描检查未见异常。消化系统彩超未见异常。胸部 CT 检查未见异常。

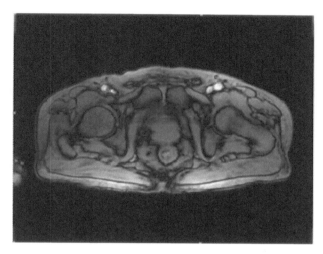

图 25 -1　2015 年 4 月 3 日放疗前盆腔 MRI

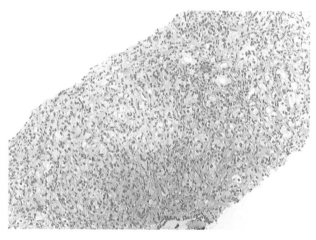

图 25 -2　2015 年 4 月 27 日前列腺穿刺活检病理

【既往史】既往无特殊病史。

【临床诊断】前列腺癌（T2N0M0，Ⅱ期）。

【治疗过程】2015 年 3 月开始行一程根治性调强治疗，放疗剂量 72 Gy/40 f，同步内分泌治疗 24 个月（比卡鲁胺片 + 醋酸戈舍瑞林缓释植入剂，即康士得 + 诺雷德）。PSA 逐渐降低，2015 年 12 月复查

笔记

（图 25 - 3、图 25 - 4）PSA < 0.003 ng/mL。2017 年 12 月复查 PSA <
0.004 ng/mL，2018 年 4 月复查 PSA < 0.004 ng/mL，患者无尿频、
尿急等不良反应和不适。目前生活能够自理，每天院区内散步，生
活质量高。

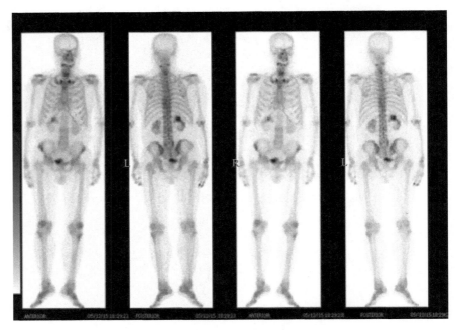

图 25 - 3　全身骨显像

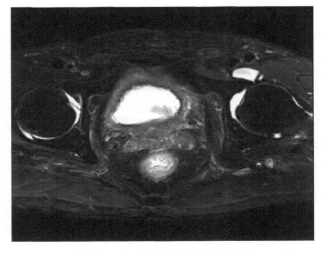

图 25 - 4　放疗后复查盆腔 MRI

病例分析

（1）该患者前列腺癌诊断明确，分期 T2N0M0，Ⅱ期。考虑患者年龄大，预期生存期小于 10 年，Gleason 评分 3 + 4 = 7，中危。建议行根治性放疗同步内分泌治疗。

（2）PSA 检查是前列腺癌治疗以后最重要的复查和随访项目。前列腺癌根治术后，患者的 PSA 会呈下降趋势，多数患者会在治疗后 6 周左右降低至最低点，这时需要复查。而在放射治疗以后，PSA 的下降相对缓慢，其最低点甚至可以在 12 ~ 24 个月后才能达到。一般来讲，在治疗后的前两年内，每 3 个月需要进行一次 PSA 复查，第三年以后，每半年复查一次，如果 PSA 稳定在最低水平（< 0.04 ng/mL）可以适当地延长 PSA 复查的间隔，而如果 PSA 出现上升的现象，则需要增加 PSA 检查的频率，除了 PSA 检查以外，在每次复诊时医生还会根据每个患者的具体情况选择性地为患者进行直肠指诊，骨扫描、胸部 CT 等检查。

（3）对于肿瘤局限在前列腺内部的患者，前列腺根治术能够达到"斩草除根"的效果，彻底清除体内的癌细胞；而相对于预期寿命小于 10 年的局限期前列腺癌患者，仅行放射治疗也能达到与根治术相似的生存效果。

病例点评

（1）高龄中低危前列腺癌患者治疗策略可选择观察等待、手术和放射治疗等方法。观察等待是指在确诊前列腺癌后不采用治疗手段干预，而是对患者进行严密随访、观察。一旦患者出现如 PSA 升高等病情进展的迹象，就开始用其他手段对患者进行治疗。目前对观察等待这一治疗选择无论是患者还是医生都存在争议。一般采用这种方法的患者年龄应该大于 70 岁，肿瘤分期低，肿瘤分化良好，预期寿命小于 10 年。必须强调的一点是，对接受观察等待的患者一定要有定期、仔细的 PSA 随访。一旦出现 PSA 持续升高的现象就应该立刻开始其他治疗，如前列腺癌根治术或激素治疗。本例患者采用观察等待也是一种正确治疗方式。

（2）放射治疗适合于任一期别的前列腺癌。在国外，选择放疗治疗前列腺癌的患者逐年增多，而选择手术的患者逐年减少。究其原因，就是放射治疗能免除手术的痛苦和手术造成尿失禁、尿瘘的风险。因此，对年龄大于 70 岁的患者来说，放疗是一种不错的选择，但也要重视放疗的不良反应。随着放疗剂量的增大，患者可能出现泌尿系统和肠道系统毒副作用及性功能不同程度的障碍。放射治疗引起的不良反应因单次剂量和总剂量、选用方案和照射体积的不同而有差异，选择放射治疗时必须予以重视。

（3）放射治疗的不良反应主要体现在以下三个方面：①放射性急性皮肤反应为红斑、皮肤干燥和脱屑，主要发生于会阴和臀部的皮肤皱褶处；②泌尿系统不良反应包括：尿道狭窄、膀胱瘘、出血性膀胱炎、血尿、尿失禁等；③胃肠道不良反应包括：暂时性肠炎、直肠炎引起的腹泻、腹部绞痛、直肠不适和直肠出血、小肠梗阻等，需要手术治疗的严重乙状结肠和小肠损伤、会阴部脓肿、肛门狭窄或慢性直肠出血的发生率低于 1%。近年来三维适形放疗、调强放疗技术的发展，使得局部肿瘤照射剂量及精准率进一步提高，同时显著降低了胃肠道、泌尿系统毒性风险，因而成为目前推荐的治疗手段。

026 高危局部晚期前列腺癌（T4N0M0，Ⅳ期）根治性放射治疗

病历摘要

患者，男，68岁，2010年无明显诱因出现排尿困难，排尿踌躇、尿线变细，尿频，夜尿增多，呈进行性加重，就诊于某三甲医院，查 PSA 46.2 ng/mL，游离前列腺特异性抗原（free prostate-specific antigen，fPSA）4.82 ng/mL。查盆腔 MRI（图26-1）：前列腺体积增大，大小约为4.3 cm×4.0 cm×4.5 cm，形态不规则，上缘包膜不完整，与膀胱底壁边界不清楚，考虑前列腺癌累及膀胱壁。胸部 CT、腹部彩超及全身骨显像未见异常。行前列腺穿刺活检病理示（图26-2）右外腺：前列腺腺泡细胞癌，Gleason 评分4+5=9；左外腺：前列腺腺泡细胞癌，Gleason 评分4+5=9。

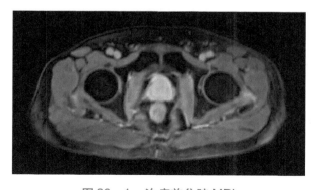

图26-1 治疗前盆腔 MRI

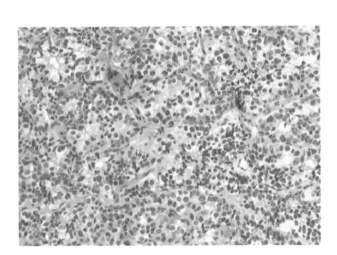

图 26 - 2　前列腺穿刺活检病理

【既往史】既往无特殊病史。

【临床诊断】前列腺癌（T4N0M0，Ⅳ期）。

【治疗过程】2011 年 9 月 15 日在腰麻下行膀胱镜检术，术中发现膀胱内占位，行活检病理示膀胱转移性前列腺腺细胞癌，Gleason 评分 4 + 5 = 9。诊断为前列腺癌，T4N0M0，Ⅳ期，极高风险组。因无根治性手术指征，2011 年 9 月 23 日行"经尿道膀胱肿瘤电切术 + 双侧睾丸切除术"，术后口服氟他胺片 250 mg，3 次/日内分泌治疗。2011 年 12 月复查 PSA 4.2 ng/mL，2012 年 3 月复查 PSA 2.4 ng/mL，2012 年 10 月复查 PSA 1.2 ng/mL。2013 年 5 月 6 日复查 PSA 10.91 ng/mL。2013 年 12 月 2 日复查 PSA 34.26 ng/mL，睾酮 36 ng/dL。患者出现尿频，夜尿增多，偶有血尿，考虑氟他胺耐药，病情进展为转移性去势抵抗性前列腺癌，改用比卡鲁胺片 50 mg 口服，每日一次，2013 年 12 月 16 日行前列腺癌病灶一程姑息性调强放疗，肿瘤放疗剂量 62 Gy/32 f，盆腔淋巴结引流区预防剂量 54.4 Gy/32 f。放射治疗结束前复查盆腔 MRI 示肿瘤病灶较前缩小（图 26 - 3），复查 PSA 28.64 ng/mL，评价疗效为部分缓解，继续放疗，前列腺肿瘤病灶推量至 70 Gy，患者无明显放疗不良反应。此后继续内分泌治疗，2014 年 6 月复查盆腔 MRI 示前列腺大小 2.4 cm×1.7 cm×2.6 cm，肿瘤侵犯膀胱后壁。ECT 示腰 4 – 5 椎体异常放射性浓聚，考虑肿瘤骨转移。2014 年 8 月停用比卡鲁胺片撤雄治疗。2014 年 9 月测 PSA 21.95 ng/mL。2014 年 9 月 18 日复查睾酮 25.57 ng/dL、PSA 15.96 ng/mL；给予"唑来膦酸 4 mg，每 28 日 1 次"抗骨溶解治疗；考虑患者体质虚弱，给予"复方红豆杉胶囊 2 粒，3 次/日"中药辅助抗肿瘤治疗。2015 年 5 月患者失访。

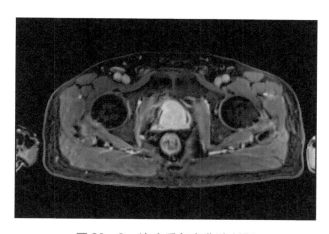

图 26 – 3　治疗后复查盆腔 MRI

病例分析

（1）患者首次诊断局部晚期前列腺癌明确，肿瘤分期 T4N0M0，Ⅳ期，极高风险组，无根治性手术指征；结合患者意愿选择膀胱病灶姑息手术和外科去势内分泌治疗，也是一种姑息性有效的治疗方式；后联合抗雄激素内分泌治疗。2 年后 PSA 进展后患者接受了一程放射治疗 + 抗雄激素内分泌治疗，治疗后部分缓解，但半年后病情进展为转移性去势抵抗性前列腺癌，故对于极高风险组局部晚期前列腺癌，应该及早选择根治性放射治疗＋同步内分泌治疗，可提高局部控制率和无病生存率。

（2）去势抵抗性前列腺癌有什么好的治疗方法吗？首选考虑停用抗雄激素药物，部分患者停用后，升高的 PSA 水平会下降，这种现象称为抗雄激素撤退综合征。有时换用一种抗雄激素药物也能使 PSA 下降。对于晚期前列腺癌引起的骨痛，如果疼痛位置比较局限和固定，可行局部体外放疗，具有良好镇痛效果。而对广泛骨转移伴多次骨痛患者，镭－223 等同位素放射治疗有理想效果。目前以多西他赛为基础的化疗方案已逐渐成为去势抵抗性前列腺癌患者标准化疗方案，且已广泛应用于临床。阿比特龙、恩杂鲁胺等新药，也是去势抵抗前列腺癌首选用药。除此之外，免疫治疗、靶向治疗、基因治疗等亦有一定的疗效和前景。总之，去势抵抗性前列腺癌的治疗，应该根据患者的具体情况"因人施治"，采用不同的治疗手段，才能得到较好的疗效，延缓病情发展，改善患者生存质量。

🩺 病例点评

（1）局部进展期前列腺癌应尽早行放射治疗等局部治疗手段，前列腺癌根治性治疗方法包括：①根治性前列腺切除手术；②根治性放射治疗。而内分泌治疗并不是根治性手段，单纯内分泌治疗最终都将发展至去势抵抗前列腺癌。本例患者为 T4 前列腺癌，已侵犯膀胱，放射治疗应是其唯一的根治性手段。等到去势抵抗再行放射治疗已转化为姑息性治疗。

（2）去势抵抗前列腺癌撤雄治疗的作用。抗雄激素撤退治疗是二线内分泌治疗的一种重要治疗手段，部分患者在停用抗雄激素一段时间内可出现，若氟他胺停用至 4 周，比卡鲁胺停用至 8 周患者仍未出现撤退效应，则认为抗雄激素撤退治疗无效。抗雄激素撤退效应的发生机制，目前认为可能与雄激素受体（AR）突变有关，正常情况下，AR 只能与睾酮或二氢睾酮结合才能被活化，但当 AR 基因突变后，AR 的识别特异性降低，长时间的抗雄治疗可导致前列腺癌发生 AR 突变，抗雄药物可以作为这种突变 AR 的激动剂，从而促进前列腺癌细胞的增殖。因此，当停止使用抗雄治疗后，AR 不能与抗雄药物结合而被活化，从而抑制前列腺癌细胞的生长。由于撤雄治疗有效率低可能延误病情，又随着基因检测技术的进步和新型内分泌药物的出现，故撤雄治疗目前比较少用。

027 肺功能差中危前列腺癌根治性放射治疗

病历摘要

患者，男，76 岁。2011 年 4 月因"前列腺增生"于某三甲医院泌尿外科行"经尿道前列腺电切术"。术后病理示前列腺增生症，局灶低级别前列腺上皮内瘤变。2014 年 6 月出现排尿困难，伴尿频、排尿踌躇、尿线乏力、射程短及尿后滴沥症状。2015 年 1 月 5 日就诊当地县医院，查盆腔 MRI（图 27－1）：前列腺异常信号，考虑前列腺癌可能。查 PSA 17.15 ng/mL。2015 年 1 月 15 日转住某

笔记

三甲医院泌尿外科，行前列腺穿刺活检术（图 27 - 2），病理示左外腺：前列腺癌，Gleason 评分 3 + 3 = 6，右外腺：前列腺癌，Gleason 评分 3 + 3 = 6。盆腔 MRI 平扫 + 增强 + 动态 + MRS：①原前列腺电切术后，现前列腺呈术后改变。②前列腺中央叶结节影及 MRS 异常改变，不除外前列腺癌。胸部 CT、腹部彩超及全身骨显像未见异常。

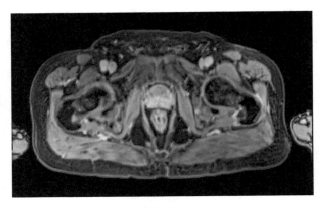

图 27 - 1　放疗前盆腔 MRI

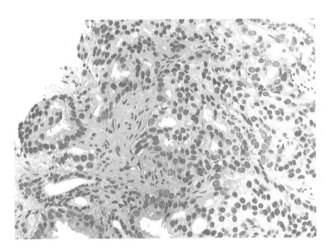

图 27 - 2　前列腺穿刺活检病理

【既往史】"慢性支气管炎" 10 余年，现有气喘。

【临床诊断】前列腺癌（T2N0M0，Ⅱ期）。

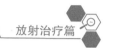

【治疗过程】因患者肺功能差，手术风险大，于2015年2月行一程根治性调强放射治疗，前列腺肿瘤照射剂量70 Gy/35 f，盆腔淋巴结引流区预防剂量50 Gy/25 f。放疗同步口服比卡鲁胺片每日50 mg抗雄激素、醋酸亮丙瑞林微球（3.75 mg皮下注射，每28日1次）去势治疗。2015年3月20日放射治疗结束查PSA 0.949 ng/mL。2015年4月20查PSA降至0.033 ng/mL。2016年5月复查PSA 0.02 ng/mL，2017年4月复查PSA 0.02 ng/mL，2018年6月复查PSA 0.01 ng/mL。后定期随访PSA稳定在<0.05 ng/mL。患者目前无明显尿失禁及尿急、尿频等不良反应，生活质量高，积极乐观，精神状态佳。

病例分析

（1）患者诊断前列腺癌（T2N0M0，Ⅱ期，局限期中危）诊断明确，可选择根治性手术或根治性放射治疗。因患者76岁高龄且肺功能差，为根治性手术禁忌证，故选择根治性外放射治疗同步内分泌治疗。根据 Roach 公式计算，盆腔淋巴结转移概率大于15%，故考虑行盆腔淋巴结预防放射治疗。放疗避免了手术相关的并发症，并且发生尿失禁及尿道狭窄的风险低，是前列腺癌根治性治疗的一个重要手段。

（2）放射治疗后PSA的监测：放疗后前列腺腺体仍然存在，PSA水平下降缓慢，可能在放疗后1~2年达到最低值。放疗后PSA最低值是生化治愈的标志，也是一个重要的预后判断因素。一般认为在3~5年之内PSA水平最低值达到0.5 ng/mL者的预后较好，放射治疗10年后生存者中80%的PSA水平最低值低于1 ng/mL，该患者放疗后PSA最低值降至0.01 ng/mL，提示预后好。

（3）什么是三维适形放疗？三维适形放疗属于体外远距离照射（俗称"外照射"）治疗方式，就是把放射线的高剂量，在三维方向上针对靶区的形状做适形分布，同时使靶区内部的剂量该高的地方高，该低的地方低。放射源在放疗过程中围绕前列腺旋转，在计算机的辅助下，放射源每到一个新位置，就根据"看"到的前列腺轮廓重新制定放射区域和剂量，这样放疗下来，虽然前列腺部位接受的累计放射线已达到很高剂量，但周围的健康组织却少"吃"了很多射线。三维适形放疗真正做到了把"好钢用在刀刃上"，集中"优势兵力"歼灭"敌人"的要求。

病例点评

（1）PSA 在前列腺增生与前列腺癌鉴别诊断中的作用。据统计，40 岁以上的男性中，80% 的人患有前列腺增生，到 80 岁时，90.5% 的人都患有前列腺增生；80 岁以上的男性，几乎 50% 的人有前列腺癌病灶。因此，诊断前列腺增生的患者，也不应忘记前列腺癌的筛查。这时，PSA 在鉴别诊断上具有重要的价值，前列腺增生时，前列腺特异性抗原一般不升高；前列腺癌时，前列腺特异性抗原普遍升高。目前国内外比较一致的观点是血清总 PSA（总 PSA）>4.0 ng/mL 为异常。当血清游离 PSA 为 4 ~ 10 ng/mL 时，游离 PSA 水平与前列腺癌的发生率呈负相关。

（2）放射治疗后 PSA 的监测。放疗后的 PSA 谷值应 <1 ng/mL，放射治疗后 PSA 可以短暂升高，术后 PSA 反弹并不意味着肿瘤生化进展。Rosser 等将放射治疗后 PSA 至少升高 0.5 ng/mL 定义为 PSA 反弹，但随后能下降到反弹前水平以下。前列腺癌根治性放疗后 PSA 值不应升高，应维持 PSA 谷值。

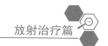
028 基础疾病严重前列腺癌（T3bN0M0，Ⅲ期）根治性放射治疗

病历摘要

患者，男，84 岁。2015 年 2 月反复出现肉眼血尿，为终末段血尿。2015 年 2 月 3 日就诊我院，查 PSA 17.510 ng/mL，fPSA 2.29 ng/mL。前列腺 MRI + 波谱（图 28 – 1）：①前列腺左侧外周叶异常改变，考虑前列腺癌；②前列腺增生伴钙化。全身骨显像及腹部彩超等未见明显异常。fPSA/PSA 比值≤0.06，盆腔波谱示病灶已侵犯精囊，前列腺精囊角消失，分期为 T3b，高危。

【既往史】高血压病史 57 年，规律服用替米沙坦片（美卡素）1 片，2 次/日；苯磺酸氨氯地平片（络活喜）1 片，每日早晨 1 次；监测血压波动于（130 ~ 140）/（70 ~ 80）mmHg。前列腺增生病史 10 余年，夜尿 3 ~ 4 次，自服非那雄胺片（保列治）治疗；慢性胃炎病史 5 年，2009 年 5 月胃镜提示萎缩性胃炎Ⅰ度伴糜烂；脑梗死、冠心病、慢性支气管炎病史数年。

【临床诊断】前列腺恶性肿瘤（T3bN0M0，Ⅲ期）。

【治疗过程】患者高龄，且合并多种老年基础疾病（高血压、糖尿病、冠心病、脑梗死等），患者及家属担心前列腺穿刺风险和

笔记

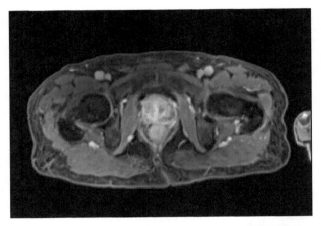

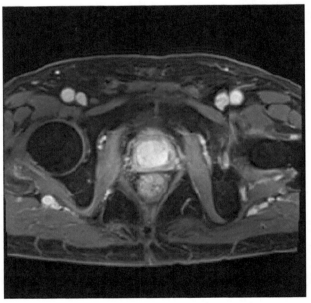

图 28 - 1　放疗前盆腔 MRI

不良反应，拒绝行前列腺穿刺活检病理检查。因患者预期生存 < 10 年，且患者及家属强烈要求行肿瘤局部放射治疗。2015 年 2 月 25 日开始行一程调强放疗，靶区包括前列腺及精囊，剂量 72 Gy/40 f，同时口服比卡鲁胺片（康士得）50 mg，1 次／日抗雄激素 + 醋酸戈舍瑞林缓释植入剂（诺雷德）3.6 mg，1 次／月（"双德"方案）内分泌治疗。放疗结束于 2015 年 4 月 18 日复查睾酮 12.19 ng/dL，

PSA ＜0.1 ng/mL。2016 年 4 月复查 PSA ＜0.06 ng/mL。2017 年 4月 18 日复查 PSA 0.003 ng/mL。2018 年 6 月复查 PSA 0.001 ng/mL。患者仍定期复查随访中，计划"双德"方案内分泌治疗 2～3 年。患者目前精神状态良好，体力正常，食欲睡眠可，正积极乐观地康复中。

病例分析

（1）该患者诊断前列腺癌，T3bN0M0，Ⅲ期。如果预期生存＞10 年，建议手术治疗，该患者年龄大，已超过平均寿命，结合患者意愿，不考虑手术。放射治疗疗效与手术相比Ⅰ期、Ⅱ期相同，Ⅲ期放射治疗效果更好。故予行根治性调强放射治疗＋2～3 年长期内分泌治疗。放疗后 PSA＜1 ng/mL 是放疗后无 PSA 复发生存率的独立预后因素，该患者放疗后 PSA 降至＜0.003 ng/mL，提示该患者预后较好。

（2）美国泌尿外科学会指南中建议：不建议在大于 70 岁或预期寿命少于 10～15 年的患者中进行穿刺筛查，故本例未进行穿刺活检病理检查。

（3）手术或放疗后前列腺特异性抗原复查的意义，前列腺癌接受了治愈性的治疗后，肿瘤还有复发的可能。这些肿瘤复发的最早表现就是前列腺特异性抗原的升高，临床上称为生化复发，其往往比临床复发早 1～3 年。一般在前列腺癌根治术后或者放疗后，PSA会降到无法测出的水平或较低水平。根据不同的检测方法，临床上一般将手术后血 PSA 超过 0.2 ng/mL 视为生化复发。放疗后 PSA 降至最低值复查 PSA 出现大于 2 ng/mL，认为放疗后生化复发。目前

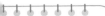

规定只有当 PSA 升高 > 0.2 ng/mL，并在后续复查中连续 2 次逐渐升高，才能判断前列腺癌的生化复发。

🔲 病例点评

（1）穿刺活检必须吗？首先应该从指南来看前列腺初次穿刺指征和禁忌证。前列腺穿刺指征包括：①直肠指诊发现前列腺可疑结节，任何 PSA 值；②经直肠前列腺超声或 MRI 发现可疑病灶，任何 PSA 值；③PSA > 10 ng/mL；④PSA 4 ~ 10 ng/mL，fPSA/tPSA 可疑或 PSAD 值可疑。前列腺穿刺的禁忌证包括：①处于急性感染期、发热期；②有高血压危象；③处于心脏功能不全失代偿期；④有严重出血倾向的疾病；⑤处于糖尿病血糖不稳定期；⑥有严重的内、外痔，肛周或直肠病变。患者应该进行充分评估与沟通，才能为下一步诊治提供科学依据。

（2）游离 PSA 的诊断价值，PSA 作为一种蛋白质在血液中可以与血浆蛋白结合而存在，也可以不与血浆蛋白结合而游离存在。这部分游离 PSA，又称为 fPSA。fPSA 和 tPSA 作为常规同时检测。多数研究表明 fPSA 是提高 tPSA 水平处于灰区的前列腺癌检出率的有效方法。血清 tPSA 介于 4 ~ 10 ng/mL（即灰区）时，fPSA 水平与前列腺癌的发生率呈负相关。研究表明如患者 tPSA 在上述范围，fPSA/tPSA < 0.1，则该患者发生前列腺癌的可能性高达 56%；相反，fPSA/tPSA > 0.25，发生前列腺癌的可能性只有 8%。国内推荐 fPSA/tPSA > 0.16 为正常值。

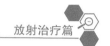

029 前列腺癌根治性放射治疗合并 3 级放射性肠炎

📋 病历摘要

患者，男，73 岁。2014 年 7 月因排尿困难就诊某三甲医院。2014 年 7 月 19 日查前列腺特异性抗原 > 24.870 ng/mL。直肠超声示前列腺后缘低回声结节；骨扫描示右侧胸锁关节、第 5 腰椎右侧缘、双膝关节及右踝关节放射性分布略浓聚。2014 年 7 月 30 日行 B 超引导下经直肠前列腺穿刺活检术，送检前列腺穿刺组织共 13 针，均可见前列腺癌细胞，Gleason 评分 3 + 5 = 8，侵犯神经纤维。

【既往史】既往高血压病；2 型糖尿病；风湿性心脏病；心脏瓣膜置换术后。

【临床诊断】前列腺癌局部晚期（可疑骨转移）。

【治疗过程】2014 年 12 月 10 日开始行一程调强放射治疗，照射靶区为前列腺及精囊，剂量 70 Gy/32 f；髂内、髂外、骶前淋巴引流区预防剂量 45 Gy/25 f。根据指南，同步内分泌治疗优于单纯放射治疗，故予以比卡鲁胺片（康士得）50 mg，1 次/日抗雄激素 + 醋酸戈舍瑞林缓释植入剂（诺雷德）3.6 mg，1 次/月（双德方案）内分泌治疗。放疗后 2015 年 2 月 11 日查 PSA 0.086 ng/mL，提示治疗有效。放疗后 4 个月患者出现反复便血，考虑放射性直肠炎 3 度损伤。2015 年 9 月 16 日我院肠镜检查示直肠弥漫性充血、糜烂。

笔记

113

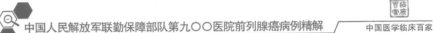

消化内科会诊后给予内镜治疗，氩离子凝固术治疗放射性直肠炎，效果好。2015 年 11 月 2 日复查 PSA 0.003 ng/mL。2016 年 1 月内分泌治疗 1 年后停止。2019 年 8 月 16 日复查 PSA 0.055 ng/mL。目前随访中，生活质量好。

病例分析

（1）患者前列腺癌诊断明确，因合并多种老年基础疾病和可疑骨转移，适合选择放射治疗和内分泌治疗。

（2）前列腺癌放射治疗合并内分泌治疗，按 NCCN 指南一般使用 2～3 年，但患者内分泌治疗 1 年后停止；根据高级别循证医学证据，对于高危局部晚期前列腺癌患者，放射治疗合并内分泌治疗 2～3 年比短期内分泌治疗疗效更好。

（3）放射治疗过程中大多会出现轻度尿频等尿路刺激征兆，或大便次数增多及里急后重等直肠刺激症状。RTOG 直肠早期/急性期反应分级标准如下。0 级：无变化。1 级：排便次数增多或排便习惯改变，无须用药；直肠不适，无须镇痛治疗。2 级：腹泻，需要抗副交感神经（如止吐宁）；黏液分泌增多，无须卫生垫；直肠或腹部疼痛，需镇痛药。3 级：腹泻，需肠胃外支持；重度黏液或血性分泌物增多，需卫生垫；腹部膨胀。4 级：急性或亚急性肠梗阻、肠瘘或穿孔；胃肠出血需输血；腹痛或里急后重需置管减压，或肠扭转。5 级：直接死于放射急性反应。该患者在放射治疗后出现 3 级放射性肠炎。目前精准放射治疗技术，依靠先进放疗设备，在有临床经验的放射治疗单位，大多为 1～2 级放射性损伤，经对症治疗后 1～3 个月均可好转或消失，一般不会或较少发生 3 级或以上的放射性损伤。

笔记

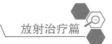

（4）前列腺穿刺针数在 10 针以上的诊断阳性率高于 10 针以下，且不明显增加并发症。有相关学者建议根据 PSA 水平和患者的具体情况采取不同穿刺针数的个体化穿刺方案可提高阳性率。目前的数据表明，初始的饱和穿刺检测前列腺癌的效果比逐步穿刺的效果好，同时也并未增加相关并发症。本例患者临床穿刺 13 针，并未出现相关不良反应，且临床诊断率高。

病例点评

（1）前列腺穿刺活检仍是确诊前列腺癌的金标准。临床上使用最为广泛的是超声引导下经直肠或经会阴前列腺系统穿刺活检，指征包括：①直肠指检发现前列腺可疑结节，任何 PSA 值。②经直肠前列腺超声或 MRI 发现可疑病灶，任何 PSA 值。③PSA > 10 ng/mL；④PSA 4 ~ 10 ng/mL，fPSA/tPSA 可疑或 PSAD 值可疑。穿刺针数和部位：Hodges 等于 1989 年提出前列腺 6 针系统穿刺法，但穿刺阳性率仅为 20% ~ 30%，已不作为初次穿刺的首选。建议前列腺体积为 30 ~ 40 mL 的患者，接受不少于 8 针的穿刺活检，推荐 10 ~ 12 针系统穿刺作为基线（初次）前列腺穿刺策略。但目前越来越倾向于认为增加穿刺针数可以提高检出率，但并发症并没有随之明显提高，更值得推荐。13 针也是标准的穿刺法。

（2）虽然该患者确诊时已是晚期，伴骨转移，但目前证实，对于转移负荷低的患者，内分泌治疗联合前列腺局部放射治疗能改善患者预后。该患者治疗后 PSA 最低降至 0.003 ng/mL，提示预后较好，后随访多年无进展。但指南推荐一般内分泌治疗应维持 2 ~ 3 年，该患者 1 年后即停药，该做法值得商榷。

030 前列腺癌 （T3N1M0，Ⅳ期）根治性放射治疗

病历摘要

患者，男，59岁。因"排尿进行性困难"于2013年12月16日就诊我科。查PSA 94.33 ng/mL；盆腔MRI示（图30-1）左侧外周叶结节，考虑前列腺癌伴盆腔淋巴结转移；前列腺穿刺活检病理示（图30-2）右外腺：腺泡细胞癌，Gleason评分3+5=8；左外腺：腺泡细胞癌，Gleason评分3+4=7。胸部CT、全身骨显像及腹部彩超检查未见明显肿瘤转移征象。

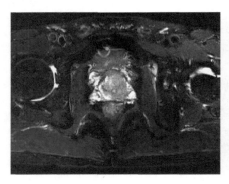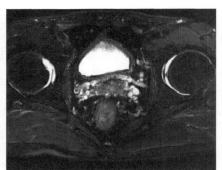

图30-1　2013年12月17日治疗前盆腔MRI

【既往史】既往无特殊病史。

【临床诊断】前列腺癌（T3N1M0，Ⅳ期）。

【治疗过程】2013年12月24日行一程根治性调强放疗，照射靶区为前列腺及精囊，放疗剂量72 Gy/36 f，盆腔转移淋巴结

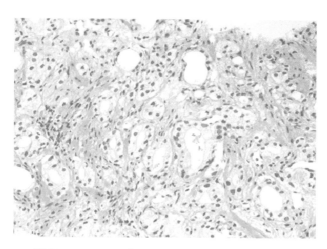

图 30 −2　2013 年 12 月 24 日前列腺穿刺病理

60 Gy/30 f，盆腔淋巴引流区 54 Gy/30 f。同时予氟他胺 250 mg，3 次/日 + 醋酸戈舍瑞林缓释植入剂（诺雷德）3.6 mg，1 次/月内分泌治疗。放射治疗结束复查 PSA 9.92 ng/mL，复查盆腔 CT 示前列腺癌肿瘤及肿大淋巴结较前明显缩小。继续上述方案内分泌治疗，PSA 呈持续下降趋势。2014 年 5 月复查 PSA 1.57 ng/mL；2015 年 5 月复查 PSA 0.412 ng/mL；定期复查未见明显复发或转移。2019 年 5 月 2 日查 PSA 0.090 ng/mL。2019 年 8 月查 PSA 0.027 ng/mL。患者生活质量高，目前仍在随访中。

病例分析

（1）放射治疗和手术治疗在前列腺癌治疗中均占有重要地位，均为根治性治疗手段。对于分期 T3a，以前患者选择手术治疗的数量较多，部分术后证实 T2 期可获得治愈机会；术后为 pT3a 期的患者可根据情况行辅助内分泌治疗或辅助放射治疗。对于临床 N1 患者，是否手术仍存在争议。目前没有放射治疗和手术对比的高级别临床实验数据。

（2）放射治疗具有疗效好、适应证广、并发症少等优点。本例患者为T3N1M0，Ⅳ期。局部晚期选择根治性放射治疗联合内分泌治疗是目前标准的治疗模式，临床疗效好。随访至今，未见尿频、尿急、血尿、腹泻、便血等不良反应。相比手术治疗，放射治疗很少会出现尿失禁、尿道狭窄，对性功能的影响也小于手术治疗，大部分专家均推荐放射治疗。

（3）前列腺癌的病理分级推荐使用 Gleason 评分系统。前列腺组织分为主要分级区和次要分级区，每区的 Gleason 分值为 1～5，Gleason 评分是把主要分级区和次要分级区的 Gleason 分值相加，形成癌组织分级常数。根据血清 PSA、Gleason 评分和临床分期将前列腺癌分为低、中、高危三个等级，低危：PSA < 10 ng/mL 和/或 Gleason 评分≤6 和/或临床分期≤T2a；中危：PSA 10～20 ng/mL 和/或 Gleason 评分 7 和/或临床分期 T2b；高危：PSA >20 ng/mL 和/或 Gleason 评分≥8 和/或临床分期≥T2c。当双侧前列腺的 Gleason 评分不同时，临床取相对高值作为治疗手段选择的依据。如本例患者，右外腺腺泡细胞癌，Gleason 评分 3 + 5 = 8；左外腺腺泡细胞癌，Gleason 评分 3 + 4 = 7，临床应参考 Gleason 评分为 8，高危患者。

🏥 病例点评

（1）对于 N1 的患者，是否手术存在争议，目前指南推荐标准治疗为放射治疗联合内分泌治疗，对于一般情况差，不能耐受者可选择单纯内分泌治疗。但也有学者主张对淋巴结阳性患者行根治术，术后给予辅助治疗，可使患者生存受益。该观点还需要更多高

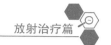

级别临床实验进一步证实。

（2）放射治疗后 PSA 的监测。放射治疗后的 PSA 谷值应 < 1 ng/mL，放射治疗后 PSA 可以短暂升高，术后 PSA 反弹并不意味着肿瘤生化进展。Rosser 等将放射治疗后 PSA 反弹定义为 PSA 至少升高 0.5 ng/mL，但随后能下降到反弹前水平以下。前列腺癌根治性放射治疗后 PSA 值不应升高，应维持 PSA 谷值。

031 局部晚期前列腺癌 （T3N1M0，Ⅳ期） 放射治疗后内脏转移性去势抵抗综合治疗

病历摘要

患者，男，76 岁。2011 年 10 月 19 日因"排尿困难"就诊我院泌尿外科，查前列腺特异性抗原 15.54 ng/mL。彩超示前列腺增生；前列腺多发强回声斑，考虑钙化灶可能；前列腺形态不规则伴内回声杂乱。磁共振波谱示前列腺癌伴双侧盆腔内淋巴结转移。全身骨显像未见明显异常。2011 年 10 月 24 日在彩超引导下行经直肠前列腺穿刺活检病理示左外腺：前列腺腺泡细胞癌，Gleason 评分 4 + 5 = 9；右外腺：前列腺腺泡细胞癌，Gleason 评分 4 + 4 = 8。

【既往史】既往无特殊病史。

【临床诊断】前列腺癌（T3N1M0，Ⅳ期）。

【治疗过程】2011 年 10 月 28 日行"膀胱穿刺造瘘术"，术后行一程调强放射治疗，放疗剂量为前列腺及精囊 64.4 Gy/28 f，转移淋巴结 58.8 Gy/28 f，盆腔淋巴结引流区 50.4 Gy/28 f。同时口服比卡鲁胺片（康士得）50 mg，1 次/日抗雄激素 + 醋酸戈舍瑞林缓释植入剂（诺雷德）3.6 mg，1 次/月（双德方案）内分泌治疗。放射治疗结束复查 PSA 2.91 ng/mL，疗效评价部分缓解。

因药品供应原因，于 2012 年 2 月改行氟他胺 + 醋酸戈舍瑞林缓释植入剂内分泌治疗。2012 年 8 月复查 PSA 4.82 ng/mL，CT 检查提示左颈部、腹腔淋巴结继发恶性肿瘤。疾病进展，考虑氟他胺耐药，改用双德方案内分泌治疗，患者颈部肿物较前缩小，但 PSA 呈进行性升高趋势。2012 年 12 月 3 日查全身^{18}F – FDG PET/CT 示（图 31 – 1、图 31 – 2）前列腺内未见异常高代谢灶；腹膜后腹主动脉旁、左侧锁骨上窝、左侧颈根部、双侧胸廓入口区多发肿大淋巴

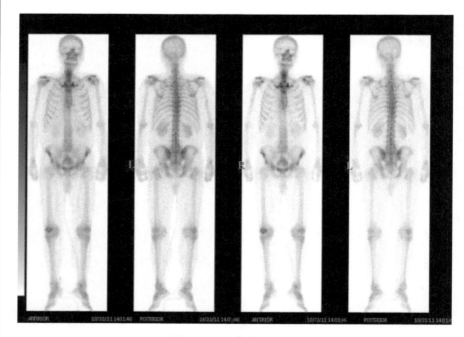

图 31 – 1　全身骨显像

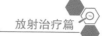

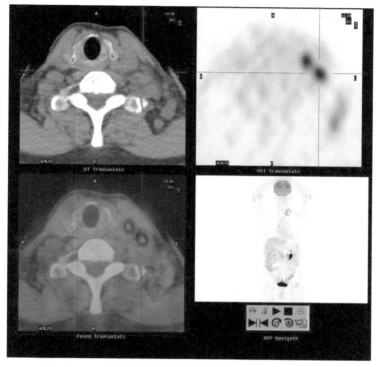

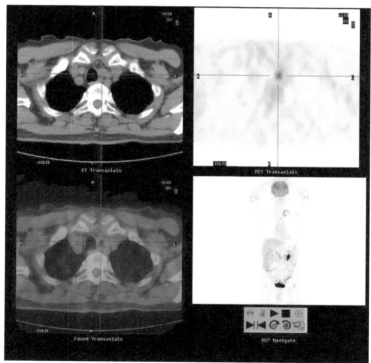

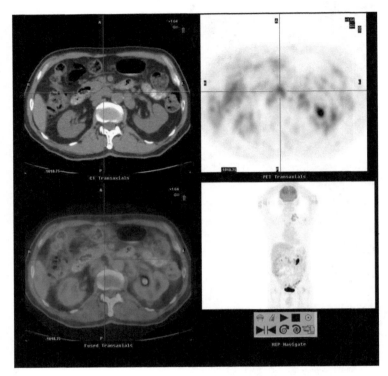

图 31－2 2012 年 12 月 3 日全身^{18}F－FDG PET/CT

结影，呈高代谢，考虑多发淋巴结肿瘤转移，且肿瘤仍有较强活性。根据指南，2012 年 12 月 7 日开始行部分淋巴结肿瘤一程姑息性三维适形放疗，放疗剂量腹膜后肿大淋巴结 50 Gy/20 f，左颈部肿大淋巴结 60 Gy/24 f。放疗结束复查 CT 示肿大淋巴结较前明显减小，2013 年 1 月 4 日 PSA 下降最低至 2.73 ng/mL。2013 年 7 月 17 日复查 PSA 6.32 ng/mL，再次升高，继续内分泌治疗并加用中药治疗。于 2013 年 10 月 10 日查 PSA 8.25 ng/mL，全身骨显像示右侧第 5 肋、第 3 腰椎肿瘤骨转移。颈胸腹部 CT 示右颈部、纵隔多发肿大淋巴结较前增大。诊断前列腺癌去势抵抗。2013 年 10 月 17 日开始给予甲地孕酮 160 mg，2 次/日 ＋ 沙利度胺 200 mg，1 次/日治疗。2014 年 1 月查 PSA 14.11 ng/mL，提示效果不佳，改酮康唑＋泼尼松继续治疗。2014 年 3 月查颈部＋胸部＋全腹部 CT：①颈部、左锁骨上多发肿大淋巴结，纵隔多发肿大淋巴结，较前片增大，腹膜后淋巴结较前稍缩小；②右侧第 5、第 6 肋骨及左侧第 5 肋骨、腰 3、腰 4 椎体转移。盆腔 MRI：①前列腺与 2013 年 10 月 14 日 CT 片大致相仿；②右侧股骨头及髂骨异常结节信号影，考虑转移灶。考虑疾病控制效果不佳，当时无法获取新型内分泌治疗，故 2014 年 3 月给予一程姑息性放射治疗，放疗剂量右侧颈部及纵隔肿大淋巴结 60 Gy/30 f，右颈淋巴引流区及纵隔引流区 50 Gy/25 f。放疗后淋巴结较前明显缩小，之后患者未定期复查，失访。

🔬 病例分析

（1）该患者为前列腺癌局部晚期，诊断明确。放射治疗和手术治疗一样，是前列腺癌的根治性治疗手段。放射治疗联合辅助内分泌治疗是高危老年前列腺癌的首选治疗方法。该治疗模式安全有效。

（2）本例患者放射治疗联合内分泌治疗的有效控制时间为 12 个月，低于 15～30 个月平均有效期，后 PSA 一路上升，放疗后生化复发定义为 PSA 高于放疗后最低点 2 ng/mL。

（3）对于去势抵抗性患者，化疗是该类患者的重要治疗手段之一，转移性前列腺癌在内分泌治疗后逐渐发展为激素非依赖性去势抵抗前列腺癌。现主流的二线用药包括：多西他赛化疗、雄激素生物合成抑制剂－醋酸阿比特龙、恩杂鲁胺、镭－223 等。由于各种原因，本例患者未进行化疗和新药治疗，采用传统的二线内分泌治疗，临床疗效欠佳。

笔记

（4）前列腺癌外放射可根据治疗目的分为三大类，即根治性放射治疗、术后辅助和挽救性放射治疗、转移性前列腺的姑息性放射治疗。本例患者的治疗方式说明放射治疗可减轻转移性前列腺癌症状，提高生活质量，延长生存时间。

（5）磁共振检查可以显示前列腺包膜的完整性、肿瘤是否侵犯前列腺周围组织及器官，磁共振也可以显示盆腔淋巴结受侵犯的情况及骨转移的病灶。在临床分期上有重要的作用。磁共振波谱学检查根据前列腺癌组织中枸橼酸盐、胆碱和肌酐的代谢与前列腺增生和正常组织的差异呈现出不同的波谱线，在前列腺癌诊断中有一定价值。

病例点评

（1）排尿困难常常是前列腺癌的首发临床症状，因为前列腺与尿道、膀胱连在一起，因此一旦前列腺癌发生，必然会对膀胱或者尿道产生压迫，患者就会出现排尿困难。原因主要为：膀胱颈部被肿瘤阻塞造成膀胱颈部病变；肿瘤压迫后尿道造成阻塞或炎症；肿瘤侵犯前尿道造成前尿道疾患。治疗前列腺癌患者排尿困难主要解决方法是膀胱造瘘，在耻骨上行膀胱造瘘术，用导尿管将尿液引流到体外，这种方法可以解决患者的排尿困难，保护患者的肾功能。

（2）根据指南，CRPC 患者的治疗可以分为 7 类：①非转移性 CRPC 的治疗；②未经化疗无症状或症状轻微但身体状况良好的 mCRPC 的治疗；③未经化疗有症状但身体状况良好的 mCRPC 的治疗；④未经化疗有症状且身体状况差的 mCRPC 的治疗；⑤既往接受过多西他赛化疗但身体状况良好的 mCRPC 的治疗；⑥既往接受

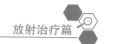
过多西他赛化疗且身体状况差的 mCRPC 的治疗；⑦CRPC 骨转移的治疗。该患者属于第 2 类，未经化疗无症状或症状轻微但身体状况良好的 mCRPC 患者，治疗的选择有二线内分泌治疗、醋酸阿比特龙联合泼尼松、多西他赛及 sipuleucel - T 治疗。由于各种原因，本例患者未进行化疗和新药治疗，采用传统的二线内分泌治疗，临床疗效欠佳。

032 高危前列腺癌根治性放射治疗后多发骨转移核素治疗

病历摘要

患者，男，60 岁。2015 年 5 月 15 日因"尿频"就诊某医院，查 PSA 18.17 ng/mL；前列腺穿刺病理活检示前列腺癌，Gleason 评分 5 + 4 = 9。2015 年 6 月 30 日盆腔 MRI 示（图 32 - 1）前列腺右侧外周带约 6 ~ 8 点处见范围约 24 mm × 17 mm 结节状信号影，局部前

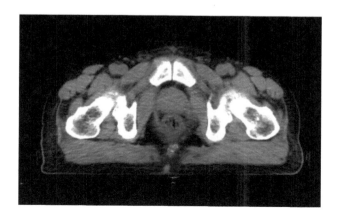

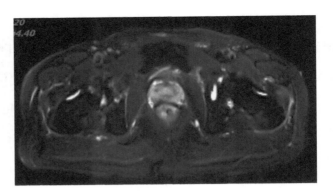

图 32 – 1　盆腔 MRI

列腺包膜模糊，病灶与膀胱、精囊腺、直肠分界清晰，盆腔未见明显肿大淋巴结影。全身骨 ETC 提示右侧锁骨及椎体见点状异常浓聚，建议定期复查，行胸部 CT 未见异常，复查彩超未见异常。

【既往史】既往无特殊病史。

【临床诊断】前列腺癌（T3N0M0，Ⅲ期）。

【治疗过程】患者因担心手术不良反应，拒绝行手术治疗，2015 年 7 月 8 日开始给予比卡鲁胺 50 mg，1 次/日，抗雄治疗；注射用醋酸亮丙瑞林微球（抑那通），3.75 mg，皮下注射，每 28 日 1 次，去势内分泌治疗。于 2015 年 10 月行前列腺癌根治性放射治疗，照射野包括整个前列腺及其包膜，肿瘤照射剂量 72 Gy/36 f/6$^+$w，放射治疗结束后复查 PSA 提示 0，提示放射治疗有效。2017 年 8 月复查 PSA 0.03 ng/mL，2017 年 11 月复查 PSA 2 ng/mL，改用氟他胺，250 mg/次，3 次/日，抗雄治疗。2018 年 2 月复查 PSA 70 ng/mL，予行手术去势治疗，2018 年 5 月因双侧髋关节、腰部疼痛，考虑骨转移进展，给予多西他赛化疗，化疗 5 周期，因化疗耐药，给予停止化疗，复查 PSA 28 ng/mL。2018 年 7 月改用阿比特龙 + 注射用醋酸亮丙瑞林微球（抑那通）治疗，复查 PSA 继续升高。2018 年 10

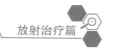

月行 PSMA – PET/CT 检查提示全身弥漫性骨转移。给予镥 – 177 同位素靶向治疗，经过治疗 1 周后，疼痛症状好转。目前继续镥 – 177 同位素靶向治疗中。

病例分析

（1）本例患者前列腺癌诊断明确，分期 T3N0M0，Ⅲ 期，Gleason 评分 5 + 4 = 9，为高危。初诊时只有 ECT 检查提示部分放射性浓聚，行 MRI 检查未能提示骨转移，根据 NCCN 指南可行方案为：①放射治疗 + 内分泌治疗（2 ~ 3 年）；②放射治疗 + 近距离放射治疗 ± 内分泌治疗（2 ~ 3 年）；③手术治疗 + 盆腔淋巴结清扫。

（2）PSMA – PET/CT 可以准确地确定前列腺癌的病灶，更准确的检测可以更精确地进行靶向放射治疗。镥 – 177 是一种新型的同位素靶向治疗药物，目前国内外在临床试验阶段，是一种有希望治疗晚期前列腺癌的新技术。

病例点评

（1）前列腺特异性膜抗原是一种表现于所有前列腺细胞表面的抗原，PSMA 靶向疗法被认为是治疗转移性前列腺癌的最有前景的方法之一。放射性核素镥 – 177（^{177}Lu – PSMA）疗法，就是用放射性核素镥与 PSMA 多肽合成，利用 PSMA 的小分子多肽与 PSMA 受体的高度亲和力，使治疗具有高度的靶向性。研究表明，在和转移性去势抵抗性前列腺癌的斗争中，放射性核素镥 – 177（^{177}Lu）标记的前列腺特异性膜抗原靶向治疗有效。在 2018 年核医学和分子影像学会（society of nuclear medicine and molecular imaging，SNMMI）年会上，研究人员报告了一项Ⅱ期临床试验。使用 ^{68} Ga – PSMA – 11 正电子发射断层扫描（PET）成像，筛选出用常规疗法无效的 PSMA 高表达的患者使用 ^{177} Lu – PSMA – 617 治疗，表现出高反应率，8 例转移性前列腺癌用标准治疗方案无效的患者 PSMA – PET 在 ^{177} Lu – PSMA – 617 治疗前后的图像成为 2018 年 SNMMI 优选出的年度图像（图 32 – 2）。

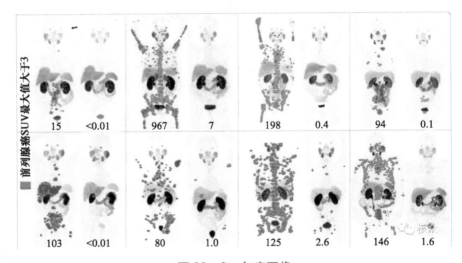

图 32 – 2　年度图像

（2）年度图像：8 例转移性前列腺癌用标准治疗方案无效的患者 PSMA – PET 在 ^{177} Lu – PSMA – 617 治疗前后的图像。在Ⅱ期前瞻研究中，8 例 PSA 下降≥98% 的患者在基线和 ^{177} Lu – PSMA – 617 治疗后 3 个月的 ^{68} Ga – PSMA – PET 最大密度投影图像，SUV 值超过 3 的所有病灶都呈红色。

033 晚期前列腺癌寡转移放射治疗联合长程内分泌治疗

病历摘要

患者，男，75 岁。2000 年 1 月因无明显诱因出现排尿困难，多次就诊于某三甲医院，诊断前列腺增生，予"非那雄胺片（保列治）、盐酸坦索罗辛缓释胶囊（哈乐）"等对症治疗，症状有所缓解。2010 年 6 月查前列腺 MRI 示（图 33 - 1、图 33 - 2）前列腺外周带异常信号，未突破包膜，考虑前列腺癌伴右侧髋臼转移可能。查血 tPSA 5.38 ng/mL，fPSA 0.673 ng/mL，fPSA/tPSA 比值 0.125。后行 B 超定位下穿刺活检病理：①（左周缘区结节 1、左周缘区结

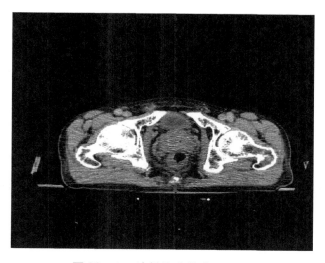

图 33 - 1　放射治疗前盆腔 MRI

129

节 2）前列腺癌，Gleason 评分 4 + 4 = 8；②（右外侧基底部、右外侧中部、右外侧尖部、左外侧基底部、左外侧中部、左外侧尖部）前列腺增生症。全身 PET/CT 示前列腺右前部、右第 6 后肋、左第 4 后肋放射性摄取，右侧髋臼环行骨密度增浓，双侧胸腔少量积液。

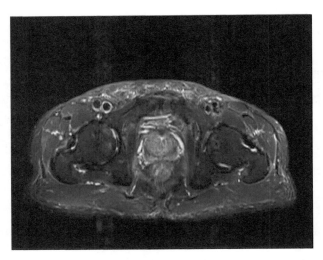

图 33 - 2　放射治疗后盆腔 MRI

【既往史】既往无特殊病史。

【临床诊断】前列腺癌（T2N0M1，Ⅳ期）。

【治疗过程】2010 年 9 月 29 日行前列腺癌根治性调强适形放射治疗，肿瘤照射剂量 70 Gy/28 f/5.6 w。放射治疗期间排尿困难消失，同时予双膦酸盐抑制骨破坏、"康士得 50 mg 口服，1 次/日 + 醋酸戈舍瑞林缓释植入剂 3.6 mg 皮下注射，每 4 周 1 次"内分泌治疗。2011 年 4 月复查 PSA（图 33 - 3）0.09 ng/mL。2012 年 5 月复查 PSA < 0.01 ng/mL。2012 年 9 月停用内分泌治疗。放射治疗后 1 年患者出现便血等三度放射治疗不良反应，后经灌肠保护肠黏膜对症处理后半年好转。随访 7 年至今定期复查 PSA 波动于 0.1 ~ 1.0 ng/mL，未出现排尿困难、尿频、尿急；无大便次数增多、便血等放射治疗不良反应。2016 年 12 月 9 日复查 PSA 为 0.611 ng/mL，睾酮水平为

880 ng/dL。2017 年 3 月复查 PSA 为 0.72 ng/mL，睾酮水平为 650 ng/dL。目前患者康复中，精神状态好，心理健康，正确对待疾病，积极面对生活，坚持每天爬山运动，饮食无忌口，大小便正常，睡眠好。

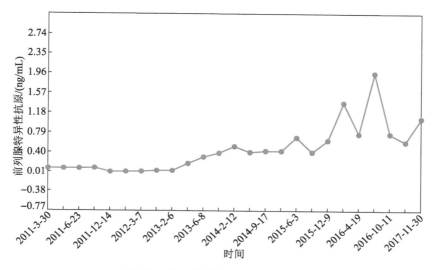

图 33-3　放射治疗后 PSA 曲线

病例分析

（1）该患者晚期前列腺癌诊断明确，患者高龄，预期寿命不足 10 年，且骨转移，无根治手术指征。

（2）放射治疗作为前列腺癌的根治性治疗手段之一，具有根治性或姑息性治疗作用，可以延长生存时间，提高生活质量。外放射治疗安全有效，毒副作用如性功能障碍、尿路狭窄、尿失禁的发生率较手术低，缺点是掌握不好会造成直肠和膀胱的放射损伤。近年来，随着计算机技术的飞速发展，放射治疗设备的精度不断提高，特别是调强适形放射治疗技术和图像引导放射治疗技术的逐步开展，放射治疗引起的直肠和膀胱毒副作用明显降低，治疗效果不断提高。

（3）根据国外指南提示，前列腺癌术后辅助内分泌治疗的时间最少应为 18 个月，放射治疗后辅助内分泌治疗 2~3 年。该患者内分泌治疗时间为 24 个月余，因无法耐受内分泌治疗不良反应停用。根据笔者临床经验总结，前列腺癌放射治疗后 PSA 在 2.0 ng/mL 以下都可以接受，因还有残留的正常前列腺组织。定期体检前两年 3 个月一次，病情稳定后半年一次。

（4）fPSA：fPSA 和 tPSA 作为常规同时检测。多数研究表明 fPSA 是提高 tPSA 水平处于灰区的前列腺癌检出率的有效方法。当血清 tPSA 介于 4~10 ng/mL 时，fPSA 水平与前列腺癌的发生率呈负相关。研究表明如患者 tPSA 在上述范围，fPSA/tPSA < 0.1，则该患者发生前列腺癌的可能性高达 56%，相反，fPSA/tPSA > 0.25，发生前列腺癌的可能性只有 8%，fPSA/tPSA > 0.16 时前列腺穿刺阳性率为 11.6%，如 fPSA/tPSA < 0.16 时前列腺穿刺阳性率为 17.4%，因此国内推荐 fPSA/tPSA > 0.16 为正常参考值（或临界值）。

病例点评

（1）Ⅳ期前列腺癌寡转移应积极进行治疗，根据美国 Soloway 教授的报道，前列腺癌转移灶数目小于等于 5 个的患者与没有转移的患者相比生存预后类似，但其预后明显优于转移病灶数目大于 5 个的患者。现今共识将寡转移性前列腺癌定义为：前列腺癌患者影像学检查发现存在转移病灶，转移病灶局限于淋巴结或骨骼（非内脏转移），且转移病灶数目小于等于 5 个。对于前列腺癌骨转移患者的治疗，国际和国内指南均推荐选择全身系统性的治疗。但多项

笔记

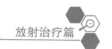

研究报道了原发灶的完整切除、放射治疗等在转移性前列腺癌包括寡转移性前列腺癌治疗中具有一定的作用，多数研究结果显示针对原发灶的局部治疗可以提高局部控制率和延长总体生存期。

（2）前列腺癌放射治疗的主要不良反应有：①骨髓抑制：最初多表现为白细胞下降，其中尤以粒细胞更为明显。随着剂量的增加，血小板和红细胞也会受到影响，因而在进行放射治疗和化疗过程中要定期检查血象、当白细胞降低至 $(2 \sim 3) \times 10^9/L$，血小板降至 $(50 \sim 80) \times 10^9/L$ 时，应暂时中止治疗，必要时打升白针。②消化道反应：食欲减退、恶心、呕吐、腹痛或腹泻等，但几天后大都可逐渐缓解。③放射性膀胱炎：有尿频、尿急、尿痛，偶有血尿伴腰背酸痛等症。通常可不处理，患者应多饮水，必要时应停止放射治疗，适当补充水分、盐分和糖分。④放射性直肠炎：常见症状为腹痛，大便带血并有黏液，排便次数增多，通常可不做特殊处理，严重者需要保留灌肠等对症处理。放射治疗定位及放射治疗过程做好肠道准备和膀胱适当充盈是减少不良反应的关键。

034. 高危前列腺癌根治放射治疗后过早停用内分泌治疗疾病进展

病历摘要

患者，男，58 岁。于 2010 年发现夜尿增多，排尿踌躇，尿线细，射程短，未治疗。2011 年 8 月 20 日出现小便无法自行排出，

133

伴下腹部疼痛。就诊于某三甲医院急诊科，行导尿治疗后，症状缓解。查 PSA 示 12.99 ng/mL；行前列腺穿刺活检病理示前列腺癌；右外腺：前列腺腺泡细胞癌，Gleason 评分 4 + 4 = 8。左外腺：前列腺腺泡细胞癌，Gleason 评分 4 + 5 = 9。盆腔 MRI（图 34 - 1）：前列腺体积稍增大，大小约 4.5 cm×3.2 cm×3.5 cm，前列腺内腺信号欠均匀，内可见多发结节状异常信号影，盆腔内未见明显肿大淋巴结。ECT 全身骨扫描未见异常。

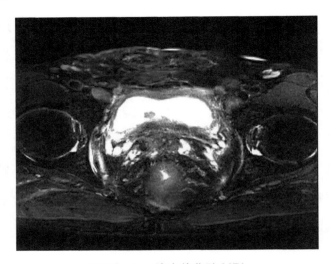

图 34 - 1　放疗前盆腔 MRI

【既往史】既往无特殊病史。

【临床诊断】前列腺癌（T2N0M0，Ⅱ期）。

【治疗过程】2011 年 9 月行前列腺癌根治性调强适形放射治疗，前列腺癌肿瘤照射剂量 66.55 Gy/31 f/6 w，盆腔淋巴结引流区肿瘤照射剂量 50.4 Gy/28 f/5.6 w。放射治疗过程中配合"氟他胺 250 mg 口服，3 次/天 + 醋酸戈舍瑞林缓释植入剂（诺雷德）3.6 mg 皮下注射，每 4 周 1 次"内分泌治疗。放射治疗 28 次，复查盆腔 MRI（图 34 - 2）示病灶较前缩小。放射治疗期间排尿困难、尿频等症状消失，未出现大便次数增多、便血等不良反应，放射治

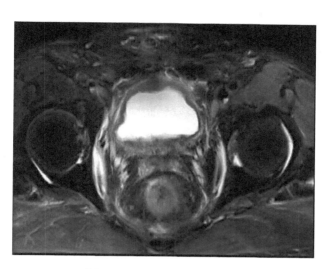

图 34 -2   放疗后盆腔 MRI

疗结束复查 PSA 0.48 ng/mL。后定期复查 PSA 均维持 0.02 ng/mL
左右。2012 年 4 月因患者双下肢肿胀，下肢肌力差，行走无力，考
虑与内分泌治疗有关，给予停用氟他胺。2012 年 9 月下肢乏力，无
法行走，考虑为内分泌治疗引起，给予停用醋酸戈舍瑞林缓释植入
剂（诺雷德），2012 年 12 月复查 PSA 0.42 ng/mL，给予"康士得
50 mg 口服，1 次／日"内分泌治疗。患者不愿药物去势治疗。2013
年 1 月 PSA 下降至 0.03 ng/mL，自行停用内分泌治疗，也未至门诊
随诊。2015 年 5 月 15 日患者出现胸闷气促，行胸部 CT：①右肺及
双侧胸膜多发结节影、纵隔多发肿大淋巴结，考虑肿瘤转移；②右
肺小叶间隔增粗，考虑癌性淋巴管炎；③右侧液气胸，右肺压缩约
50%；④左侧胸腔积液伴左下肺膨胀不全；给予双侧胸腔闭式引流
术，后好转。2015 年 5 月 28 日复查 PSA 399 ng/mL，ECT 示颅骨、
颈椎、胸椎、腰椎、骶椎、肋骨、骨盆、四肢等多处有大小不一的
异常核素浓聚灶，考虑肿瘤全身多处骨转移。给予双膦酸盐类药物
唑来膦酸、比卡鲁胺片（康士得）内分泌治疗。2016 年 2 月患者
出现全身疼痛、气促，复查 PSA 580 ng/mL；胸部＋腹部 CT：①左

肾胃间隙多发结节影，考虑转移；②胸腰椎、骶骨及双侧肋骨、肱骨头、锁骨、肩胛骨、股骨头、坐骨、髂骨、耻骨联合骨质改变，考虑转移；③右肺及双侧胸膜多发转移，部分较 2015 年 5 月 18 日稍增大，纵隔多发淋巴结转移，较前大致相仿；④右肺小叶间隔增粗，考虑癌性淋巴管炎；⑤双侧胸腔积液伴左下肺膨胀不全，右侧积液较前增多。考虑患者肿瘤晚期，仍口服康士得内分泌治疗，每月行唑来膦酸、盐酸羟考酮控释片奥施康定止痛对症处理。患者已终末期，止痛支持治疗。随访至 2016 年 6 月失访（图 34 - 3）。

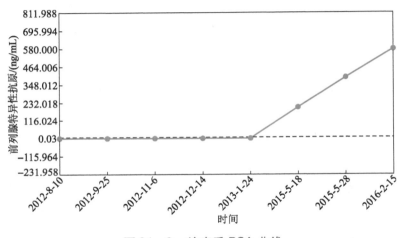

图 34 - 3　放疗后 PSA 曲线

病例分析

（1）患者前列腺癌 T2N0M0 诊断明确，高危型，根据指南，放射治疗后内分泌治疗至少 2 ~ 3 年，该患者依从性差，不规则内分泌治疗，故预后差，复发早，疗效不尽人意。

（2）建议每 3 ~ 6 个月定期复查 PSA 和睾酮，患者依从性差，从停药到 mCRPC 期间均未复查 PSA，直到出现临床症状，根据

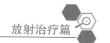

NCCN 指南，出现 mCRPC 可考虑二线内分泌治疗，如阿比特龙或多西他赛为主的二线治疗。该患者因个人原因，未行二线化疗或新药治疗。

（3）根据血清 PSA、Gleason 评分系统和临床分期将前列腺癌分为低、中、高危三个等级，当双侧前列腺的 Gleason 评分不同时，临床取相对高值作为治疗手段选择的依据。如本例患者，右外腺：腺泡细胞癌，Gleason 评分 3 + 5 = 8；左外腺：腺泡细胞癌，Gleason 评分 4 + 5 = 9，临床应参考 Gleason 评分为 9，为高危患者。

病例点评

（1）内分泌治疗在前列腺癌中具有重要作用，但临床上的不良反应也应该得到关注，特别是长期用药仍然会给患者的身心带来损伤。主要不良反应及处理措施有以下 5 类。①潮热：避免刺激性的食物（火锅或者辛辣食物），豆制品可能有助于缓解潮热症状。②体力减退：每周有 5 天保证 30 分钟的适量活动。骨质疏松：戒烟、少饮酒，每天补充适量的钙（600 ~ 1200 mg）和维生素 D（400 ~ 800 IU），每年检查骨密度。③心血管疾病：治疗前需要检查有无心血管疾病，增加水果、蔬菜，减少盐和饱和脂肪的摄入，定期检查体重和血压。④糖尿病等代谢疾病：定期检查血糖、血脂，通过饮食、活动、生活习惯预防"三高（高血压、高血糖、高血脂）"。⑤肾功能不全：定期检查肾功能，注意观察尿量。

（2）高危患者持续去势治疗优于间歇性内分泌治疗，间歇性内分泌治疗通过反复调节睾酮水平实现雄激素敏感期的延长，并通过停药期改善患者的生活质量、减少内分泌治疗不良反应。但目前而言，间歇性内分泌治疗仍然无法取代持续内分泌治疗在新发转移性前列腺癌中的基石地位。Hussain 等将新发转移性前列腺癌随机分为持续或间歇内分泌治疗组。中位随访 9.8 年后，持续治疗组中位生存 5.8 年而间歇治疗组为 5.1 年，间歇内分泌治疗的死亡风险为 1.1（90% CI = 0.99 ~ 1.23）。这一风险比值既不能满足非劣性研究上界 < 1.2 的设定，同时由于下界 > 1.0，也无法说明间歇内分泌治疗一定劣于持续内分泌治疗。因此，对于高危患者，仍推荐持续内分泌治疗。

035 中危前列腺癌重粒子束放射治疗

📋 病历摘要

患者，男，71 岁。于 2015 年 3 月体检发现 PSA 升高到 18.62 ng/mL，就诊于某医院，行前列腺穿刺活检，病理示前列腺癌，Gleason 评分 4 + 3 = 7。盆腔 MRI 示前列腺占位，未见盆腔淋巴结肿大。ECT 全身检查未见异常。

【既往史】既往无特殊病史。

【临床诊断】前列腺癌（T2cN0M0，Ⅱ期）。

【治疗过程】2015 年 3 月 30 日至 2015 年 10 月 5 日给予注射用醋酸亮丙瑞林微球（抑那通）3.75 mg 每月皮下注射去势内分泌治疗，共 6 个月，2015 年 9 月 21 日复查 PSA 下降至 0.066 ng/mL。2015 年 10 月 15 日至 2015 年 11 月 5 日就诊日本千叶市医院行重粒子束放射治疗，肿瘤照射剂量为 51.6 Gy/12 f，放射治疗期间出现轻度排尿困难和轻度排尿痛，经对症处理好转。放射治疗结束后 2

个月复查 PSA 0.155 ng/mL，放射治疗后日本专家未建议行内分泌治疗，每 2 个月定期复查，PSA 均在 0.1 ~ 0.2 ng/mL。患者现排尿、排便正常，无明显放射治疗不良反应。2016 年 3 月 23 日复查 PSA 0.105 ng/mL；2016 年 5 月 26 日复查 PSA 0.150 ng/mL；2017 年 1 月 26 日复查 PSA 0.259 ng/mL；2017 年 5 月 31 日复查 PSA 0.262 ng/mL。

病例分析

（1）患者属于中高危局部晚期前列腺癌，重离子治疗是目前世界上最先进的放射治疗手段；虽然各国指南暂时还未推荐，但临床实践证明，它是安全和有效的；不良反应有待进一步观察，治疗经验也有待进一步的积累；我国上海已安装该先进放射治疗设备，已经治疗部分患者。缺点是费用较高。

（2）前列腺癌放射治疗后由于前列腺组织还存在，在随后的复查随访中，PSA 一般在 1 ~ 3 年内降至最低点。要注意定期观察。

（3）放射治疗过程中大多会出现轻度尿频、尿急等尿路刺激征兆，或大便次数增多及里急后重等直肠刺激症状。RTOG 直肠早期/急性期反应分级标准如下。0 级：无变化。1 级：排便次数增多或排便习惯改变，无须用药；直肠不适，无须镇痛治疗。2 级：腹泻，需要抗副交感神经（如止吐宁）；黏液分泌增多，无须卫生垫；直肠或腹部疼痛，需镇痛药。3 级：腹泻，需肠胃外支持；重度黏液或血性分泌物增多，需卫生垫；腹部膨胀。4 级：急性或亚急性肠梗阻、肠瘘或穿孔；胃肠出血需输血；腹痛或里急后重需置管减压，或肠扭转。5 级：直接死于放射急性反应。该患者在放射治疗后出现 1 ~ 2 级放射性肠炎。目前精准放射治疗技术，依靠先进放射治疗设备、具有临床经验的放射治疗单位，大多为 1 ~ 2 级放射

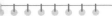
性损伤，经对症治疗后 1～3 个月均可好转或消失，一般不会或较少发生 3 级或以上的放射性损伤。

病例点评

（1）与常规放射治疗射线相比，重离子以其在物质中的剂量损失集中于射程末端的物理学特性和较高的相对生物学效应，治疗癌症时具有明显的优势：对病灶周围健康组织损伤最小，对癌细胞杀伤效果最佳，在线精确监控照射位置和剂量，疗程短、无痛苦，几乎没有不良反应。重离子治疗和最好的常规放射治疗技术相比，前列腺癌患者可提高 15%～20% 的 5 年及以上无瘤生存率，即肿瘤完全控制。但这一技术国内患者可及性不高，且费用昂贵，临床仍以光子作为治疗的主要射线，也能达到满意的效果。

（2）前列腺癌的预后与前列腺体积、PSA 水平、分期、切缘阳性及 Gleason 评分等有关。新辅助内分泌治疗能缩小前列腺体积。越来越多的证据表明，放射治疗与 4～6 个月的新辅助和辅助内分泌治疗结合可提高局限性中危前列腺癌的无生化复发生存率，降低远处转移率，并提高肿瘤特异性生存率，放射治疗联合 2～3 年的新辅助及辅助内分泌治疗可提高局限性高危前列腺癌的局部控制率、长期生存率，以及降低前列腺癌的进展风险，但放射治疗联合新辅助及辅助内分泌治疗并不能进一步提高局限性低危前列腺癌的疗效。多个随机对照研究结果表明，局部晚期前列腺癌放射治疗加内分泌治疗疗效明显优于单纯内分泌治疗。

注：该患者于外院治疗，经本院门诊咨询，无本院治疗图像。

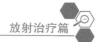

036 局部晚期前列腺癌根治性放射治疗联合长程内分泌治疗

病历摘要

患者，男，75 岁。2010 年 10 月于省机关医院体检。B 超检查提示膀胱占位。后转诊至某医院，膀胱镜活检示膀胱转移癌，考虑来自前列腺。盆腔 MRI：①膀胱后壁占位，性质考虑 MT，病灶侵及全层。②前列腺占位，大小 36 mm × 34 mm。前列腺穿刺活检病理示前列腺癌，Gleason 评分 4 + 4 = 8。PSA 148 ng/mL。

【既往史】既往无特殊病史。

【临床诊断】前列腺癌（T4N0M1，Ⅳ期，极高危）。

【治疗过程】2011 年 1 月开始行"醋酸戈舍瑞林缓释植入剂（诺雷德）3.6 mg 皮下注射，每 4 周 1 次 + 比卡鲁胺 50 mg 口服，1 次/日"内分泌治疗。后每月复查 PSA，呈持续降低。于 2011 年 6 月复查 PSA 0.03 ng/mL。复查盆腔 MRI（图 36 - 1）：①前列腺病灶较前明显缩小，现为 10 mm × 13 mm。②膀胱多发转移 MT 明显缩小，大部分已消失。2011 年 6 月至 2011 年 7 月于我院行前列腺癌病灶及膀胱转移灶姑息性放射治疗，肿瘤照射剂量为 64 Gy/32 f/6 w；放射治疗结束，评价疗效为完全缓解，复查 PSA < 0.03 ng/mL。考虑患者内分泌治疗已 3 年，PSA 控制良好，2014 年 5 月停止口服比卡鲁胺抗雄治疗，复查 PSA < 0.003 ng/mL。2015 年 6 月 9 日停用

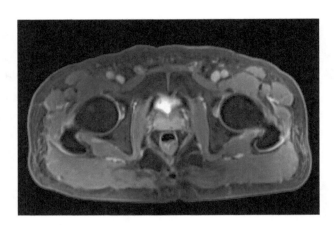

图 36 - 1　盆腔 MRI 放疗前

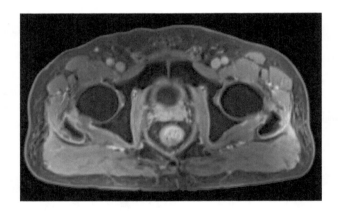

图 36 - 2　随访 1 盆腔 MRI

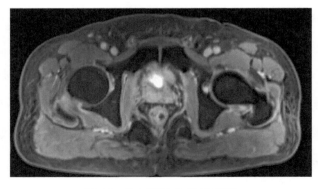

图 36 - 3　随访 2 盆腔 MRI

诺雷德去势治疗，复查 PSA < 0.003 ng/mL。2016 年 9 月复查 PSA < 0.003 ng/mL。放射治疗后随访（图 36 - 2 至图 36 - 4）至今未出现大便次数增多，排尿困难、尿频、尿急等放射治疗不良反应。日常生活能自理。

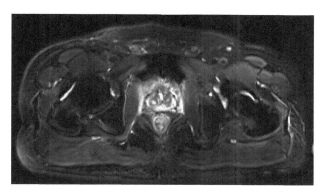

图 36 - 4　随访 3 盆腔 MRI

病例分析

（1）患者极高危局部晚期前列腺癌诊断明确，考虑患者 75 岁，预期寿命不足 10 年。放射治疗也是前列腺癌的根治性手段之一，不良反应轻，无手术损伤，生活质量高。特别推荐无法耐受手术的老年患者。本例患者目前健在，随访至今。

（2）根据 NCCN 指南，极高危局部晚期前列腺癌放射治疗联合内分泌治疗疗效优于单纯放射治疗或内分泌治疗。显著降低生化复发率，提高总生存率。

（3）患者虽然为极高危局部晚期前列腺癌，但内分泌治疗有效，肿瘤缩小后局部放射治疗干预，不良反应轻，有效的控制病情。后继续规范内分泌治疗。复查 PSA 水平明显降低。放射治疗后 PSA 水平最低值是生化治愈的标志，也是一个重要的预后判断的因素。一般认为2~3年内PSA水平最低值达到0.5 ng/mL以下预后较好。

（4）该患者治疗成功，除科学治疗外，还重视规律生活起居，休闲运动，合理膳食，乐观心态。

病例点评

（1）前列腺癌新辅助内分泌治疗放射治疗靶区的确定，对于T4前列腺癌放射治疗范围为前列腺 + 部分精囊腺，并且包括膀胱转移病灶，预防性照射盆腔淋巴引流区。尽管新辅助内分泌治疗病灶明显缩小，但放射治疗靶区不应轻易缩小，而应该包括原瘤床，并根据解剖结构适当修改，常规分割模式下前列腺癌放射治疗剂量为76~80 Gy/38~40 f/8 w。近年来的研究表明前列腺癌的 α/β 值在1~4，适合大分割剂量方案放射治疗。大分割放射治疗是目前前列腺癌放射治疗领域的研究热点，该模式可大大缩短疗程，提高效价比，但需要完备的图像引导技术和更加严格的质量控制。本患者通过根治性放射治疗联合内分泌治疗，取得良好的效果，总之对于局部晚期的前列腺癌，不轻易放弃局部放射治疗。

（2）放射治疗后PSA内分泌治疗及PSA监测，放射治疗后腺体仍然存在，PSA水平下降缓慢。一般认为在3~5年之内PSA水平最低值达到1 ng/mL者的预后较好，放射治疗后10年生存者中80%的PSA水平低于1 ng/mL。

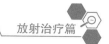

037　高危前列腺癌手术去势后根治性放射治疗

📋 病历摘要

患者，男，69 岁。2006 年 7 月 2 日于福建某医院检查 PSA 17.6 ng/mL，fPSA/tPSA 0.1017。2006 年 8 月 31 日复查 PSA 22.2 ng/mL，fPSA/tPSA 0.1117，前列腺彩超检查提示前列腺增生，左侧外腺低回声。2006 年 10 月 17 日于外院检查前列腺彩超提示多发结节，性质待定，较大者 7.5 mm × 7.1 mm。2007 年 11 月仍于福建某医院行穿刺活检术，病理示 Gleason 评分 5，全身骨显像未见明显放射性浓聚。

【既往史】既往无特殊病史。

【临床诊断】前列腺癌Ⅱ期。

【治疗过程】后行睾丸切除去势术。术后口服"比卡鲁胺片 50 mg，1 次/日"内分泌治疗。1 年后停药，复查 PSA 0.05 ng/mL。2009 年 8 月复查 PSA 0.2 ng/mL。考虑病情进展，继续口服"比卡鲁胺片"，PSA 下降至 0.05 ng/mL。2009 年 9 月 17 日行前列腺癌适形调强根治性放射治疗，放射治疗剂量 71.3 Gy/31 f/6$^+$w。放射治疗后复查 PSA 最低下降至 0.01 ng/mL。未再继续内分泌治疗，放射治疗后 1 年，患者出现Ⅲ度放射性直肠炎。经云南白药、麦滋林、地塞米松等药物保留灌肠后好转。随访至今 10 年，患者生活能自理，未再出现严重不良反应。2016 年 9 月复查 PSA <0.003 ng/mL。

病例分析

（1）患者局限性前列腺癌诊断明确，考虑患者当时 69 岁，拒绝根治性手术，选择根治性调强适形放射治疗，同时配合内分泌治疗也是规范的治疗。

（2）对前列腺癌患者而言，手术去势内分泌治疗也是有效、经济、不良反应轻的治疗手段。

（3）患者内分泌治疗 1 年后，病情进展；后行根治性放射治疗，病情稳定，未继续内分泌治疗，随访 10 年 PSA 未再升高。说明根治性放射治疗对局限性前列腺癌有效，可以根治肿瘤，疗效优于单纯内分泌治疗。

（4）前列腺癌放射治疗后，有少数患者出现放射性膀胱炎和直肠炎，极个别患者出现重度的不良反应，这个是多因素引起的，如放射治疗总剂量、放射治疗体积、分割剂量、个人体质等。出现放射治疗不良反应在目前医学水平下绝大部分都是可治疗缓解的。

病例点评

随着前列腺癌发病率的升高，放射性肠炎的发病率近年来呈现逐步上升趋势，一旦出现症状，则严重影响患者的肿瘤治疗进度及生活质量。近年来，对该病的预防逐渐得到重视，在放射治疗技术方面，通过 IMRT 的推广及放射治疗装置体位的改变能有效地减轻肠道辐射损伤。同时在放射治疗期间预防性使用相应药物保护肠道也可取得一定的效果。放射性肠炎多为盆腔恶性肿瘤（如直肠癌、前列腺癌、子宫颈癌等）接受放射治疗后引起的小肠、结直肠放射性损伤。前瞻性研究显示，90%～95% 的患者在盆腔放射治疗期间出现急性放射反应评分标准（RTOG/EORTC）Ⅱ度或Ⅱ度以上的肠炎症状，这些急性症状多数是可自愈的，但仍有相当部分病变将继续发展，持续 3 个月以上，则演变为慢性放射性肠炎（chronic radiation enteritis，CRE）。CRE 多发生在放射治疗结束后 12～24 个月，也可能在放射治疗结束后数年至数十年出现，但对于该病的治疗，目前无统一策略，仍采取综合治疗为主。

038　老年前列腺癌合并严重心脏病行根治性放射治疗

病历摘要

患者，男，70 岁。2015 年 7 月 20 日就诊于福建省立医院，体检查 PSA 32.59 ng/mL↑，fPSA/tPSA 0.0804。2015 年 10 月 26 日就诊福建某医院，复查 PSA 33 ng/mL，行前列腺穿刺活检，病理提示腺泡腺癌，Gleason 评分 3 +4 =7。2015 年 11 月 6 日就诊于外医院查盆腔 MRI：①双侧外周叶及中央叶部分异常信号，较大层面约 1.8 cm×1.4 cm，符合前列腺癌；②双侧腹股沟区及盆壁少许小淋巴结。全身骨显像未见明显放射性浓聚。

【既往史】因"频速型心房颤动"行"经血管心脏冷冻消融术"。

笔记

【临床诊断】 前列腺癌（T2cN0M0，Ⅱb 期，高危）。

【治疗过程】 考虑患者已行"经血管心脏冷冻消融术"，无法行前列腺癌根治术，行内分泌治疗：比卡鲁胺片 50 mg 口服，1 次/日＋注射用醋酸亮丙瑞林微球 3.75 mg 皮下注射，每 28 日 1 次。2015 年 12 月 16 日慕名就诊我院放射治疗科，行根治性三维调强适形放射治疗，肿瘤照射剂量 72 Gy/36 f/7⁺w。2016 年 2 月 4 日复查 PSA ＜ 0.079 ng/mL。2016 年 10 月 24 日复查 PSA ＜ 0.004 ng/mL，目前继续内分泌治疗中。放射治疗后随访（图 38 - 1）至今未出现大便次数增多，排尿困难、尿频、尿急等不良反应。日常生活能自理。

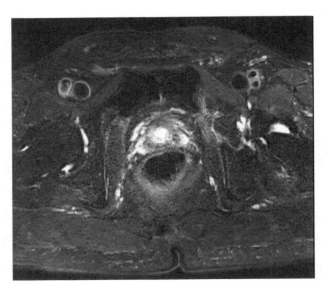

图 38 - 1　2017 年 4 月随访

病例分析

（1）患者高危局限性前列腺癌诊断明确，考虑患者 70 岁，有心脏疾病，手术风险大，改行放射治疗是正确选择。放射治疗也是

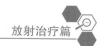

前列腺癌的根治性手段之一，该患者有放射治疗的指征。

（2）根据 NCCN 指南对于高危局限性前列腺癌Ⅰ类推荐放射治疗同步内分泌治疗。随着放射治疗技术的提高，放射治疗引起的不良反应明显减少，治疗效果不断提高，放射治疗同步给予最大限度的雄激素阻断内分泌治疗，能进一步提高疗效。患者接受放射治疗后未出现严重的直肠和膀胱不良反应，能耐受治疗。

（3）放射治疗后复查 PSA 明显降低，一般放射治疗后复查 PSA 水平缓慢下降，可能在放射治疗后 1～2 年达到最低值。是一个判断预后的重要指标，同时也是监测生化复发的标志。放射治疗后 PSA 水平比最低值上升超过 2 ng/mL 或 2 ng/mL 以上时认为生化复发。必须复查，重新评价病情，考虑是局部复发还是远处转移，如局部复发可选择手术或其他局部治疗方式，如远处转移则考虑内分泌治疗等治疗方式。

（4）研究表明 PSA 4～10 ng/mL 前列腺癌判定这一灰区内，可以参考游离 PSA，fPSA/tPSA＜0.1，则患者发生前列腺癌的可能性高达 56%；相反 fPSA/tPSA＞0.25，发生前列腺癌的可能性只有 8%。fPSA/tPSA＞0.16 时前列腺穿刺阳性率为 11.6%，如果 fPSA/tPSA＜0.16 时前列腺穿刺阳性率为 17.4%，因此国内推荐 fPSA/tPSA＞0.16 为正常参考值。

病例点评

前列腺根治性放射治疗联合内分泌治疗是 T2cN0 高危前列腺癌的一线治疗方案，放射治疗适合于任一期别的前列腺癌，国外选择放射治疗前列腺癌的患者逐年增多，而选择手术的患者逐年减少，其原因是放射治疗虽然与手术一样有尿道狭窄、尿失禁的风险，甚至术后10年随访，它们并发症发生概率也基本一样；但放射治疗能免除手术的痛苦和手术造成尿瘘的风险。因此，尤其对年龄大于70岁，无法耐受手术的患者来说，放射治疗是最佳治疗手段。

039 高龄高危前列腺癌根治性放射治疗＋内分泌治疗

病历摘要

患者，男，81岁。于2011年4月出现排尿缓慢、尿线变细，偶出现尿痛，夜尿次数明显增多、尿急。2012年7月17日就诊某三甲医院查PSA＞100 ng/mL，2012年7月20日盆腔MRI示前列腺体积增大，大小约6.2 cm×5.3 cm×4.5 cm，以内腺增大为主，两侧外周带被压缩变扁，内腺信号欠均匀，可见结节样信号影，盆腔内未见明显肿大淋巴结。全身骨扫描未见异常。2012年7月28日行前列腺穿刺活检病理示（图39-1）前列腺腺泡腺癌，Gleason评分3＋4＝7。

【既往史】无特殊病史。

【临床诊断】前列腺癌（T2N0M0，Ⅱ期，高危型）。

【治疗过程】2012年8月4日行前列腺癌根治性调强适形放射治疗（图39-2），肿瘤照射剂量70 Gy/35 f/7 w，盆腔预防照射剂量50.4 Gy/28 f/5 w，放射治疗期间排尿困难症状消失，尿频、尿急明显好转，并给以"比卡鲁胺片50 mg口服，次/日＋醋酸戈舍瑞

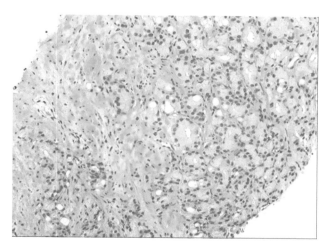

图 39 – 1　前列腺穿刺病理

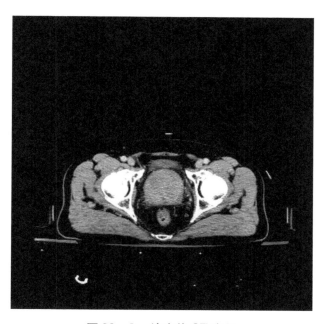

图 39 – 2　放疗前 CT 定位

林缓释植入剂 3.6 mg 皮下注射，每 4 周 1 次"内分泌治疗，2012 年
9 月 20 日放射治疗结束复查 PSA 9.37 ng/mL。2013 年 2 月 7 日放射
治疗后 4 个月复查 PSA 0.04 ng/mL。2013 年 10 月停止内分泌治疗
（图 39 – 3），2014 年 4 月 15 日复查 PSA 0.01 ng/mL。2015 年 1 月 30
日复查 PSA 0.068 ng/mL，2016 年 12 月 20 日复查 PSA 0.4 ng/mL、睾酮

210.56 ng/dL。2017 年 6 月 13 日复查 PSA 0.5 ng/mL，睾酮 186 ng/dL。
2018 年 3 月 20 日复查 PSA 0.52 ng/mL，睾酮 197 ng/dL。放射治疗
后随访至今未出现排尿困难、尿频、尿急；无大便次数增多、便血
等放射治疗不良反应。目前患者在康复中，精神状态好，心理健
康，正确对待疾病，积极面对生活，坚持每天爬山、游泳等运动，
饮食无忌口，大小便正常，睡眠好。

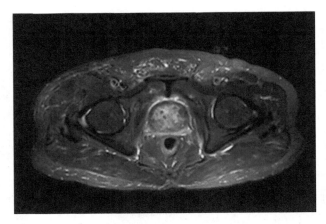

图 39 - 3　停止内分泌治疗后复查盆腔 MRI

病例分析

（1）该患者高危局限性前列腺癌诊断明确，考虑患者当时 81
岁高龄，预期寿命不足 10 年，为前列腺癌根治性手术禁忌证，首
选根治性调强适形放射治疗指征明确，随着适形调强精确放射治疗
技术的逐步开展，放射治疗引起的毒副作用明显降低，治疗效果不
断提高。放射治疗同步给以 MAB 内分泌治疗 13 个月停药（指南要
求 2~3 年），主要考虑患者高龄，肿瘤分期为高危 Ⅱ 期，内分泌治
疗也有一定的不良反应，生活质量应优先考虑，停止内分泌治疗体
现了个体化治疗原则。此外考虑老人家心态好，饮食合理，坚持锻

笔记

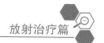

炼也有助于身体的康复，该成功病例值得大家借鉴学习。

（2）随访分为两大类：①手术后随访，目前认为连续两次血清 PSA 水平超过 0.2 ng/mL 提示前列腺癌术后生化复发；②放射治疗后随访，放射治疗后腺体仍然存在，PSA 水平下降缓慢，可能在放射治疗后 1～2 年后达到最低值。放射治疗后 PSA 最低值是生化治愈的标志，也是一个重要的预后判断因素。总的来说这个值越低治愈率越高，一般认为 2～3 年之内 PSA 水平最低值达到 0.5 ng/mL 以下者的预后较好，据统计，放射治疗后 10 年生存者中 80% 的 PSA 水平最低值低于 1 ng/mL。不论是否同时应用了内分泌治疗，放射治疗后 PSA 水平比 PSA 最低值上升超过 2 ng/mL 或者 2 ng/mL 以上时被认为有生化复发。

病例点评

雄激素具有维持认知、兴奋心理、促进肌肉骨骼发达、保持男性性欲、刺激造血等生理功能。接受内分泌治疗的患者，由于雄激素水平显著降低可能引发一系列相应并发症，包括：潮热、性欲减退、勃起功能障碍、男性乳房发育和骨矿物质密度降低。就治疗安全性而言，勃起障碍、性欲减退和潮热是最常见的不良反应。特别需要重视的是，血中睾酮水平降低可以引起胰岛素抵抗、动脉粥样硬化、糖尿病和代谢综合征等，这些合并症的发生已经成为前列腺癌患者非肿瘤特异性死亡的最主要原因。如何预防和处理因为激素水平降低导致的并发症，保证内分泌治疗的安全性，同时又保证前列腺癌患者肿瘤的良好控制，非常值得临床医师重视和掌握。考虑患者高龄，未给予足够时长的辅助内分泌治疗，在争取疗效的同时保证了生活质量，体现了个体化治疗的原则。

040 高危前列腺癌 （T2N0M0，Ⅱ期） 根治性放射治疗同步内分泌治疗

病历摘要

患者，男，69岁。2013年2月25日于我院体检查PSA 42.4 ng/mL，经直肠前列腺彩超示前列腺右侧2外腺区探及一实性偏低回声区，大小约0.75 cm×0.47 cm，边界尚清，内可见彩色血流信号，考虑前列腺癌。盆腔MRI提示前列腺右侧外周叶见结节状突出，增强扫描可见强化，盆腔内未见明显肿大淋巴结。全身骨ECT显像未见明显异常。患者无尿频、尿急、尿痛，无夜尿增多，无腰痛等。2013年2月26日行前列腺穿刺活检，病理示（图40-1）右外腺：前列腺癌，Gleason评分4+5=9；左外腺：前列腺癌，Gleason评分3+2=5。血清睾酮837.73 ng/dL。

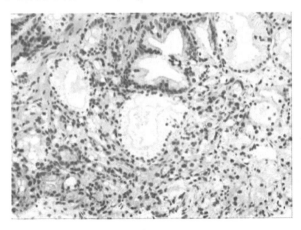

图40-1 前列腺穿刺病理

【既往史】 "2 型糖尿病"病史 20 余年，规律服用二甲双胍、达美康降糖治疗，血糖控制可；"2 级高血压"病史 1 年余，规律服用缬沙坦降压治疗中，血压控制可。

【临床诊断】 前列腺癌（T2N0M0，Ⅱ期，高危型）。

【治疗过程】 患者拒绝行手术治疗，2013 年 3 月 15 日行前列腺癌根治性调强适形放射治疗，肿瘤照射剂量 66 Gy/30 f/6 w，盆腔预防照射剂量 51 Gy/30 f/6 w，放射治疗同步"氟他胺片 250 mg 口服，3 次/日 + 醋酸戈舍瑞林缓释植入剂 3.6 mg 皮下注射，每 4 周 1 次"内分泌治疗，2013 年 5 月 3 日（图 40 – 2）放射治疗结束后复查 PSA 0.37 ng/mL。2014 年 7 月 1 日复查 PSA 降至 0.01 ng/mL、血清睾酮 13.47 ng/dL。2015 年 4 日查 PSA 0.01 ng/mL，停止氟他胺片内分泌治疗，2016 年 2 月停止醋酸戈舍瑞林缓释植入剂去势治疗。2017 年复查 PSA 维持在 0.01 ng/mL 左右，2018 年 7 月 4 日复查 PSA 0.004 ng/mL，血清睾酮 19.2 ng/dL。放射治疗后随访 5 年余未出现排尿困难、尿频、尿急、大便次数增多、便血等放射治疗不良反应。目前患者在康复中，精神状态好，坚持每天慢走锻炼，饮食多样化，大小便正常，睡眠好。

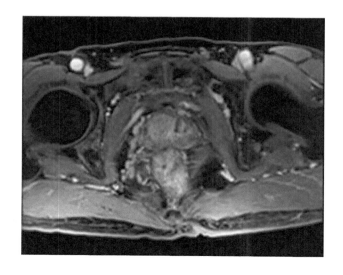

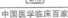

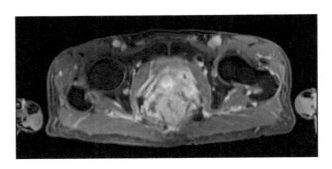

图 40 - 2　2013 年 5 月 3 日放疗结束复查盆腔 MRI

病例分析

（1）该患者高危局限性前列腺癌诊断明确，患者当时 69 岁，可以手术治疗，因患者拒绝行手术治疗，首选根治性调强适形放射治疗也是正确选择，随着适形调强精确放射治疗技术的进步，放射治疗引起的不良反应明显降低，治疗效果不断提高。放射治疗同步给以 MAB 内分泌治疗 34 个月（NCCN 指南要求 2~3 年），该患者内分泌治疗时间长，未见明显内分泌治疗不良反应，提示放射治疗同步内分泌治疗安全有效，据高级别临床研究报告，疗效与手术相当。

（2）关于放射治疗后随访，放射治疗后腺体仍然存在，PSA 水平下降缓慢，可能在放射治疗后 1~2 年后达到最低值，该患者在放射治疗后 1 年 PSA 达到 0.01 ng/mL 最低值。放射治疗后 PSA 最低值是生化治愈的标志，也是一个重要的预后判断因素。总的来说这个值越低治愈率越高，一般认为 2~3 年之内 PSA 水平最低值达到 0.5 ng/mL 以下者的预后较好。据统计，放射治疗后 10 年生存者

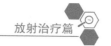
中 80% 的 PSA 水平最低值低于 1 ng/mL，不论是否同时应用了内分泌治疗。放射治疗后 PSA 水平比 PSA 最低值上升超过 2 ng/mL 或者 2 ng/mL 以上时被认为放射治疗后生化复发。该患者放射治疗后 1 年 PSA 水平最低值达到 0.5 ng/mL 以下，预后好。另外患者心态好，饮食合理，坚持锻炼也有助于身体的康复。

病例点评

（1）对于高危局限期前列腺癌，放射治疗联合长程 2～3 年内分泌治疗是首选方法。

（2）放射治疗时需不需要对盆腔进行预防照射，目前仍有一定的争议，RTOG 9413 比较了 4 个月短程新辅助和辅助内分泌治疗的差异，由于这项研究入组的患者均为淋巴结转移高危人群（风险 > 15%），研究还比较了全盆腔放射治疗和单纯前列腺放射治疗的疗效差异。随访的结果显示，短程治疗的情况下，新辅助内分泌治疗 + 全盆腔放射治疗的组合能够显著延长淋巴结转移高危患者的无进展生存期，有趣的是新辅助内分泌治疗联合全盆腔放射治疗并不优于辅助内分泌治疗联合单纯前列腺放射治疗。这个结果一方面提示放射治疗对于淋巴结转移灶的杀伤可以转换为生存获益，同时也证实新辅助内分泌治疗能够起到放射治疗增敏的效果，因此，该例患者如果在不降低疗效的同时，减少盆腔淋巴结预防照射将有助于进一步减轻放射治疗不良反应。

04.1 局部晚期前列腺小细胞癌电切术后挽救性放射治疗

病历摘要

患者，男，76岁。2013年4月15日因"反复排尿困难1年"入院。外院查前列腺MRI：①前列腺占位性病变，考虑前列腺癌，侵犯左侧精囊腺可能，膀胱可疑受侵；②盆腔淋巴结无肿大。ECT全身骨扫描无异常。胸部CT未见异常，腹部彩超未见异常。查PSA 26.56 ng/mL。

【既往史】无特殊病史。

【临床诊断】前列腺恶性肿瘤。

【治疗过程】2013年4月20日在局麻下行"双侧睾丸切除术"。术后未给予特殊治疗。2013年10月20日出现急性尿潴留，伴腹痛、腹胀，给予导尿、抗感染等处理。为进一步治疗，2013年11月8日转诊我院查PSA 2.47 ng/mL。查盆腔CT（图41-1）和前列腺占位，侵及左侧精囊腺及膀胱壁。查ECT（图41-2）示第5腰椎放射性分布稍增强。2013年11月12日行前列腺穿刺病理检查提示右外腺前列腺穿刺标本：前列腺腺泡腺癌，Gleason评分4+4=8。左外腺前列腺穿刺标本：前列腺腺泡腺癌，Gleason评分4+4=8。考虑前列腺癌晚期。2013年11月18日行经尿道前列腺电切术，术程顺利。2013年12月5日术后病理示前列腺电切标本：前列腺癌，

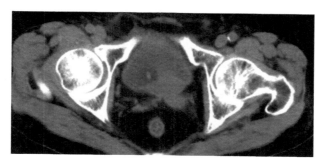

图 41 -1　2013 年 11 月治疗盆腔 CT

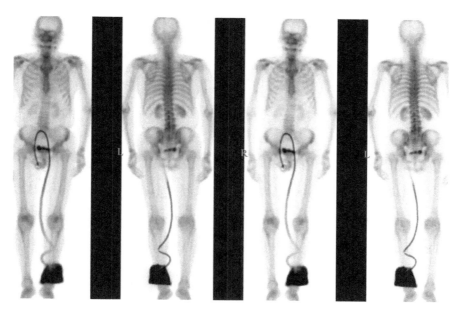

图 41 -2　2013 年 11 月治疗前 ECT

部分为腺泡细胞癌，部分为导管腺癌及小细胞癌。2013 年 12 月 17
日复查 PSA 2.03 ng/mL。术后口服氟他胺片 250 mg 每日三次。
2013 年 12 月 18 日至 2014 年 1 月 24 日给予前列腺及残留病灶调
强适形放射治疗，放射治疗靶区为可见前列腺残留病灶，肿瘤照
射剂量 70 Gy/35 f/5 w，放射治疗 25 次，剂量 50 Gy 时因反复尿
频、小便疼痛等放射治疗不良反应，中停放射治疗。仍口服氟他
胺片 250 mg 每日三次。2014 年 3 月 25 日复查 PSA 1.27 ng/mL。

2014 年 9 月复查 PSA 0.1 ng/mL。2015 年 3 月复查 PSA 0.8 ng/mL，2015 年 8 月复查 PSA 2.0 ng/mL。后患者反复排尿疼痛，口服氨酚羟考酮片止痛，效果欠佳，经消融治疗后症状稍好转。2016 年 3 月失访。

病例分析

（1）该患者前列腺癌晚期诊断明确，初诊无病理诊断，手术去势治疗和抗雄联合治疗。病情稳定了 3 年时间，随访和检查资料较不完整。

（2）因排尿困难、梗阻行姑息性尿道前列腺电切术，术后给予一程辅助放射治疗，符合治疗原则。放射治疗后 PSA 逐渐下降。目前前列腺癌外照射常见并发症与单次剂量、总剂量、放射治疗方案和照射体积有关。自开展调强适形放射治疗以来，不良反应发生率明显降低，特别是应用图像引导的放射治疗技术后，严重的不良反应极少出现。外照射的急性期常见毒副作用包括尿频、尿急、夜尿增多、血尿、腹泻、下坠感、里急后重、便血、肛周皮肤糜烂等，一般放射治疗结束数周后上述症状基本消失，是可逆的病理变化。晚期毒副作用最明显的是直肠出血，但严重影响生活、需外科治疗的便血发生率不足 1%。其他可能出现的并发症如出血性膀胱炎也会发生，一般保守治疗可得到改善。该患者因排尿疼痛中断治疗，影响生活质量及治疗效果。因此，我们应对前列腺癌放射治疗摆位精准性、靶区精确性等提出更高的要求。

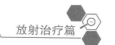

病例点评

（1）前列腺小细胞癌（small cell carcinoma of the prostate，SCCP）是一种临床比较少见的恶性肿瘤，分化差，恶性程度高，生长快速，极易发生浸润和转移，预后很差。前列腺小细胞癌发病率很低，在所有前列腺癌中所占比例＜1%。国内外陆续有个案报道，但总体例数不多，且多数病例为前列腺小细胞癌混合前列腺癌，少见完全性前列腺小细胞癌病例报道，前列腺小细胞癌发展快，转移早，疗效差，死亡率高，目前尚无标准治疗方案。对早期前列腺小细胞癌患者，尽早行前列腺根治性切除可取的较好疗效，Deorah 等对 191 例前列腺小细胞癌患者进行预后相关因素分析发现，在单因素分析中：年龄小于 60 岁、伴有低等级前列腺癌成分、无远处转移、行前列腺根治性切除术、放化疗均为有利的预后因素。但大多数患者在确诊时即为高分期，伴有远处转移，多转移至肝、肺、骨及中枢神经系统。晚期患者以内分泌治疗、放射治疗、化疗及局部姑息手术等综合手段为主，其中内分泌治疗对纯前列腺小细胞癌无效，对混合腺癌者可起一定效果。

（2）该患者初诊时未取得病理诊断即行双侧睾丸切除术，该做法不推荐。应先行前列腺穿刺活检明确病理诊断后再制定治疗方案。前列腺癌的手术方式有三种。第一种是开放手术，第二种是行腹腔镜前列腺癌根治术，第三种是机器人辅助的前列腺癌根治术。经尿道前列腺电切术不是标准根治性术式，术后如果还需根治性治疗，主要有两种，一是再次行前列腺癌根治术，一是行根治性放射治疗，本患者仍用根治性放射治疗，仍有根治的希望，由于各种原因，放射治疗中停可能是后面 PSA 进展的原因。

笔记

04.2 高危前列腺癌手术去势 + 根治性放射治疗联合内分泌治疗

病历摘要

患者，男，56 岁。2011 年 3 月于外院考虑前列腺癌（具体检验及检查不详），2011 年 3 月 1 日腰麻和硬膜外联合麻醉下行"双侧睾丸切除及前列腺活检术"，手术过程顺利。术后病理示前列腺癌，Gleason 评分 3 + 4 = 7，2011 年 3 月 10 日查 PSA 133.12 ng/mL。检查 ECT 全身骨显像未见异常。胸部 CT、腹部彩超未见转移。

【既往史】无特殊病史。

【临床诊断】前列腺癌Ⅱ期。

【治疗过程】2011 年 3 月给予比卡鲁胺（康士得）50 mg 口服每日一次内分泌治疗，外院定期复查 PSA 均小于 0.2 ng/mL。2011 年 6 月自觉夜尿增多，2011 年 7 月 5 日复查 PSA 0.84 ng/mL，为进一步治疗就诊我科，考虑患者前列腺癌局限期，有根治性放射治疗指征，2011 年 7 月 6 日至 8 月 13 日我科给予一程调强适形放射治疗，前列腺病灶放射治疗剂量 64.4 Gy/28 f/5^+w，循证医学证据表明放射治疗联合内分泌治疗疗效优于单纯放射治疗，故同时联合比卡鲁胺片内分泌治疗。治疗结束前 2011 年 8 月 6 日复查 PSA 0.16 ng/mL。复查盆腔 MRI（图 42 - 1）示前列腺病灶基本消失。ECT（图 42 - 2）示全身骨未见明显异常。后每 1 ~ 2 个月复查 PSA 均小于 0.05 ng/mL。放

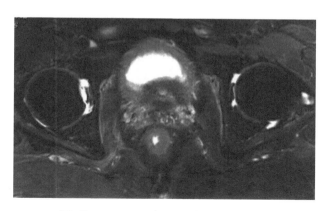

图 42 -1　2011 年 8 月盆腔 MRI 检查

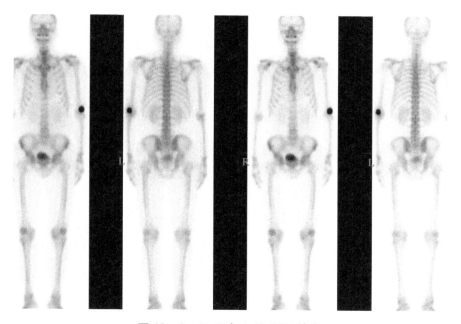

图 42 -2　2011 年 8 月 ECT 检查

疗后 3 个月复查盆腔 MRI（图 42 -3）示前列腺病灶与 2011 年 8 月复查 MRI 大致相仿，未见明显异常。2012 年 2 月 6 日复查 PSA 0.01 ng/mL。2012 年 12 月 4 日复查 PSA 0.07 ng/mL，内分泌治疗 1 年半，PSA 控制理想，故停止内分泌治疗。2013 年 6 月 25 日复查 PSA 0.02 ng/mL，2014 年 6 月 3 日复查 PSA 小于 0.03 ng/mL。2015 年 3 月 13 日查 PSA 小于 0.003 ng/mL，2015 年 11 月 14 日复查 PSA 小于 0.079 ng/mL。

笔记

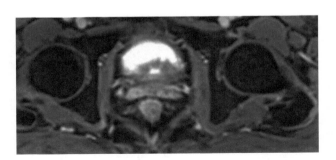

图 42 - 3　放疗后 3 个月复查盆腔 MRI

2016 年 7 月 21 日复查 PSA 0.009 ng/mL。2016 年 12 月 20 日复查 PSA 0.009 ng/mL。2017 年 8 月 1 日复查 PSA 0.004 ng/mL。2018 年 6 月 5 日复查 PSA 0.017 ng/mL。2019 年 2 月 5 日复查 PSA 0.01 ng/mL。患者目前坚持散步、游泳锻炼，均衡饮食，睡眠好，随访近 8 年，生活质量好。

病例分析

（1）该患者前列腺癌诊断明确，Gleason 评分 3 + 4 = 7。但是患者前列腺癌采用根治性放射治疗 + 内分泌治疗的综合治疗，常规分割根治性放射治疗剂量 70 ~ 80 Gy，该患者单次剂量 2.3 Gy，去势采用手术的方式，内分泌治疗采用口服比卡鲁胺片近 2 年，疗效好。

（2）MAB 疗法即在体内睾酮达到去势水平的同时，联合应用抗雄激素药物，以求最大限度地阻断雄激素对前列腺的作用。目前常用的方案有：①皮下注射促黄体生成素释放激素类似物，如注射用醋酸亮丙瑞林微球 3.75 mg，每 28 日 1 次或者醋酸戈舍瑞林缓释植入剂 3.6 mg，1 次/月，同时口服氟他胺片 250 mg，每日 3 次或比卡鲁胺片 50 mg，1 次/日。②外科去势 + 氟他胺片或比卡鲁胺片。

笔记

由于新型抗雄激素药物的出现，使 MAB 治疗的不良反应大为减少，但是，由于需要在去势的基础上加用一种药物。因此治疗的花费不可避免地增加了。

病例点评

对于早期高危前列腺癌，首选治疗方法为放射治疗 + 长程内分泌治疗。该患者在内分泌治疗后行前列腺局部放射治疗，符合治疗选择。内分泌治疗通常选择 MAB，即同时去除或阻断睾丸来源和前列腺来源的雄激素。常用方法为去势加抗雄激素药物。去势有手术去势和药物去势两种方法。手术去势可以使睾酮迅速且持续下降至极低水平。主要的不良反应是对患者心理的影响和治疗中无法灵活调节方案等问题，且内分泌治疗对少数患者无效，因此一般应首先考虑药物去势。

04.3 高危前列腺癌单纯内分泌治疗失败后挽救性放射治疗

病历摘要

患者，男，79 岁。2009 年 5 月因"排尿困难、尿频 5 年，加剧 2 个月"就诊于当地医院，查 PSA 46.71 ng/mL；前列腺 MRI 示前列腺右侧外围叶低信号结节，考虑前列腺癌可能；前列腺穿刺病

笔记

理示前列腺高分化腺癌（Gleason 评分不详），ECT 骨全身显像未见异常浓聚。胸部 CT 未见异常。腹部彩超未见异常。

【既往史】无特殊病史。

【临床诊断】前列腺癌（分期不明）。

【治疗过程】2009 年 6 月行"双侧睾丸切除术"，术顺。术后口服氟他胺 250 mg 每日 3 次，内分泌治疗。2010 年 5 月 6 日复查 PSA 0.04 ng/mL。之后定期复查 PSA，呈缓慢升高趋势（具体数值不详）。2013 年 3 月 9 日于上海某医院查 PSA 6.36 ng/mL；予以注射用醋酸亮丙瑞林微球，皮下注射，每 28 日 1 次，共 5 次。2013 年 6 月 4 日于尤溪某医院查 PSA 6.72 ng/mL，2013 年 6 月 21 日查 PSA 8.35 ng/mL，停用氟他胺片改比卡鲁胺片 50 mg 每日 1 次口服内分泌治疗。2013 年 8 月 13 日出现尿线变细，尿不尽感，我院查 PSA 8.09 ng/mL，未行特殊处理，上述症状约持续 2 个月后排尿基本正常。2013 年 12 月 6 日再次就诊我院，查 PSA 10.84 ng/mL。12 月 23 日复查 PSA 11.7 ng/mL，盆腔 MRI 示前列腺占位，累及膀胱（图 43 - 1）。考虑患者高龄、盆腔淋巴结转移风险相对低，故不予全盆腔淋巴结引流区放射治疗，2013 年 12 月 16 日至 2014 年 2 月 4 日针对前列腺病灶给予放射治疗，靶区为整个前列腺及精囊，肿瘤照射剂量 70 Gy/35 f/7 w。2014 年 1 月 6 日查 PSA 9.88 ng/mL；2014 年 1 月 20 日、2 月 6 日两次查 PSA 分别为 5.68 ng/mL、6.71 ng/mL。2014 年 2 月 6 日查血清睾酮小于 10 ng/dL。2014 年 3 月 10 日查 PSA 6.69 ng/mL。2014 年 6 月 11 日查 PSA 8 ng/mL。2014 年 8 月 28 日查 PSA 6.08 ng/mL。复查盆腔 MRI 示前列腺病灶控制好，双侧髂骨转移（图 43 - 2）。2014 年 11 月 28 日查 PSA 12.29 ng/mL，ECT 示左侧第 3 肋腋段、第 9 肋腋段、L_5、S_1 骨转移可能（图 43 - 3）。考虑肿瘤晚期、远处转移，去势抵抗。考虑患者年老、体弱，2014 年

12 月 8 日给予复方红豆杉胶囊 0.6 g 口服一天 3 次×2 周，21 天重复，并给予唑来膦酸 4 mg 静脉滴入每月 1 次，2015 年 1 月 20 日复查 PSA 22.85 ng/mL。2015 年 2 月 3 日复查 PSA 26.27 ng/mL。复方红豆杉胶囊口服 2 周期后，改二线内分泌治疗方案为"复方红豆杉胶囊 0.6 g 口服每天 3 次，联合醋酸甲羟孕酮片 500 mg 口服每日 2 次"。2015 年 3 月 10 日查 PSA 28.75 ng/mL。2015 年 6 月 2 日查 PSA 41.75 ng/mL。2015 年 8 月 25 日查 PSA 246.5 ng/mL。2015 年 9 月 22 日查 PSA 293 ng/mL。建议口服阿比特龙，但患者仅同意口服中药处理。2015 年 10 月 28 日查 PSA 530 ng/mL。同时复查 ECT 示骨转移灶较前增多，患者仍拒绝口服阿比特龙内分泌治疗，考虑经济原因予磷酸雌莫司汀胶囊 2 粒口服每日 2 次，但效果差，2015 年 12 月 15 日查 PSA 1531 ng/mL。随后失访。

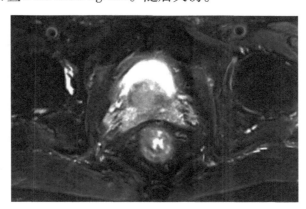

图 43-1　2013 年 12 月盆腔 MRI 示前列腺占位，累及膀胱

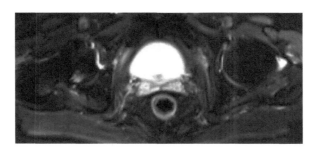

图 43-2　2014 年 8 月复查盆腔 MRI 示前列腺病灶控制好

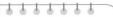
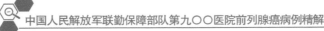
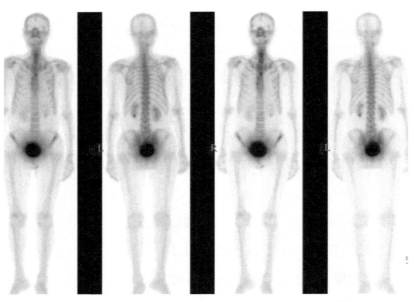

图 43 –3　2014 年 11 月 ECT 示左侧第 3 肋腋段、
第 9 肋腋段、L_5、S_1 骨转移

病例分析

（1）患者前列腺癌诊断明确，Gleason 评分及分期不详。初诊考虑患者预期寿命不足 10 年，手术去势，给予氟他胺片内分泌治疗，维持 3 年余，疗效较满意。如果初诊时即给予根治性放射治疗，可能疗效更佳。

（2）2013 年 3 月监测 PSA 持续升高，升高幅度超过 2 ng/mL，考虑氟他胺片内分泌治疗耐药，更换为比卡鲁胺片继续内分泌治疗，一线氟他胺片及比卡鲁胺片内分泌更换治疗，部分患者有效。

（3）该患者雄激素剥夺后，PSA 持续升高，考虑去势抵抗型前列腺癌。

（4）前列腺癌 NCCN 治疗指南中，前列腺癌放射治疗后复发包括生化复发、局部复发、远处转移。生化复发是前列腺癌发生局部复发和远处转移的前兆。该患者系放射治疗后远处骨转移，去势抵抗后有二线内分泌治疗适应证。建议口服醋酸阿比特龙，因经济原因，患者家属拒绝。醋酸阿比特龙为 CYP17 抑制剂，对于大多数未经化疗的 mCRPC 患者，这种新型内分泌抑制剂可使 PSA 下降 > 50% 。目前醋酸阿比特龙可提早在初诊Ⅳ期患者中使用。

🔲 病例点评

（1）高危前列腺癌首选治疗方法为放射治疗 + 长程内分泌治疗。该患者初诊时仅行内分泌治疗，很快出现 CRPC，疾病进展至去势抵抗阶段，无影像学转移证据的 CRPC（M0 – CRPC），其诊断有赖于影像学的准确评估。而在医疗实践中，何时使用、使用何种影像学方法或使用多种影像学方法联合诊断及评估 M0 – CRPC 是临床上面临的主要问题。部分归为 M0 – CRPC 的患者可能亦存在目前影响学手段无法发现的微转移灶，因此 M0 的诊断标准也一直存在较大争议。专家认为条件许可的情况下，建议行 PET/CT，增加对微小转移病灶的检测；PSA 动态监测可用于 M0 – CRPC 患者的预后评估，并以此作为需要对此类患者进行积极干预治疗的临床指标。即使是 M0 – CRPC，也提示患者肿瘤进入快速进展期，并存在出现转移病灶的高风险，应该调整局部治疗方案，如加用局部放射治疗，甚至建议尽早行全身治疗。

（2）CRPC 治疗后 PSA 仍是目前临床及试验研究中用于预后判断的主要指标。PSA 可以快速反应出患者的药物治疗是否有效，因此指南中常推荐在开始治疗后 2 ~ 3 个月对患者 PSA 进行动态监测。患者在放射治疗后半年降至 6.08 ng/mL，未到 1 ng/mL 以下，说明患者预后差，应该进一步评估全身状态，调整全身治疗方案。

044. 前列腺增生电切术后前列腺癌根治性放射治疗

病历摘要

患者，男，76 岁。患者于 2011 年 4 月因"前列腺增生"于某三甲医院泌尿外科行"经尿道前列腺电切术"。术后病理诊断示前列腺增生症，局灶低级别前列腺上皮内瘤变。2014 年 6 月无明显诱因出现排尿困难，伴尿频、排尿踌躇、尿线乏力、射程短及尿后滴沥症状。2015 年 1 月 5 日就诊当地县医院，查盆腔 MRI 示（图 44 - 1）前列腺异常信号，考虑前列腺癌可能。查 PSA 17. 15 ng/mL。2015 年 1 月 15 日转住某三甲医院泌尿外科，行前列腺穿刺活检术（图 44 - 2），病理报告示左外腺：前列腺癌，

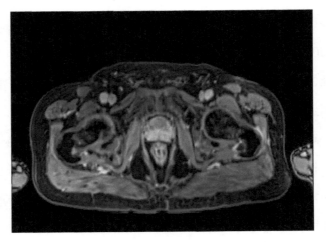

图 44 -1　放疗前 MRI 显示前列腺占位

Gleason 评分 3 + 3 = 6，右外腺：前列腺癌，Gleason 评分 3 + 3 = 6。盆腔 MRI 平扫 + 增强 + 动态 + MRS：①原前列腺电切术后，现前列腺呈术后改变。②前列腺中央叶结节影及 MRS 异常改变，不除外前列腺癌。胸部 CT、腹部彩超及全身骨显像未见异常。

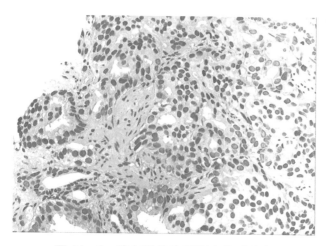

图 44 - 2　穿刺活检病理证实前列腺癌

【既往史】"慢性支气管炎" 10 余年，现有气喘。

【临床诊断】前列腺癌（cT2N0M0，Ⅱ期）。

【治疗过程】因患者肺功能差，手术风险大，于 2015 年 2 月行根治性调强放射治疗，照射范围包括前列腺及其包膜，照射剂量 70 Gy/35 f/7 w；盆腔淋巴结引流区，照射剂量 50 Gy/25 f/5 w。放射治疗期间同步口服比卡鲁胺片（50 mg，1 次/日）抗雄激素、注射用醋酸亮丙瑞林微球（3.75 mg 皮下注射，每 28 日 1 次）去势治疗。2015 年 3 月 20 日放射治疗结束查 PSA 0.949 ng/mL。2015 年 4 月 20 日查 PSA 降至 0.033 ng/mL。2016 年 5 月复查 PSA 0.02 ng/mL，2017 年 4 月复查 PSA 0.02 ng/mL，2018 年 6 月复查 PSA 0.01 ng/mL。后定期随访 PSA 稳定在 < 0.05 ng/mL。患者目前无明显尿失禁及尿急、尿频等不良反应，生活质量高，积极乐观，精神状态佳。

病例分析

（1）患者前列腺癌（T2N0M0，Ⅱ期，局限期中危）诊断明确，可选择根治性手术或根治性放射治疗。因患者 76 岁高龄且肺功能差，为根治性手术禁忌证，故选择根治性外放射治疗同步内分泌治疗。根据 Roach 公式计算，盆腔淋巴结转移概率大于 15%，故考虑行盆腔淋巴结预防放射治疗。放射治疗避免了手术相关的并发症，发生尿失禁及尿道狭窄的风险低，是前列腺癌根治性治疗的一个重要手段。

（2）放射治疗后 PSA 的监测：放射治疗后前列腺腺体仍然存在，PSA 水平下降缓慢，可能在放射治疗后 1~2 年达到最低值。放射治疗后 PSA 最低值是生化治愈的标志，也是一个重要的预后判断因素。一般认为在 3~5 年之内 PSA 水平最低值达到 0.5 ng/mL 者的预后较好，放射治疗 10 年后生存者中 80% 的 PSA 水平最低值低于 1 ng/mL，该患者放射治疗后 PSA 最低值降至 0.01 ng/mL，提示预后好。

（3）什么是三维适形放疗？三维适形放疗属于体外远距离照射（俗称"外照射"）治疗方式，就是把放射线的高剂量，在三维方向上针对靶区的形状做适形分布，同时使靶区内部的剂量该高的地方高，该低的地方低。放射源在放疗过程中围绕前列腺旋转，在计算机的辅助下，放射源每到一个新位置，就根据"看"到的前列腺轮廓重新制定放射区域和剂量，这样放疗下来，虽然前列腺部位接受的累计放射线已达到很高剂量，但周围的健康组织却少"吃"了很多射线。三维适形放疗真正做到了把"好钢用在刀刃上"，集中"优势兵力"歼灭"敌人"的要求。

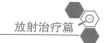

病例点评

（1）PSA 在前列腺增生与前列腺癌鉴别诊断中的作用。据统计，40 岁以上的男性中，80% 的人患有前列腺增生，到 80 岁时，90.5% 的人都患有前列腺增生；80 岁以上的男性，几乎 50% 的人有前列腺癌病灶。因此，诊断前列腺增生的患者，也不应忘记前列腺癌的筛查。这时，PSA 在鉴别诊断具有重要的价值，前列腺增生时，PSA 一般不升高；前列腺癌时，PSA 普遍升高。目前国内外比较一致的观点是血清总 PSA > 4.0 ng/mL 为异常。当血清游离 PSA 为 4 ~ 10 ng/mL 时，游离 PSA 水平与前列腺癌的发生率呈负相关。

（2）放射治疗后 PSA 的监测。放射治疗后的 PSA 谷值应 < 1 ng/mL，放射治疗后 PSA 可以短暂升高，这并不意味着肿瘤生化进展。Rosser 等将放射治疗后 PSA 至少升高 0.5 ng/mL 定义为 PSA 反弹，但随后能下降到反弹前水平以下。前列腺癌根治性放射治疗后 PSA 值不应升高，应维持 PSA 谷值。

笔记

内分泌治疗篇

04.5 初诊前列腺癌伴多发骨转移单纯内分泌治疗后进展

📋 病历摘要

患者，75 岁。2007 出现进行性排尿困难，2010 年 11 月出现肉眼血尿。盆腔 MRI 提示前列腺占位。行前列腺穿刺活检术（图 45 - 1），病理示左侧前列腺穿刺标本：前列腺癌，Gleason 评分 5 + 3 = 8；右侧前列腺穿刺标本：前列腺癌，Gleason 评分 3 + 4 = 7。骨扫描（图 45 - 2）示第 12 胸椎及骶骨异常放射性浓聚；双肺 CT 扫描未见异常；消化系统彩超未见异常。

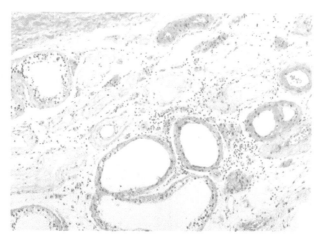

图 45 –1　2010 年 11 月 20 日前列腺穿刺病理

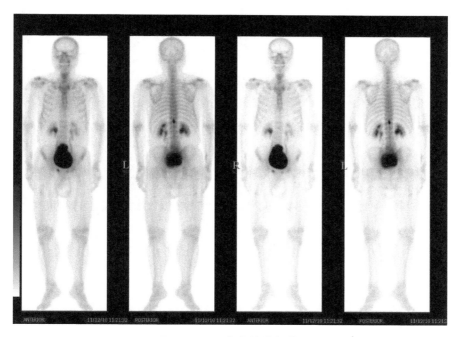

图 45 –2　治疗前骨扫描

【既往史】既往无特殊病史。

【临床诊断】前列腺癌（T4N1M1，Ⅳ期）。

【治疗过程】2010 年 11 月 17 日行双侧睾丸切除术，口服康士得

50 mg，每天一次内分泌治疗。2010 年 11 月查 PSA 10.19 ng/mL，睾酮 0.28 nmol/L；2011 年 10 月查 PSA 22.6 ng/mL。2015 年 4 月 1 日再次复查 PSA 1644 ng/mL。睾酮 0.39 nmol/L。骨扫描示（图 45 - 3）全身多发异常核素浓聚灶。提示病情进展为去势抵抗，改氟他胺口服二线内分泌治疗。2015 年 6 月 2 日末次复查 PSA 1489 ng/mL。疼痛加剧，建议患者化疗，家属拒绝化疗，给予对症止痛处理。2016 年 1 月失访。

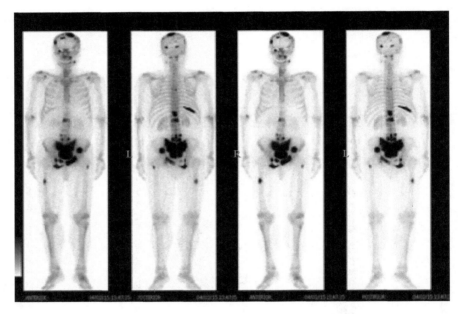

图 45 - 3　2015 年 4 月 2 日复查 ECT 影像

病例分析

（1）该患者晚期前列腺癌诊断明确，首选内分泌治疗。

（2）去势抵抗前列腺癌的定义：经过初次持续雄激素剥夺治疗后疾病依然进展的前列腺癌。同时具备以下条件：①血清睾酮达到去势水平（＜50 ng/dL 或＜1.7 nmol/L）；②间隔一周，连续 3 次

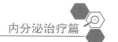

PSA 上升，较最低值升高 50% 以上。

（3）镭 – 223 已被证明能够延长有骨转移症状但没有内脏转移的 CRPC 患者的生存期，该患者可尝试放射性药物治疗。

病例点评

（1）寡转移前列腺癌治疗方案的优化。寡转移性前列腺癌是指前列腺癌患者影像学检查发现存在转移病灶，转移病灶局限于淋巴结或者是骨骼、非内脏转移，且转移的病灶数目小于等于 5 个。目前对于寡转移性前列腺癌的治疗，包括原发灶的完整切除及放射治疗，这些自然的手段对于原发灶切除的局部治疗可以提高患者的局部控制力，延长患者的总体生存时间。寡转移前列腺癌患者在临床上越来越受到人们的重视。

（2）本病例一线内分泌治疗后失败应尽早行多西他赛化疗。2015 年新型内分泌药物阿比特龙或恩杂鲁胺仍未在国内上市，这时 CRPC 可选择的治疗方案非常有限。在 2004 年之前，mCRPC 治疗进展缓慢，并无有效的治疗可延长患者生存期。2004 年 5 月 19 日，FDA 批准多西他赛联合泼尼松用于去势抵抗性前列腺癌的治疗，这是首个被批准的已证实能给 mCRPC 患者带来生存获益的药物。TAX327 研究从 24 个国家纳入了 1006 例 CRPC 患者，分别接受强的松联合多西他赛 75 mg/m^2（3 周 1 次）、30 mg/m^2（每周 1 次）或盐酸米托蒽醌注射液 12 mg/m^2（3 周 1 次）治疗。其中，中国 15 个医疗中心纳入了 228 例 mCRPC 患者，分别接受强的松联合多西他赛 75 mg/m^2（3 周 1 次）或米托蒽醌 12 mg/m^2（3 周 1 次）治疗。研究结果表明，多西他赛每 3 周 1 次方案较米托蒽醌组总生存期延长了 2.9 个月，在中国研究中，多西他赛治疗使患者总体生存期延长 8.21 个月。

046 高龄高危前列腺癌单纯内分泌治疗

病历摘要

患者，男，85 岁。2014 年 10 月 24 日因 "体检发现 PSA 升高 1 周" 入院。行盆腔 MRI 检查（图 46 – 1）：前列腺中央叶右侧异常结节及 MPS 异常，考虑前列腺癌。2014 年 11 月 1 日超声引导下前列腺穿刺，病理结果（图 46 – 2）：（右前列腺穿刺标本）前列腺癌，Gleason 评分 4 + 4 = 8；（左外腺前列腺穿刺标本）前列腺增生症。双肺 CT 扫描未见异常；消化系统彩超未见异常。骨扫描未见异常。

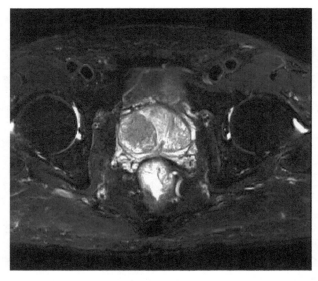

图 46 – 1　2014 年 10 月 27 日治疗前盆腔 MRI

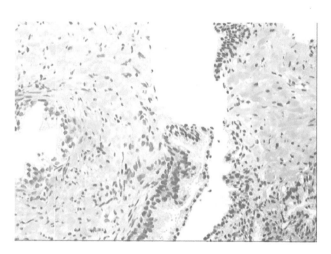

图 46-2 2014 年 10 月 30 日前列腺穿刺病理

【既往史】冠心病病史 5 年。其余既往无特殊病史。

【临床诊断】前列腺癌（T3N0M0，Ⅲ期）。

【治疗过程】2014 年 11 月 10 日予"比卡鲁胺 + 醋酸亮丙瑞林微球"内分泌治疗（醋酸亮丙瑞林微球 3.75 mg，皮下注射，每 28 天 1 次；比卡鲁胺 50 mg 口服，1 次/日），2015 年 2 月后停止比卡鲁胺，单用醋酸亮丙瑞林微球。2015 年 3 月 8 日复查 PSA 0.036 ng/mL，后逐渐升高，2016 年 6 月 12 日复查 PSA 3.05 ng/mL。未定期复查睾酮及影像学检查。2017 年 5 月 14 日再次复查 PSA 7.14 ng/mL。2018 年 12 月 24 日再次复查 PSA 18.43 ng/mL。考虑病情进展，建议患者采用阿比特龙或恩杂鲁胺治疗。患者 89 岁高龄，目前生活自理，不愿意进一步治疗。

病例分析

（1）该患者前列腺癌诊断明确，T3N0M0，Ⅲ期。考虑患者年龄大，建议行"根治性放射治疗＋内分泌治疗"。内分泌治疗需规范遵医嘱执行，不可私自停药。

（2）除了临床症状和实验室检查，也应定期做影像学检查，每2～4个月复查一次PSA，每4～6个月常规CT扫描，每6～12个月行骨扫描检查。

（3）患者高龄，89岁，内分泌治疗后PSA升高，患者拒绝全身检查以明确前列腺原瘤床进展或远处转移可能。阿比特龙疗效明确，安全性高，患者如采用阿比特龙可能从中获益。

📋 病例点评

（1）CRPC是指经过初次持续雄激素剥夺治疗后疾病依然进展的前列腺癌。美国AUA标准，CRPC的诊断需要满足两个条件：①血清睾酮＜50 ng/dL或＜1.7 nmol/L；②PSA升高：PSA较最低值＞2 ng/mL，间隔至少三周，第2次测定值较基础值＞25%。根据诊断标准，本病例仍不能明确为CRPC，因为本例血清睾酮未给出。

（2）目前内分泌治疗主要为最大限度全雄阻断，包括去势治疗和抗雄治疗，去势治疗是内分泌的基石，应贯穿内分泌治疗的整个过程，而本例患者内分泌治疗停用抑那通，只用岩内舒，是本末倒置，PSA升高后，通过医患充分沟通，如果血清睾酮＞50 ng/dL，就不能诊断CRPC，继续使用抑那通以观察疗效，如果是CRPC，可建议患者使用阿比特龙。

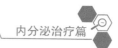
047 晚期前列腺癌伴多发骨转移内分泌治疗失败后化疗 + 减瘤放射治疗

病历摘要

患者，男，57 岁。缘于 2014 年 6 月无明显诱因出现血尿，2015 年 3 月 26 日就诊漳州某中医院，查 PSA 24.6 ng/mL，盆腔 MRI 示前列腺弥漫性异常信号，与双侧精囊腺境界不清，双侧盆腔多发小淋巴结影。全身骨 ECT 示右侧第 6 后肋、胸 7 椎体、左侧骶髂关节下部、右髂骨代谢增高，考虑骨转移。2015 年 4 月 6 前列腺癌穿刺活检病理报告：前列腺癌，Gleason 评分 4 + 3 = 7。腹部彩超未见异常。

【既往史】既往无特殊病史。

【临床诊断】前列腺癌（T3N1M1，Ⅳb 期）。

【治疗过程】2015 年 4 月给予醋酸亮丙瑞林微球 + 比卡鲁胺内分泌治疗。门诊复查 PSA 0.1 ng/mL。2015 年 10 月 14 日患者再次出现排尿困难，2015 年 10 月 22 日转诊我院（图 47 - 1），行 ECT 检查提示（图 47 - 2）骨转移灶较前增多；考虑去势抵抗，2015 年 11 月 4 日、2015 年 11 月 26 日给予多西紫杉醇 + 泼尼松化疗 2 周期。同时给予减瘤放射治疗，前列腺及髂骨病灶行调强适形放射治疗，剂量 70 Gy/35 f/7 w，髂骨病灶剂量 59.5 Gy/35 f/7 w，胸椎病灶剂量 30 Gy/10 f/2 w。2015 年 12 月复查 PSA < 0.079 ng/mL。2016 年 1 月 12 日行多西他赛 120 mg，3 周重复 1 次，共 4 周期化疗，过程顺利。疼痛明显减轻，生活质量提高（图 47 - 3）。患者返回当地医院继续综合治疗，2016 年 5 月失访。

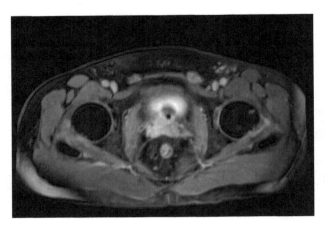

图 47 - 1　2015 年 10 月 22 日放疗前盆腔 MRI 示
前列腺占位，见导尿管

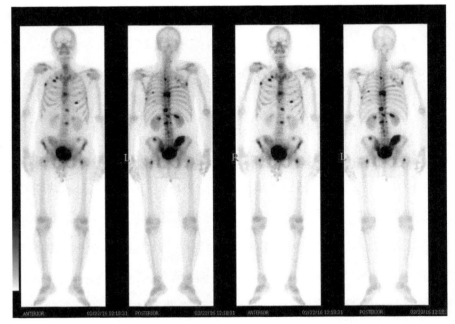

图 47 - 2　2015 年 10 月 26 日放疗前骨扫描示全身多发骨转移

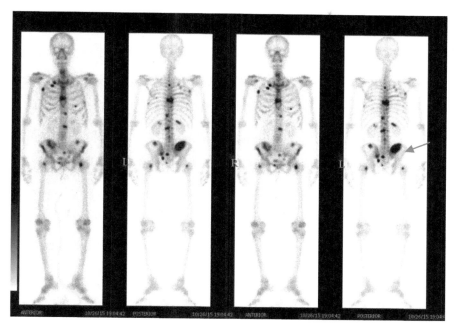

图 47 - 3   2016 年 2 月 22 日放疗后骨扫描示
照射骨病灶核素浓聚明显减少

病例分析

（1）该患者晚期前列腺癌诊断明确，高危，预后不佳，依据 NCCN 指南首选内分泌治疗。

（2）患者诊疗过程规范，一线内分泌治疗中 PSA 低水平时，出现排尿困难合并骨转移灶较前进展，临床上少见，考虑为去势抵抗。可采用多西紫杉醇化疗或阿比特龙新型内分泌抑制剂治疗。为缓解局部排尿困难症状，可考虑局部放射治疗。

（3）常用的化疗药物和方案：转移性前列腺癌常见的化疗药物包括紫杉醇、米托蒽醌、阿霉素、磷酸雌二醇氮芥、顺铂和氟尿嘧啶。米托蒽醌曾是激素抵抗性前列腺癌的标准一线化疗药物，对有症状的 CRPC 的标准化疗药物，采用米托蒽醌可显著缓解疼痛，但

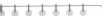
不延长总生存期。近年来，紫杉醇药物已成为 CRPC 的标准化疗，不仅较米托蒽醌方案进一步增加了骨痛控制率，且延长了总生存期。

（4）镭－223 已被证明能够延长有骨转移症状但没有内脏转移的 CRPC 患者的生存期。近期临床试验提示镥－177 对前列腺癌骨转移和内脏转移均有效，但有待进一步的临床试验。

🏥 病例点评

（1）本例患者特点为年轻的肿瘤高负荷前列腺癌，内分泌治疗联合多西他赛化疗应成为此类患者一线治疗新标准，以避免很快发展为去势抵抗前列腺癌。针对 mHSPC，传统内分泌治疗联合多西他赛化疗不但可以降低患者总体死亡风险，还可以显著延长患者总生存时间。尽管不同指南的推荐意见有所差异。但大部分专家推荐，高肿瘤负荷（内脏转移和/或 4 个或更多骨转移灶，其中至少有一处骨盆或脊柱外的骨转移灶）且体能状况适合化疗的 mHSPC 患者在内分泌治疗基础上联合多西他赛化疗。

（2）目前研究表明，除系统治疗外，转移性前列腺癌综合治疗中行局部原发灶治疗的有一定的生存获益。来自美国国家癌症数据库的一个回顾性研究显示，给予被诊断患转移性疾病的男性原发灶局部放射治疗可改善总生存率。8.4% 的接受 ADT 放射治疗的患者与单独接受 ADT 的患者相比，中位 OS 更为获益（分别为 55 个月和 37 个月）。5 年总生存期也有利于原发灶局部治疗（49% *vs.* 33%，$P < 0.001$），这进一步证明了转移性前列腺癌中原发灶局部治疗的益处。当然目前仍缺乏更严格的前瞻性试验，最佳治疗方案及治疗的顺序或时间安排仍未明确。

048 高龄晚期前列腺癌单纯内分泌治疗进展后化疗

病历摘要

患者，男，80 岁。2012 年 8 月于当地医院体检发现左锁骨上淋巴结肿大，于我院查 PSA > 100 ng/mL。盆腔 MRI 检查提示前列腺肿瘤，全身骨扫描检查未见异常。2012 年 9 月 6 日行右颈部肿物穿刺活检术，病理示（图 48 – 1）转移性癌，前列腺来源。

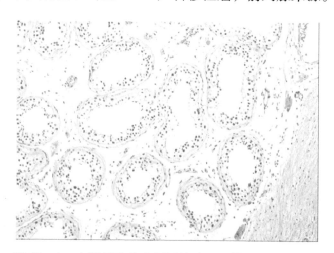

图 48 – 1　右颈部肿物穿刺活检病理示转移性前列腺癌

【既往史】30 余年前因"右睾丸鞘膜积液"在当地医院行"右睾丸切除术"，其余既往无特殊病史。

【临床诊断】前列腺癌（T3N1M1，Ⅳa 期）。

【治疗过程】2012 年 9 月 17 日行"睾丸切除术"去势治疗，

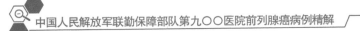

病理示精索转移性前列腺癌。于 2012 年 10 月起口服"比卡鲁胺 50 mg，每天一次"内分泌治疗。定期复查 PSA 逐步下降，2013 年 4 月复查 PSA 最低为 10 ng/mL，以后逐步上升。2013 年 10 月复查 PSA 升高至 2600 ng/mL。2014 年 4 月发现左侧颈部肿物进行性增大，自行改服"氟他胺 250 mg，每天三次"内分泌治疗，定期复查 PSA，维持在 2600 ng/mL 左右。2014 年 8 月 13 日于我院门诊查颈部、胸部、全腹部 CT 检查：①双侧颈部多发淋巴结转移（以左侧为著）；②前列腺癌侵犯膀胱左侧壁及左侧盆壁，伴腹膜后及双侧髂静脉旁淋巴结转移。遂停服"氟他胺"。2015 年 1 月 7 日再次复查胸、腹部 CT：①左侧锁骨上窝及腹膜后多发淋巴结较 2014 年 8 月 13 日片有所增大；②左侧第 8、第 9 肋骨骨质破坏，考虑肿瘤转移；③双侧胸腔积液，右侧为著；④大量腹水。盆腔 MRI 检查（图 48 - 2）：前列腺癌侵犯膀胱左侧壁及左侧盆壁、左侧髂腰肌伴双侧腹股沟区多发淋巴结转移，较 2014 年 8 月 13 日 CT 病灶范围进展。ECT 骨扫描（图 48 - 3）：左侧第 8~11 肋、第 5 胸椎及第 2 腰椎异常放射性浓聚。考虑肿瘤骨转移可能。2014 年 12 月多次复查 PSA > 2000 ng/mL，2015 年 1 月 20 日开始行一程盆腔病灶姑息性减症放疗，放疗剂量 50 Gy/25 f。考虑患者前列腺晚期，去势抵抗。2015 年 1 月 31 日起行"多西他赛（第一天 60 mg，第八天 50 mg）+ 泼尼松片（第 1 到第 21 天 5 mg，每 21 天重复 1 次）"方案化疗一周期。2015 年 3 月 19 日 PSA 1571 ng/mL，2015 年 4 月 27 日因双侧腰部及臀部疼痛，伴双下肢麻木，左侧为甚，完善相关检查提示多发骨转移，病情进展。2015 年 5 月 13 日开始行 L4、L5 椎体姑息性放射治疗，放射剂量 30 Gy/10 f。疼痛明显减轻，出院后失访。

笔记

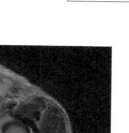

图 48 -2　内分泌治疗后复查盆腔 MRI

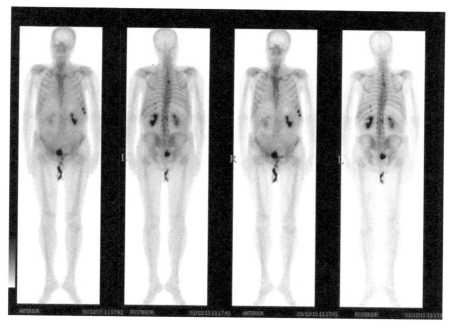

图 48 -3　内分泌治疗后骨扫描

病例分析

（1）该患者晚期前列腺癌诊断明确，初诊时应建议行前列腺穿刺活检术，明确 Gleason 评分，评价预后，指导治疗。但患者依从性差，合并老年性基础疾病多，未行前列腺癌穿刺活检。前列腺癌穿刺指征：①直肠指检发现前列腺结节，任何 PSA 值；②B 超、CT 或 MRI 发现异常影像，任何 PSA 值；③PSA > 10 ng/mL，任何 fPSA/tPSA 和 PSAD 值；④PSA 4 ~ 10 ng/mL，任何 fPSA/tPSA 异常或 PSAD 值异常。

（2）除了临床症状和实验室检查，也需要做定期的影像学检查。每 2 ~ 4 个月复查一次 PSA，依据病情进展和疗效评价需要，CT 检查、MRI 和骨扫描、彩超等检查随时进行。

（3）该病例诊断治疗欠规范，患者治疗依从性不好，面对复发及转移未采取有效积极治疗措施，致使 PSA 逐渐升高，前列腺癌晚期患者，预后差。

病例点评

（1）初治转移性前列腺癌主要部位：骨转移（伴或不伴淋巴结转移）是主要病变部位，占患者的 79%，仅淋巴结转移的占 5%，肝 7%、肺 8% 和其他 1%。统计发现，出现内脏疾病的患者总生存期较低，约为 14 个月，而淋巴结转移与最长中位生存期相关，患者的中位生存期可达 27 个月。一项以预后为基准的 Meta 分析结果发现：对于晚期激素难治性前列腺癌患者，肺、肝和其他内脏转移与不良预后密切相关。因此，临床上发现内脏转移的前列腺癌预后均较差。

（2）对于预期寿命 <10 年的高龄晚期前列腺癌，应该建立以内分泌治疗为基石的临床 MDT 讨论治疗方案，以期尽量延缓病情及提高生活质量，本例患者在内分泌治疗失败后，出现 mCRPC，在国内没有阿比特龙等新型内分泌治疗药的情况下，给予低剂量多西他赛是为数不多的有效治疗方案。失败后建议给予最佳支持减症治疗。

笔记

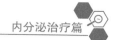

049 前列腺癌骨转移 （Ⅳ期）内分泌治疗 + 姑息性前列腺癌切除术

病历摘要

患者，男性，61 岁。因"右髋部疼痛 1 年，加重 10 天"就诊某三甲医院，查 PSA 3730.360 ng/mL、fPSA 23.90 ng/mL。查全身 PET/CT：①骨盆诸骨骨质破坏伴软组织肿块影，呈高代谢，考虑肿瘤骨转移；②前列腺轻度肥大，前列腺左叶稍高代谢灶。2015 年 1 月行前列腺穿刺活检病理示（图 49 - 1）前列腺癌，Gleason 评分 1 + 2 = 3。

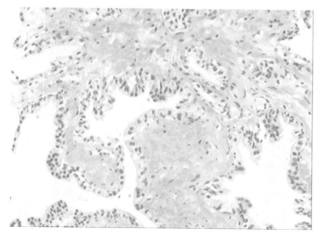

图 49 - 1　前列腺穿刺活检病理

【既往史】2008 年 9 月行"阑尾炎"手术史。

【临床诊断】前列腺癌骨转移（Ⅳ期）。

【治疗过程】泌尿外科建议行睾丸切除术，患者拒绝去势手术。后行药物去势内分泌治疗和抗溶骨治疗。2015 年 1 月 27 日复查 PSA 2005 ng/mL。2015 年 4 月 10 日于某三甲医院行前列腺癌姑息切除术，术后出现尿失禁。2015 年 11 月 2 日全身骨显像（图 49 - 2）示右侧骶髂关节及骨盆骨异常放射性浓聚，考虑肿瘤骨转移。后予行诺雷德 3.6 mg 皮下注射，每 28 日 1 次药物去势及口服康士得 50 mg，1 次/日抗雄激素内分泌治疗。2016 年 2 月 16 日复查 PSA 0.2 ng/mL，睾酮 25.84 ng/dL。2017 年 1 月 25 日复查 PSA <0.004 ng/mL。2018 年 3 月复查 PSA <0.005 ng/mL。现患者仍持续内分泌治疗，定期复查随访中，目前患者身体状况良好，无明显疼痛，每日散步，积极乐观，精神睡眠佳。

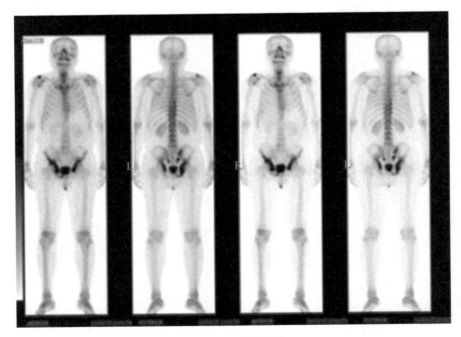

图 49 - 2 骨扫描

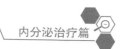

病例分析

（1）患者诊断前列腺癌骨转移（Ⅳ期）明确，根据 NCCN 指南，以雄激素剥夺内分泌治疗为主，不推荐行手术治疗。因患者已有骨转移，可配合行局部转移灶姑息放射治疗及双膦酸盐抗骨溶解治疗，减少骨相关事件的发生。近期临床初步研究表明晚期前列腺癌患者，前列腺局部减瘤术或放射治疗对生存可能获益，有待进一步高级别循证医学证据证实。

（2）前列腺癌骨转移的治疗，主要目的是缓解疼痛，预防和降低骨相关事件的发生，提高生活质量和生存率。前列腺癌骨转移引起的骨相关事件主要包括病理性骨折、脊髓压迫、骨痛和肿瘤所致高钙血症。治疗方法主要包括：针对原前列腺癌的系统内科治疗（分为内分泌治疗、化疗、分子靶向和免疫治疗），双膦酸盐类药物治疗，放射治疗，外科治疗，疼痛治疗。

（3）药物去势与手术去势的比较。手术去势是通过切除睾丸降低体内的睾酮水平，其给患者带来明显的心理创伤及性功能的永久丧失，但其优点是显而易见的：如能在门诊局麻下实施手术、迅速发挥作用、可以应用于因晚期前列腺癌骨转移导致的并发症的急诊治疗、节约费用、没有长期用药的身心负担，而关于手术后外观问题也可以通过植入睾丸假体或者采用白膜内切除的改良术式。药物去势是 LHRH 类似物（LHRH A），通过抑制垂体分泌黄体生成素来降低体内睾酮水平，其疗效及不良反应均和手术去势相似，它的优点在于用药安全、无手术创伤及明显不良反应，既避免了去睾术引起的心理负担，又没有雌激素那样严重的心血管并发症。另外，该药物具有可逆性。但也有如下缺点：如用药初期会引起睾酮的一过性升高，故还要加服其他抗雄药物；使睾酮达到去势水平需要一

191

定时间，不利于急诊病例的处理；药物昂贵，每月花费在 1500 元以上，并且必须长期用药，一旦停药则睾酮仍会升高。

🩺 病例点评

（1）Gleason 评分与临床分期，前列腺癌的病理分级仍沿用 1996 年提出的 Gleason 分级制度，该分级系统是当今国际上应用最广泛的系统，其评分是前列腺癌病理学诊断的重要内容。Gleason 评分系统在判断前列腺癌（prostate carcinoma，PCa）的预后中发挥重要的作用，已经广泛应用于临床，不仅是病理学评价的重要指标，也是临床医师制定治疗方案的重要参考指标。2005 版中，前列腺穿刺活检病理在参照根治标本 Gleason 分级的同时需注意以下内容：①Gleason 评分 2 ~ 5 分不适用于活检标本诊断中，且在其他方式切除标本中也应慎用，主要是由于 Gleason 2 ~ 5 分经常误导临床医师和患者认为肿瘤生长活性低，对预后判断产生偏差。②活检中，若肿瘤有 3 种生长方式，评分应该反映主要及最高级别的生长方式。③活检中，若肿瘤主要生长方式评级高于次要生长方式评级，次要生长方式可不计入评分，反之无论次要生长方式含量多少，均要在病理报告中体现出来。

（2）前列腺癌局灶治疗越来越受到泌尿医生的关注，2018 年 ESMO 会议和 *Lancet* 杂志同步发布了转移性前列腺癌原发灶放射治疗的随机对照研究数据，研究结果显示，加用原发灶放射治疗组的 3 年生存率为 65%，单用全身药物治疗组为 62%，没有显著差异（HR = 0.92，P = 0.266）。然而，对于寡转移组，加用局部治疗提升了 32% 的总体生存率（3 年生存率达到 81%，显著优于单用药物的 73%，P = 0.007）。可想而知：局部治疗，在高转移负荷的人群中，并没有带来显著获益（HR = 1.07，P = 0.42）。针对寡转移前列腺癌，在内分泌治疗基础上加用局部治疗可能会带来显著的生存

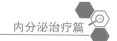

获益，值得推荐。本例患者 Gleason 评分较低，又选择局部治疗，可能是结局较好的原因。

050 转移性高肿瘤负荷前列腺癌多线内分泌治疗 + DC - CIK 治疗

病历摘要

患者，男性，72 岁，因"尿频、尿急 1 年伴血尿半个月"于 2010 年 10 月在某三甲医院，查 PSA > 100 ng/mL，骨 ECT（图 50 - 1）：颈椎、右肩、腰椎、肋骨、骨盆等多处异常核素浓聚灶，行前列腺

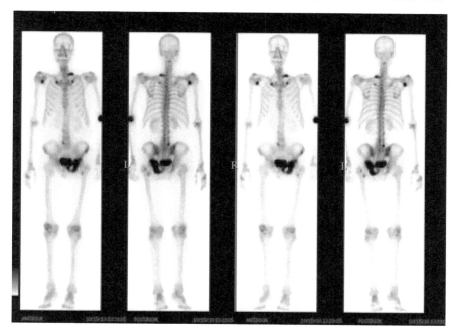

图 50 - 1 治疗前骨扫描

穿刺活检术，病理示（右侧）前列腺癌，Gleason 评分 4 + 5 = 9。

【既往史】既往有"高血压病"病史 20 余年。

【临床诊断】前列腺癌晚期（Ⅳ期）。

【治疗过程】给予行"双侧睾丸切除术"去势治疗，同时口服"比卡鲁胺片 50 mg，1 次/日"抗雄激素治疗及双膦酸盐，1 次/月抗骨溶解治疗。2011 年 2 月 22 日复查 PSA 0.07 ng/mL。2012 年 2 月复查 ECT（图 50 - 2）示骨转移病灶较前大致相仿。2012 年 8 月行一次树突状细胞 - 细胞因子活化杀伤细胞（DC - CIK）治疗。后患者定期复查及抗骨溶治疗，PSA 最低值降至 0.02 ng/mL。2014 年 5 月至 7 月初每月复查 PSA 进行性升高至 13.7 ng/mL。2014 年 7 月 31 日查 PSA 16.210 ng/mL，全身显像示右侧肩峰、右侧骶髂关节、左侧耻骨及左侧股骨上段异常放射性浓聚，考虑肿瘤复发骨转移。盆腔 MRI 提示盆腔骨质破坏明显。结合影像学检查及 3 次（连续间

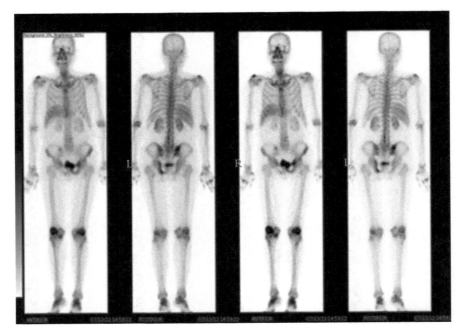

图 50 - 2　2012 年内分泌治疗后骨扫描

隔 1 个月）复查 PSA 呈持续升高状态，考虑肿瘤进展，去势抵抗。于 2014 年 8 月至 10 月行一程姑息调强适形放射治疗，前列腺、精囊病灶，肿瘤照射剂量 70 Gy/35 f/7 w；左侧股骨、耻骨下肢转移灶，肿瘤照射剂量 59.5 Gy/35 f/7 w，同时改服氟他胺片 250 mg，3 次/日内分泌治疗。2014 年 12 月复查 PSA 最低降至 0.95 ng/mL。

2015 年 3 月 3 日复查 PSA 升至 4.66 ng/mL，考虑病情进展，2015 年 3 月 9 日至 2015 年 4 月 24 日行 "多西他赛 + 强的松片" 方案化疗三周期，疗效评价为 SD。因体力下降无法耐受化疗，于 2015 年 5 月 27 日开始再次口服 "康士得"（50 mg，1 次/日）内分泌治疗，因 PSA 轻度升高至 12.090 ng/mL，2015 年 7 月 1 日改为比卡鲁胺 150 mg，1 次/日，2015 年 8 月 6 日开始多次连续间断两周复查发现 PSA 进行性升高，2015 年 10 月 13 日查 PSA 26.140 ng/mL，结合影像学提示骨转移部分病灶较前增大，考虑疾病进展，2015 年 10 月 15 日开始改注射用醋酸亮丙瑞林微球（3.75 mg 皮下注射，每 28 天 1 次）同时口服康士得（150 mg，1 次/日）内分泌治疗，2015 年 12 月 11 日查 PSA 32.37 ng/mL，予以撤药观察，2016 年 1 月 13 日复查胸部 CT、盆腔 MRI 及 ECT（图 50 - 3）提示骨转移病灶仍在进展。2016 年 3 月 16 日复查 PSA 为 93.7 ng/mL，2016 年 4 月 1 日开始口服阿比特龙 1000 mg，1 次/天 + 强的松 5 mg，2 次/天治疗，2016 年 8 月 25 复查 PSA 降至 13.5 ng/mL。2017 年 4 月 22 日复查 PSA 降至 9.270 ng/mL。2018 年 5 月复查 PSA 升至 15.4 ng/mL，提示阿比特龙可能耐药，建议患者行二代基因测序是否可行靶向治疗或临床药物试验。患者已带瘤生存 8 年，现仍定期随访中，目前患者轻度疲乏，无明显骨痛，一般情况良好。

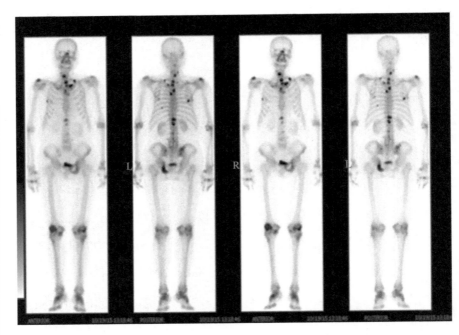

图 50 - 3　2016 年骨扫描进展

病例分析

（1）患者诊断前列腺癌骨转移（Ⅳ期）明确，行手术去势后睾酮已达去势水平，此时选择诺雷德药物去势是不恰当的。晚期前列腺癌雄激素去势内分泌治疗初期效果肯定，但经过 18～20 个月后，疾病进展为去势抵抗性前列腺癌，中位生存期只有 1～2 年。该患者先后使用二线内分泌治疗、局部放射治疗、多西他赛化疗和撤雄激素等治疗，短暂控制后相继失败。后该患者使用阿比特龙内分泌治疗，效果良好，病情稳定至今近 1 年，患者未出现外周性水肿、低血钾、高血压等不良反应，耐受性良好。

（2）阿比特龙是 CYP17（17α - 羟化酶/C17，20 - 裂解酶）的抑制剂，在睾丸、肾上腺和前列腺肿瘤组织中都能抑制雄激素的生

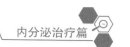
物合成。三期临床试验结果显示，对于不伴有腹部器官转移的无症状或症状轻微的 mCRPC 患者，阿比特龙可明显延长影像学无进展生存时间（16.5 个月 *VS.* 8.3 个月）。阿比特龙还能减缓疼痛的进展，推迟化疗和阿片类药物的应用，同时也能推迟体能状况的恶化。研究结果提示，阿比特龙可延长总体生存时间 4.4 个月。

（3）如何延长激素治疗的有效期？经过大量临床观察，以下两种治疗方式似乎能够在一定程度上延长前列腺癌激素治疗的有效期：①最大雄激素剥夺治疗：即在使体内睾酮达到去势水平的同时，联合应用抗雄激素药物，以求最大限度阻断雄激素对前列腺的作用。目前常用方案有：皮下注射促黄体生成素释放激素（LHRH A）类似物，如抑那通 3.75 mg 或诺雷德 3.6 mg，每月 1 次，同时口服氟他胺 250 mg，每日 3 次或比卡鲁胺 50 mg，每日 1 次；外科去势 + 氟他胺或比卡鲁胺。②间歇性雄激素剥夺治疗：在激素治疗 6～9 个月后，如果患者 PSA 下降到理想状态，则开始停用一切激素治疗药物，使体内睾酮水平恢复治疗前的状态，当 PSA 水平升高道一定程度时，再开始下一轮的激素治疗。部分临床研究表明，间歇性激素治疗可以在一定程度上延长激素治疗的有效期，同时间歇期患者的性欲、性功能都能恢复正常，治疗费用较持续性激素治疗便宜。

病例点评

（1）生物 DC‐CIK 免疫治疗前列腺癌是通过采集患者血液，在体外培养对肿瘤细胞具有很好识别和杀伤抑制作用的免疫细胞（DC‐CIK），然后回输给患者，以达到提高患者自身免疫力、抑制肿瘤细胞生长的作用。DC‐CIK 免疫治疗在国内有一段时间临床应用较广，但临床疗效和不良反应仍有待于进一步观察，对于肿瘤患者辅助治疗可能有一定的帮助，但前列腺癌仍以手术、放射治疗、内分泌治疗及化疗为主。

（2）阿比特龙于 2015 年经国家食品药品监督管理总局批准在中国上市，是一种 CYP17 抑制剂，与泼尼松联用适用于既往接受含多西他赛化疗的转移性去势难治性前列腺癌患者，为中国去势抵抗前列腺癌患者带来了福音，研究数据得知，阿比特龙治疗的中位生存期是 16.5 个月。本例患者阿比特龙有效时间维持了 1 年，在经过多线全身治疗后，仍获得不错的效果。目前的研究倾向越早用，其效果和耐受性可能越好。

051 前列腺癌 （T4N1M0，Ⅴ期）放射治疗后不规范内分泌治疗后进展

📋 病历摘要

患者，男，64 岁。2012 年 6 月 9 日因"尿频、尿急、排尿困难 1 年余"就诊，查 PSA 520.0 ng/mL，盆腔 MRI 示前列腺癌，侵犯膀胱、精囊腺及直肠，盆腔内左侧闭孔内肌旁淋巴结转移，大小约 3.4 cm × 2.5 cm（图 51 – 1）。胸部 CT、腹部彩超及骨扫描未见异常。前列腺穿刺活检病理（图 51 – 2）示前列腺癌，Gleason 评分 4 + 5 = 9。

【既往史】 既往有"溃疡性结肠炎"病史。

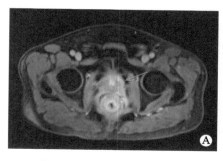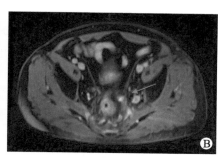

A：前列腺占位，侵犯膀胱、精囊腺及直肠；B：左侧闭孔内肌旁淋巴结转移。

图 51 -1　前列腺放射治疗前盆腔 MRI

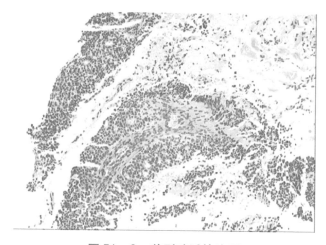

图 51 -2　前列腺活检病理

【临床诊断】前列腺癌（T4N1M0，Ⅳ期）。

【治疗过程】因患者局部晚期侵犯膀胱、精囊腺及直肠，伴盆腔淋巴结转移，无根治性手术指征，故于 2012 年 6 月至 7 月针对前列腺病灶及盆腔转移淋巴结行三维调强适形放射治疗，前列腺肿瘤放射剂量 74 Gy/37 f，盆腔淋巴结 60 Gy/30 f。放射治疗同步诺雷德 3.6 mg，每 28 日 1 次 + 康士得 50 mg，1 次/日内分泌治疗。放射治疗后于 2012 年 9 月 10 日复查盆腔 MRI 示前列腺病灶较前缩小（与 2012 年 7 月 20 日 CT 片比较）；盆腔内左侧闭孔内肌旁淋巴结，较前片缩小（图 51 -3）。2013 年 1 月复查 PSA 降至 0.8 ng/mL。

笔记

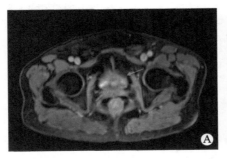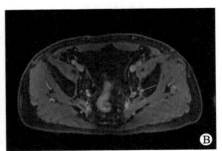

A：前列腺病灶明显缩小；B：左侧闭孔内肌旁淋巴结较前缩小。

图 51 -3　前列腺放射治疗后盆腔 MRI

2013 年 2 月始患者自行改服康士得 50 mg，1 次/2 日，诺雷德 3.6 mg，1 次/2 月。2013 年 5 月 7 日查 PSA 3.99 ng/mL，2013 年 9 月 24 日复查 PSA 示 37.47 ng/mL，睾酮 < 10 ng/dL。盆腔 MRI 示前列腺病灶及盆腔淋巴结较前片大致相仿；左侧髂骨异常信号，考虑肿瘤转移。2014 年 1 月 10 日查 PSA 73.53 ng/mL，考虑患者不规范内分泌治疗，已发展至转移性去势抵抗；治疗方案改为氟他胺 250 mg，3 次/日口服，继续予诺雷德 3.6 mg，每 28 日 1 次去势、唑来膦酸 4 mg，1 次/月治疗。2014 年 3 月 10 日查 PSA 24.39 ng/mL。2014 年 5 月 14 日查 PSA 43.74 ng/mL，患者病情控制不佳，于 5 月至 9 月行多西他赛 120 mg 第 1 天 + 泼尼松片 5 mg，2 次/日，第 21 天，重复化疗 5 周期，2014 年 6 月 9 日查 PSA 降至 36.55 ng/mL，2014 年 9 月 18 日查 PSA 69.73 ng/mL，考虑化疗耐药。2014 年 10 月 1 日始自购口服阿比特龙 250 mg，1 次/日（处方量 1000 mg，1 次/日）+ 泼尼松片 5 mg，2 次/日治疗。2015 年 1 月 20 日查 PSA 29.6 ng/mL、睾酮 41.15 ng/dL；因经济原因开始改口服醋酸甲羟孕酮片（法禄达）500 mg，2 次/日 + 红豆杉胶囊 2 片，3 次/日治疗；2015 年 5 月 12 日查 PSA 162.9 ng/mL，治疗无效，予改沙利度胺 4 片，1 次/晚 + 骨化三醇 0.25 μg，2 次/日口服，期间未遵医嘱行诺雷德去势治疗。

笔记

2015 年 6 月 16 日查睾酮 199.37 ng/dL、PSA 204.0 ng/mL,再次调整方案为诺雷德 3.6 mg,每 28 日 1 次 + 康士得 50 mg,1 次/日治疗。2015 年 7 月 16 日复查 PSA 120.0 ng/mL。

病情持续进展,2015 年 8 月 19 日查胸部 CT:右肺门、纵隔内、双侧锁骨上窝多发肿大淋巴结影(图 51 - 4),考虑肿瘤转移;右肺野斑片影,考虑炎性病变伴双侧胸腔积液,并继发右下肺膨胀不全。复查 PSA 173.0 ng/mL。纵隔肿物活检病理示转移性前列腺癌。后行胸腔积液引流及针对转移淋巴结行三维适形调强姑息性放射治疗。同时考虑患者既往不规范使用阿比特龙,于 2015 年 10 月 20 日开始再次口服阿比特龙 1000 mg,1 次/日 + 泼尼松片 5 mg,2 次/日规范内分泌治疗。2015 年 11 月 16 日复查胸部 CT:右肺门、纵隔内、双侧锁骨上窝多发淋巴结转移较前有所减小(图 51 - 5)。复查 PSA 降至 96.0 ng/mL。2015 年 12 月 22 日复查 PSA 9.5 ng/mL,查胸部 CT:纵隔内多发淋巴结转移较前减小。患者气促、面颈部肿胀等症状明显缓解。2016 年 1 月 25 日复查 PSA 11.1 ng/mL,病

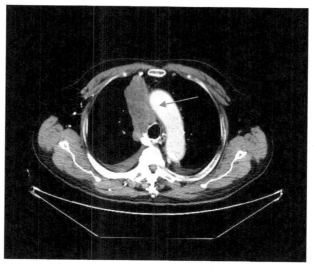

图 51 - 4 放疗前胸部 CT 示纵隔肿大淋巴结,累及气管

情稳定。2016 年 4 月 19 日复查 PSA 124 ng/mL，提示阿比特龙耐药。以后改支持对症治疗。2017 年患者失访。

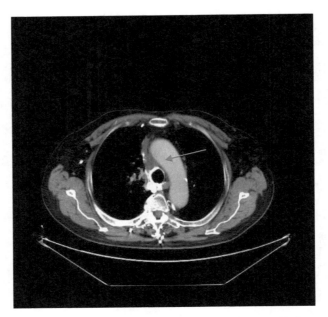

图 51 -5　放疗后胸部 CT 示转移淋巴结明显缩小

病例分析

（1）该患者初次就诊已为局部晚期前列腺癌Ⅳ期，根据 NCCN 指南，没有手术指征，放射治疗同步内分泌治疗是首选治疗方案。生存近 5 年，前列腺癌内分泌治疗有效期一般为 15～30 个月，该患者第一阶段治疗有效后，因依从性差，不规范减量使用内分泌药物，造成 1 年左右病情进展，出现骨转移，以后即进入转移性去势抵抗阶段，是应该吸取的经验教训，应引以为戒。

（2）去势抵抗出现淋巴结转移后足量使用阿比特龙的治疗效果要远好于之前未足量使用阿比特龙疗效。阿比特龙应每日 1000 mg 空腹口服，服用前至少 2 小时和服用后至少 1 小时不应进食，同时

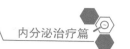

联合泼尼松 5 mg 口服每日 2 次。以防止治疗产生的盐皮质激素过量症状，包括高血压、低血钾及周围性水肿。转移性去势抵抗性前列腺癌二线内分泌治疗无效后使用阿比特龙有效，多西他赛化疗前或化疗失败后使用阿比特龙亦有效。

（3）晚期前列腺癌激素治疗会一直有效吗？绝大多数前列腺癌细胞都是激素敏感性的，在去除了雄激素后，细胞的生长便受到了抑制，逐渐走向死亡。当部分细胞逐渐适应低雄激素状态，前列腺癌就不再依赖雄激素了，临床上称为去势抵抗性前列腺癌。几乎所有的晚期前列腺癌患者治疗过程中都会走向这一步。其最早表现就是 PSA 水平的升高。因此，治疗过程中需要不断地复查 PSA，一般推荐每 3 个月查一次。通过大量患者的观察发现，激素治疗的有效期在 15 ~ 30 个月，有些患者可以延长到几年，而有的患者却只有短短几个月。

🏥 病例点评

（1）内分泌治疗是高负荷转移前列腺癌治疗的基石，若持续 7 个月内分泌治疗后患者 PSA ≤ 4 ng/mL，需考虑选择间歇内分泌治疗；若 PSA > 4 ng/mL，则推荐首选连续内分泌治疗；患者放射治疗 1 个月后没有规范进行内分泌治疗，这些可能是效果差的原因。

（2）去势抵抗前列腺癌应该尽快更换治疗方案，目前从国内外的研究、指南和文献来看，在去势抵抗阶段，联合去势治疗，可以使患者生存期延长的治疗选择主要有：口服阿比特龙、多西他赛化疗、恩杂鲁胺（中国未上市）。阿比特龙是一种新型的雄激素生物合成抑制剂，可以有效地延长转移性 CRPC 患者的生存时间、减轻疼痛、显著改善患者的生活质量。同时，阿比特龙不是化疗药物，没有化疗的不良反应，亦可以延缓化疗开始的时间点，安全性好。

目前认为，在患者身体状态好的情况下越早用越好。而多西他赛是目前全球公认的前列腺癌的有效化疗药物，临床试验显示，对于多西他赛化疗有效的患者，可以延长患者的总体生存时间。但化疗是全身治疗，不良反应较多，而且化疗的有效率和有效时间也是有一定限度的。但肿瘤是一种个体化差异很大的疾病，不能一概而论，任何一种药物并非对所有患者都有效，同时，药物的有效时间和有效程度也会因人而异。

052 低 PSA 表达转移性前列腺癌内分泌治疗 + 化疗

病历摘要

患者，男，63 岁。2015 年 2 月因无明显诱因出现排尿困难，尿线细，射程短，排尿踌躇，有尿不尽感，夜尿 2 ~ 3 次，伴尿频，无尿痛、尿急。2015 年 2 月 25 日于我院门诊就诊，查泌尿系彩超示前列腺增生，残余尿量阳性（残余尿量约 322 mL）。给予"盐酸坦索罗辛（哈乐）"口服。2015 年 3 月 9 日复查泌尿系彩超：残余尿量阳性（残余尿量约 122.82 mL），症状改善明显，改用"甲磺酸多沙唑嗪缓释片（可多华）"口服。半年间患者规律口服"可多华"。2015 年 8 月患者自觉排尿困难症状加重，膀胱胀满，夜尿次数增多至 3 ~ 4 次。2015 年 10 月 20 日查泌尿系彩超示残余尿量阳性（残余尿量约 419 mL）。2015 年 10 月 26 日收住我院泌尿外科，查盆腔 CT 示前列腺增生，大小约 4.7 cm×4.4 cm。PSA 1.240 ng/mL。
2015 年 10 月 29 日于我院泌尿外科行经尿道前列腺电切术，术后病
理示（图 52-1）前列腺腺泡腺癌，Gleason 评分 5+4=9。术后恢
复可，期间出现全身酸痛，2015 年 11 月 17 日查骨 ECT 示全身多发
骨（颅骨、脊柱、骨盆、双侧肋骨、胸骨、双侧肩胛骨、左侧肱
骨、双侧股骨）放射性异常浓聚。2015 年 11 月 27 日行盆腔 MRI
报告（图 52-2）：前列腺外周叶及中央叶多发结节样异常信号，结
合病史，考虑前列腺癌。行胸、腰椎 MRI 平扫+增强：胸、腰椎体、
双侧髂骨及所见双侧股骨多发结节状异常信号影，考虑转移灶。

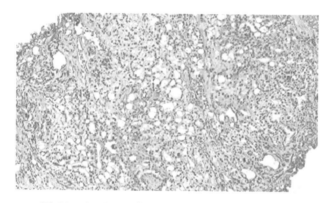

图 52-1　2015 年 10 月 30 日经尿道前列腺
电切术后病理示前列腺癌

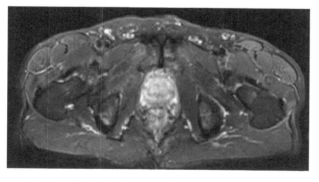

图 52-2　2015 年 11 月 27 日盆腔 MRI 图像示前列腺占位

【既往史】既往无特殊病史。

【临床诊断】前列腺癌（T2N0M1，Ⅳ期）。

【治疗过程】2015 年 11 月 27 日开始口服比卡鲁胺片（康士得）50 mg，1 次/日，内分泌治疗。2015 年 11 月 30 日给予注射液醋酸亮丙瑞林微球（抑那通）3.75 mg，每 28 日 1 次，去势治疗；唑来膦酸 4 mg，每 28 日 1 次，抗骨破坏治疗；骨化三醇 0.25 μg，1 次/日。于 2015 年 12 月 1 日、2015 年 12 月 22 日、2016 年 1 月 12 日、2016 年 2 月 2 日、2016 年 2 月 24 日、2016 年 3 月 16 日行"多西他赛 120 mg，每 21 天 1 次"方案化疗 6 周期，过程顺利。第四周期化疗后，2016 年 2 月 24 日复查盆腔 MRI 示现前列腺病灶体积较前 2016 年 1 月 11 日 MRI 大致相仿，多发骨转移与前大致相仿，淋巴结较前大致相仿。胸椎、腰椎 MRI 检查示（图 52 - 3）胸腰椎体、双侧髂骨及所见双侧股骨多发结节状异常信号影，较前 2015 年 11 月 26 日片大致相仿，考虑转移灶。行 ECT（骨关节）检查提示（图 52 - 4、图 52 - 5）全身多发异常核素浓聚灶，考虑肿瘤骨转移，放射性浓聚较前变淡，提示治疗有效。血清睾酮变化：2015 年 12 月 1 日示 613.62 ng/dL、2015 年 12 月 21 日示 60.36 ng/dL、2016 年 8 月 11 日示 29.82 ng/mL、2017 年 5 月 15 日示 39.52 ng/mL、2018 年 6 月 14 日示 39.52 ng/mL。PSA 变化：2015 年 10 月 26 日示 1.24 ng/mL、2015 年 12 月 1 日示 0.749 ng/mL、2016 年 8 月 11 日示 < 0.004 ng/mL、2017 年 5 月 15 日 < 0.004 ng/mL、2018 年 6 月 14 < 0.004 ng/mL。患者经过去势、抗雄、骨膦及 6 周期化疗后，全身疼痛症状较前改善，病情稳定。目前自觉有乏力、潮热、盗汗症状，但日常生活自理。

笔记

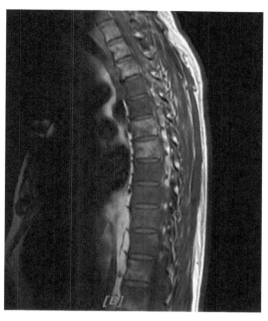

图 52 -3　2016 年 1 月 11 日胸椎 MRI 示颈、胸椎多发转移

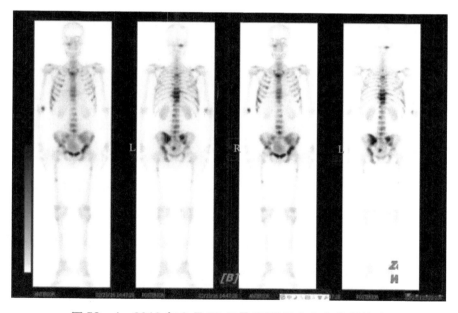

图 52 -4　2016 年 2 月 23 日骨 ECT 示全身多发骨转移

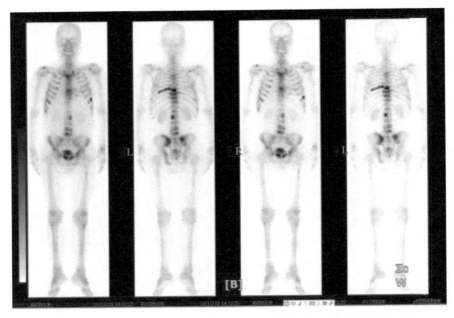

图 52-5　2018 年 10 月 12 日骨 ECT 示骨转移病灶浓聚明显减少

病例分析

（1）本例患者前列腺癌诊断明确，T2N0M1，Ⅳ期，为肿瘤晚期。

（2）患者为肿瘤晚期，全身多处骨继发恶性肿瘤，根据全脊柱 MRI 检查，承重骨未见明显的溶骨破坏，患者有全身酸痛不适症状，无明显的骨疼痛症状，无骨折等发生骨相关事件风险，以全身治疗为主，暂不需要给予骨转移灶放射治疗；全身核素治疗可能导致骨髓抑制，因患者体质情况一般，暂时不考虑核素治疗。

（3）根据 NCCN 治疗指南，对于肿瘤晚期患者，行多西他赛为主的全身化疗有获益；2015 年 8 月，《新英格兰杂志》发表论文 *Chemohormonal Therapy in Metastatic Hormone – Sensitive Prostate Cancer* 指出，对于高负荷的转移性肿瘤：内脏或多部位骨转移（躯干骨 + 躯干骨以外转移灶≥4 处），初治时内分泌治疗 + 6 周期多西他赛化

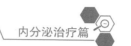

疗比单纯内分泌治疗，中位生存期延长 17 个月；该患者行 6 周期多西他赛化疗，化疗过程顺利，化疗 4 周期后，全身疼痛症状明显改善，复查 ECT 提示骨转移灶的放射性浓聚较治疗前变淡，未见新浓聚病灶；同时全脊柱 MRI 检查未见肿瘤进展。

（4）该病例为少见的肿瘤细胞不分泌 PSA，确诊为肿瘤晚期之前，PSA 未见异常，按前列腺增生诊断治疗，该病例提示穿刺活检病理诊断仍是前列腺癌诊断的金标准。

（5）因本病例肿瘤细胞不分泌 PSA，临床治疗中不能以 PSA 是否升高来判断内分泌治疗是否有效，可以结合临床症状和影像学是否进展来评价内分泌治疗疗效。

（6）根据患者病理 Gleason 评分和临床分期，为高危风险组，建议内分治疗疗程 2～3 年，但长期内分泌治疗，患者仍有可能获益。

病例点评

（1）有一部分前列腺癌患者血清 PSA 常低于 4.0 ng/mL，通常称为低血清 PSA 型前列腺癌。文献表明，此类前列腺癌内分泌治疗效果不佳，发生远端转移及局部进展是这类患者的共同特征。前列腺根治性手术是局限性前列腺癌的首选治疗方案。对于局部晚期及转移性前列腺癌，内分泌治疗依然是改善患者生活质量、延长患者生存时间、延缓转移的有效方式。对晚期前列腺癌致后尿道梗阻的患者行经尿道前列腺等离子电切是安全有效的姑息性治疗方法，结合内分泌治疗，能有效缓解中晚期前列腺癌所致的尿路梗阻，提高了患者的生活质量。对于转移性肿瘤负荷较大的人群，初治时内分泌治疗 +6 周期多西他赛化疗比单纯内分泌治疗患者有生存获益。因此，该患者确诊后即行内分泌治疗同步多西他赛 6 周期化疗，治疗效果好。

（2）低血清 PSA 型前列腺癌患者血清 PSA 不升高的原因尚不完全清楚，目前综合已有研究发现血清 PSA 不增高的原因主要有四个方面：①检查方法的假阴性及漏诊率。PSA 临界值确定为 4 ng/mL 本身存在一定的漏诊率。②不同病理类型的前列腺癌对血清 PSA 的影响不同。PSA 升高对前列腺癌有较高的诊断价值，而对低分化腺癌、小细胞癌、神经内分泌癌、鳞癌等不引起 PSA 增高的前列腺癌参考意义不大。③低血清 PSA 型前列腺癌可能较局限，分期早，肿瘤细胞产生的 PSA 尚未进入血液，可能导致血清 PSA 不升高。④前列腺癌恶性程度及分化程度对血清 PSA 的影响。当肿瘤细胞分化极差时，前列腺上皮细胞抗原簇特异性发生变异、更换或缺失而失去了原有的抗原特异性，从而失去分泌 PSA 能力，故这类前列腺癌血清 PSA 值在正常值以内。

053 晚期转移性前列腺癌单纯内分泌治疗后失败

📋 病历摘要

患者，男，77 岁。2016 年 3 月 10 日因"体检发现左锁骨上淋巴结 23 天"收住我院泌尿外科，2016 年 3 月 11 日 fPSA 11.0 ng/mL、PSA 54.8 ng/mL。2016 年 3 月 14 日行盆腔 MRI（图 53 – 1）示前列腺体积稍大，右侧外周叶内可见斑片样异常信号影，边界不清，范围约为 2.6 cm × 1.6 cm，信号不均匀，DWI 信号稍增高，ADC 呈明显低信号，右侧外周叶呈明显强化。膀胱充盈欠佳，内未见明显异常信号。盆腔内见多发明显肿大淋巴结，较大者大小约为 2.7 cm × 2.2 cm。动态增强扫描示前列腺右侧外周叶影响感兴趣区时间——信号曲线呈速升速降型。MRS 示右侧外周叶病灶内部分区域 Cho 峰稍升高，Ci 峰稍降低，部分区域未见明显异常，余前列腺内 Ci 峰未见降低，Cho 峰未见升高。2016 年 3 月 14 日行 ECT 检查提示全身骨显像未见明显异常。无明显手术禁忌证，2016 年 3 月 28 日行前列腺病理检查（图 53-2）左外腺：前列腺腺泡腺癌，Gleason 评分 5 + 3 = 8；右外腺：前列腺腺泡腺癌，Gleason 评分 5 + 4 = 9。2016 年 4 月 1 日胸部 CT 检查：主动脉弓及左右冠状动脉钙化；右上肺及两下肺散在少许陈旧性病灶。2016 年 4 月 1 日行腹部系统彩超检查提示腹膜后、盆腔多发实性肿块，考虑淋巴结转移灶。

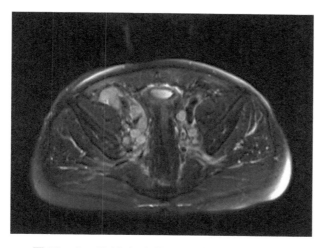

图 53-1　2016 年 3 月 14 日治疗前盆腔 MRI

【既往史】既往有"高血压病"史 20 余年，规律口服降压药。

【临床诊断】前列腺癌（T2N1M1a，Ⅳ期）。

【治疗过程】于 2016 年 3 月 28 日给予比卡鲁胺片（康士得）50 mg，1 次/日，抗雄治疗；予醋酸戈舍瑞林缓释植入剂（诺雷德）

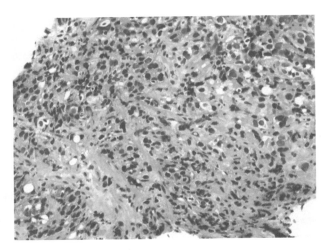

图 53 -2　前列腺活检病理

3.6 mg，皮下注射，去势治疗。2016 年 5 月 11 日行 PSA 检查：2.920 ng/mL，2016 年 10 月 11 日行 PSA 检查：0.206 ng/mL，2017 年 1 月 17 日行 PSA 检查：0.555 ng/mL，复查盆腔 MRI（图 53 -3）示前列腺占位，累及膀胱，双侧盆壁淋巴结肿大，2017 年 2 月 10 日行 PSA 检查：0.744 ng/mL，2017 年 6 月 1 日行 PSA 检查：0.703 ng/mL。建议患者行姑息性放射治疗，患者担心不良反应，拒绝放射治疗。2017 年 12 月失访。

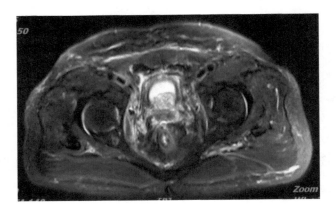

图 53 -3　2017 年 1 月 17 日治疗后盆腔 MRI

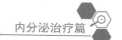
病例分析

（1）本例患者前列腺癌诊断明确，分期 T2N1M1a，Ⅳ期。根据 NCCN 指南，Gleason 评分 5 + 4 = 9，为高危组，内分泌治疗 + 局部放射治疗为最佳治疗方案。

（2）患者经过内分泌治疗后，复查 PSA，提示内分泌治疗有效 21 个月；建议 3 ~ 6 个月定期复查 PSA、睾酮和影像学检查，若肿瘤进展，可考虑行前列腺原发灶和转移灶姑息性放射治疗；若出现 mCRPC 时，可考虑二线内分泌治疗如阿比特龙，或多西他赛为主的二线化疗。

（3）放射治疗是不用开刀的前列腺癌"根治术"。放射治疗虽然也有一定的不良反应，但与根治术比较起来，对人体的损害要小得多。只要患者身体状况不是极度虚弱，均可接受放射治疗。至于是选择外照射还是近距离放射治疗则要根据医院设备条件、患者的病情、患者自身的意愿等情况来决定。

病例点评

一些癌症研究中心已经发现：前列腺癌转移的部位不同，对患者生存状况的影响也不同。仅有淋巴结转移的患者有着最长的总体生存期。那些肝脏也受到侵袭的患者明显会有更糟糕的存活率。癌灶转移到肺部和骨骼的患者生存状况介于二者之间。Susan Halabi 博士 2016 年于 *JCO* 发表一篇临床分析，从 9 项大型三期临床试验中分析了 8736 名前列腺癌转移患者的数据。这些患者都正在使用多西他赛进行治疗。前列腺的转移灶通常是以下四个部位：肺、肝、淋巴结和骨骼。大部分患者（约 73%）是骨转移，他们的中

笔记

位生存期约为 21 个月。仅有淋巴结转移的患者只占到很少的一部分（6.4%），但是中位生存期较长，约为 32 个月。肝转移患者约占患者总数的 8.6%，他们的中位生存期相当糟糕，仅为 14 个月。而出现肺转移的患者大约占到患者总数的 9.1%，他们的中位生存期约为 19 个月。因此，对于不同转移部位应该进行个体化分析与治疗。

054. 高龄高危基础疾病多前列腺癌手术去势 + 抗雄内分泌治疗

病历摘要

患者，男，82 岁。2015 年 7 月 14 日体检发现 PSA 40.11 ng/mL，7 月 16 日经直肠二维及彩色多普勒：前列腺大小约 4.78 cm×4.13 cm×2.89 cm，内腺大小约 3.19 cm×2.22 cm，回声欠均匀。腺体内探及多个强回声区，其一大小约 0.2 cm×0.3 cm。7 月 22 日行前列腺穿刺病理（图 54 - 1）右外腺：前列腺增生症；左外腺：前列腺癌，Gleason 评分 4 + 3 = 7。7 月 27 日行 ECT 检查（图 54 - 2）：见第 5 腰椎放射性分布异常增强，全身余骨内放射性核素呈正常对称性分布。7 月 30 日行盆腔 MRI（图 54 - 3）：前列腺体积增大，大小约 5.0 cm×2.7 cm，形态略欠规则，左侧外周叶可见小斑片状 ADC 值减低区，病灶与左侧精囊腺关系密切，余两侧外周叶信号未见明显异常，未见明显肿块影，膀胱精囊角存在。考虑前列腺形态略欠规则，左侧外周叶 ADC 值减低区，考虑前列腺癌并侵及左侧精囊腺。

2018 年 3 月行消化系统彩超检查提示肝多发囊肿，胆、胰、脾未见明显异常，门静脉血流显像好。行胸部 CT 检查未见异常。

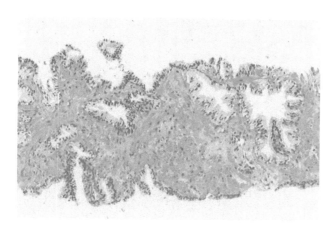

图 54 −1　2015 年 7 月 22 日前列腺活检病理

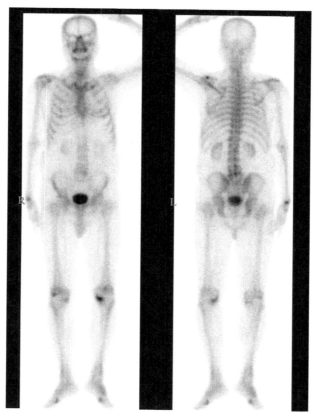

图 54 −2　2015 年 7 月 27 日骨扫描影像

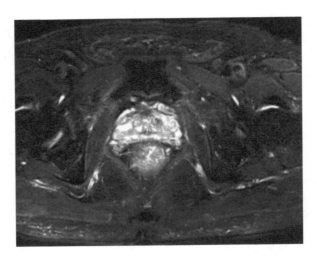

图 54 - 3　2015 年 7 月 30 日盆腔 MRI 影像

【既往史】 既往有 "陈旧性心梗" 病史。

【临床诊断】 前列腺癌 （T3N0M0，Ⅲ期）。

【治疗过程】 于 2015 年 7 月 29 日给予口服氟他胺 250 mg，3 次/日，抗雄治疗，于 2015 年 8 月 3 日给予双侧睾丸切除术，术顺，术后恢复可。内分泌治疗持续 1 年，PSA 控制良好，结合患者意愿，2016 年 7 月停止口服氟他胺，复查 PSA 0.01 ng/mL。2017 年 7 月复查 PSA < 0.01 ng/mL，2018 年 3 月复查 PSA < 0.01 ng/mL。2018 年 7 月因心衰、肺部感染死亡。

病例分析

（1） 本例患者前列腺癌诊断明确，分期 T3N0M0，Ⅲ期，高龄合并较多基础疾病，根据 NCCN 指南，PSA > 20 ng/dL，原发肿瘤 T3，为高危组，建议方案为：①放射治疗 + 内分泌治疗 （2 ~ 3 年）；②放射治疗 + 近距离放射治疗 ± 内分泌治疗 （2 ~ 3 年）；③手术治疗 + 盆腔淋巴结清扫。由于患者年龄较大，既往有陈旧性心梗病史，无法耐受手术，给以单纯内分泌治疗，采用手术去势治

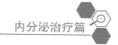

疗 + 氟他胺抗雄治疗。

（2）建议 3 个月定期复查 PSA 和睾酮，若 PSA 升高，应行全身影像学检查，制定新的治疗方案。PSA 检查是前列腺癌治疗以后最重要的复查或随访项目。前列腺癌根治术后，患者的 PSA 会呈下降的趋势，多数患者会在治疗后 1 个月左右降至最低点，这时需要进行复查评价疗效。

病例点评

（1）骨扫描是目前临床最广泛应用于骨转移灶的检查方法，是发现早期骨转移的最佳影像学检查，能较早探测到病灶，可比 X 线片提早 3 ~ 6 个月甚至更长时间。但是，骨扫描在具有特殊敏感性的同时，也存在一定的假阳性率，因此，骨扫描发现异常只提示有骨转移发生的可能，需要结合临床表现、影像学检查，必要时还需要行病变区域的活检以明确。该患者骨扫描见第 5 腰椎放射性分布异常增强，此时应行腰椎 MRI 或 CT 检查以排除转移。

（2）手术去势最大的缺点是睾酮不可逆减少，对于高龄老年患者，其心血管不良反应及代谢综合征不容忽视。雄性激素在维持肌肉质量、控制脂肪生成中起着重要作用，睾酮的大幅下降会出现肌肉萎缩和脂肪组织增加。观察研究表明脂肪含量将增加 10%，肌肉含量将减少 3%。由于肌肉和脂肪量之间的不平衡，肌肉减少性肥胖推动出现代谢综合征。一项为期 12 个月的研究显示，将使总胆固醇、低密度脂蛋白和甘油三酯分别增高 9%、7.3% 和 26.5%。此外，还会增加受体对胰岛素的抵抗，从而使糖尿病风险增高。所以治疗中要密切关注，辅以相应的降脂药物，以免引起心血管和糖尿病。患者最终死于心血管疾病，与肿瘤无关。在手术去势后应注意不良反应的处理。

055 晚期高龄前列腺癌单纯内分泌治疗后失败行化疗+姑息性放射治疗

病历摘要

患者，男，77岁。于2007年1月无明显诱因出现夜尿增多伴腰部酸痛，查B超示左肾积水，前列腺增大；就诊某三甲医院查尿常规示隐血++，血PSA>100 ng/mL。2007年1月22日行前列腺穿刺活检，病理示前列腺癌，Gleason评分4+5=9。骨ECT示脊柱放射性分布不均匀，以腰骶部明显。

【既往史】既往无特殊病史。

【临床诊断】前列腺癌Ⅳ期。

【治疗过程】2007年1月31日行"双侧睾丸切除术"，术后口服"氟他胺250 mg口服，3次/日"复查PSA降至2.0 ng/mL以下，服药至2009年3月10日。2010年3月26日行骨ECT示（图55-1）L4椎体及L5椎体左侧异常浓聚。复查PSA 62.800 ng/mL。2010年3月29日开始改用"比卡鲁胺片（康士得）50 mg口服，1次/日"内分泌治疗。2010年9月22日突发腰部剧痛，持续一周余，对症处理不能缓解，查PSA 100 ng/mL。2010年10月11日复查提示胸部及腹膜后肿瘤转移，考虑患者去势抵抗，停止服用"康士得"内分泌治疗。2010年10月至2010年12月行"多西他赛100 mg，1次/

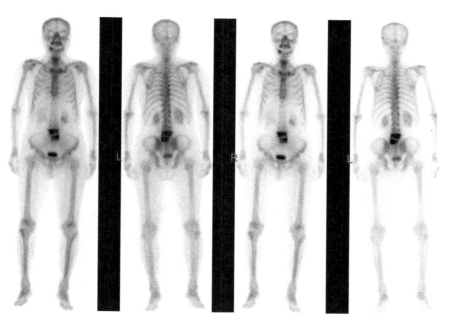

图 55 - 1　2010 年 3 月 26 日去势术后 ECT

日 + 醋酸泼尼松 5 mg 口服，2 次/日"，每 21 天 1 次化疗四周期。
2011 年 3 月复查 PSA > 100 ng/mL，病情进展，2011 年 3 月 12 日行
"米托蒽醌 10 mg d1 + 泼尼松，每 21 天 1 次"化疗二周期。2011 年 4
月 28 日行"多西他赛（泰素帝）80 mg，d1、d8 + 醋酸泼尼松 5 mg，
每 21 天重复"化疗，2011 年 5 月 24 日复查 CT 示双侧肾盂积水，
考虑肿瘤侵犯压迫所致，行一程放射治疗，双下肢水肿明显缓解。
2011 年 6 月复查 PSA 52.31 ng/mL，2011 年 7 月 3 日至 2011 年 9 月
行三周期"多西他赛 80 mg d1、d8 + 醋酸泼尼松，每 21 天 1 次"
方案化疗，化疗后 2011 年 10 月复查 PSA 17 ng/mL。2011 年 12 月
22 日复查 PSA 46 ng/mL，考虑进展，改口服磷酸雌莫司汀胶囊治
疗，2 粒，2 次/日，口服 1 个月后复查 PSA 60.69 ng/mL，查 CT：
①左下肺癌伴肺内多发转移并侵犯胸壁，较前对比，左下肺病灶较
前增大（图 55 - 2）；②腹膜后转移灶，左肾门区病灶较前增大；
③前列腺癌侵犯膀胱、精囊腺、腰 3 ~ 5 椎体及侧腹股沟淋巴结转

笔记

移（图 55 - 3）。考虑原化疗方案有效，继续应用"多西他赛"方案化疗，遂 2012 年 4 月 7 日、2012 年 5 月 3 日给予"多西他赛 80 mg d1、d8 + 醋酸泼尼松片，每 21 天 1 次"方案化疗二周期。2012 年 6 月复查 PSA 10.57 ng/mL，患者因体质差无法耐受化疗，要求在家对症支持治疗。随访治疗 5 年多。2012 年 12 月 13 日失访。

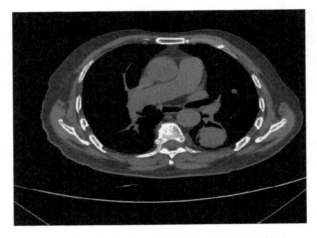

图 55 - 2　2012 年 1 月 24 日去势术后肺转移

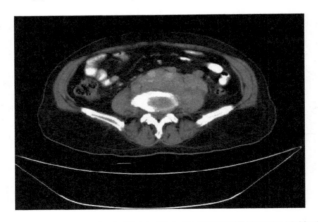

图 55 - 3　2012 年 1 月 24 日去势术后腹膜后淋巴结转移

病例分析

（1）患者前列腺癌晚期Ⅳ期，高龄，内分泌治疗是一线方案，

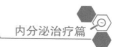

患者行手术去势 + 氟他胺治疗，最大限度雄激素阻断，内分泌有效时间为 26 个月，后发展为转移性去势抵抗性前列腺癌，病情一旦进入该阶段，患者的中位生存时间将明显缩短。局部姑息性放射治疗可明显减轻患者痛苦，提高患者生活质量。

（2）根据 NCCN 指南，对于初次内分泌治疗后恶化的前列腺癌患者，交替使用抗雄激素药物治疗，25%~40% 仍能获益，平均有效时间为 4~6 个月。本例患者氟他胺替换康士得是正确的，治疗有效时间为 7 个月，符合常规时间。

（3）未经化疗有症状但身体状况良好的 mCRPC 患者，可采用多西他赛、醋酸阿比特龙联合泼尼松、酮康唑联合皮质激素、米托蒽醌或放射性核素治疗。对于去势抵抗性患者，化疗是该类患者的重要治疗手段之一，转移性前列腺癌在内分泌治疗后逐渐对激素产生非依赖而发展为去势抵抗。现主流的二线用药包括：多西他赛化疗、雄激素生物合成抑制剂 – 醋酸阿比特龙、恩杂鲁胺、镭 – 223 等。本例患者因长期化疗，体质差，经济原因等未进行新药治疗。

病例点评

（1）如何更早地发现和诊断前列腺癌，早期前列腺癌很难被患者自己发现，因为即使前列腺内的恶性肿瘤增长到一定体积压迫了尿道，也仅仅引起一些排尿不畅、血尿、急性尿潴留等非特异性的表现，很多患者在确诊前列腺癌时，癌灶已进入晚期。临床实践表明，晚期肿瘤是不能得到根治的，最终必将对患者的生命构成威胁。因此，早期诊断才是治疗前列腺癌的有效手段。早期发现前列腺癌的临床三大常用方法：直肠指诊、超声检查和前列腺特异性抗原测定，美国癌症协会现已推荐这三项检查作为老年男性的健康普查项目。其中直肠指诊和血清 PSA 作为"一线"检查方法，经直肠超声检查作为"二线"检查方法。对于 50 岁以上的老年男性，每年都应进行直肠指诊和 PSA 检查，如发现异常，应积极地实施经直肠超声检查。

（2）单纯内分泌治疗是晚期前列腺癌的主要治疗手段，但对于仅有骨转移的肿瘤高负荷前列腺癌，常常导致去势抵抗前列腺癌较早出现。目前，许多研究对如何推迟晚期前列腺癌治疗失败的情况进行了探讨，一方面，对于激素敏感晚期前列腺癌患者，行多西他赛联合内分泌治疗较单纯内分泌治疗有更长的 PFS 和 OS；同时在内分泌治疗的过程中，加入原瘤床及局部转移病灶的放射治疗，或者局部手术，亦有更好的疾病控制率和生存率，对患者的生活质量也有较大的改善。因此，此病例在治疗过程中，应该更积极地将放射治疗、化疗等手段应用其中。

056 低危高龄前列腺癌单纯内分泌治疗合并双源恶性肿瘤

病历摘要

患者，男，70 岁。2003 年 10 月出现排尿困难，尿线变细，夜间增多，偶有尿痛。2003 年 11 月 14 日就诊于原福州总医院查盆腔 CT 平扫提示前列腺增生。PSA 14 ng/mL，患者开始间断口服保列治、高特灵等药物。排尿症状略缓解。此后定期复查血清 PSA，波动于 6 ～

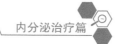

18 ng/mL。2007年9月复查血PSA 28 ng/mL。2007年10月10日行前列腺穿刺活检。病理提示前列腺癌，Gleason评分3＋3＝6；MRI检查提示前列腺双侧外周带见异常信号影。全身骨显像未见明显异常。

【既往史】 既往无特殊病史。

【临床诊断】 前列腺癌（T2N0M0，Ⅱ期，局部低危）。

【治疗过程】 担心不良反应，患者拒绝根治性手术及放射治疗。2007年10月24日行双侧睾丸切除术，后开始口服氟他胺250 mg，3次/日，至2011年9月停止。以后每6个月复查PSA均＜0.003 ng/mL。2014年4月开始出现血便，患者未重视。2015年4月13日福建省级机关医院查CEA 140.3 ng/mL，查肠镜示距肛门5～12 cm菜花状肿物，侵犯2/3周直肠肠壁，考虑直肠癌。活检病理提示直肠腺癌。2015年4月20日于原福州总医院查盆腔MRI（图56－1）：①原前列腺癌行睾丸切除术后，现未见明显复发及转移征象；②直肠管壁增厚，肿瘤侵犯盆壁，考虑直肠癌；③盆腔及双侧腹股沟区多发淋巴结，考虑肿瘤转移；2015年4月28日行直肠癌姑息性放射治疗，放射治疗10次后，因病情恶化无法耐受而终止，2015年8月因直肠癌晚期去世，享年82岁。

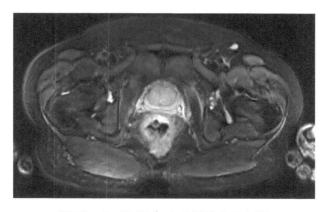

图56－1 2015年6月随访盆腔MRI

病例分析

（1）患者前列腺癌可以诊断为低危型，等待观察也是一种可以选择的治疗方法，等待观察指征：①不愿意接受治疗带来的不良反应的晚期 M1 患者；②预期寿命小于 5 年者；③临床 T1b ~ T2b，分化好，Gleason 评分 2 ~ 4，预期寿命大于 10 年者。

（2）主动监测也是一种选择，因担心治疗风险，不立刻治疗，而选择严密随访，积极监测疾病发展，出现肿瘤进展达到预先设定的阈值时再治疗。主动监测指征：①极低危患者；②临床 T1a，分化好或中等，预期寿命 >10 年的年轻患者；③临床 T1b ~ T2b，分化好或中等，预期寿命 <10 年的年轻无症状患者。

（3）对合并高血压、糖尿病等老年基础病，不愿手术和放射治疗，手术去势也是一种经济、有效、不良反应轻的姑息治疗手段。笔者在军人干休所随访发现，许多患前列腺癌的老干部仅睾丸切除，活到 80 ~ 90 岁也常见。

（4）采取观察等待及主动监测的患者务必定期找专科医师门诊随访，以便及时了解病情变化，把握治疗时机。对于预期寿命 >10 年的低危局限性前列腺癌，专家共识推荐治疗顺序：①根治性手术；②根治性放射治疗；③主动监测。

病例点评

（1）主动监测前列腺癌的同时应该进行定期全面体检，随着社会的老龄化、平均寿命的延长，以及不良生活习惯的增多，临床上越来越多出现双原发，甚至多原发恶性肿瘤的患者，这就提醒医务

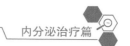

工作者，在临床诊疗过程中，应该关注和警惕这类患者，应该进行全面的检查，以得到正确全面的诊断，提供合理的后续治疗。

（2）此患者直至去世，前列腺癌仍控制良好，说明对于老龄前列腺癌患者，通过正确的临床评估，采取相应的治疗策略，就能得到良好的效果；此患者经过去势内分泌治疗，然后进行观察等待，也取得了满意的临床效果，但观察等待是有前提的，需要进行正确的评估分组及密切的PSA随访。

057 高龄高危前列腺癌间歇性内分泌治疗 + 阿比特龙二线内分泌治疗

📋 病历摘要

患者，男，84岁，2009年5月体检发现PSA 6.2 ng/mL，轻微血尿，小便变细，排尿稍不畅，无尿频、尿急、尿痛，无夜尿增多，无腰痛等。2009年11月再次复查示PSA 16 ng/mL；盆腔MRI提示（图57-1）前列腺体积稍增大，大小约4.7 cm×3.3 cm，左侧前列腺外周带内可见一大小约2.5 cm×2.2 cm的结节影，肿块向外侧突出，包膜不完整，向内压迫内腺。双侧精囊腺未见明显异常信号影，盆腔内未见明显肿大淋巴结影。全身骨扫描未见异常。2009年11月26日行前列腺穿刺活检病理提示（左外腺）前列腺癌，Gleason评分3+4=7。

【既往史】 既往"高血压病""冠心病"病史10余年。

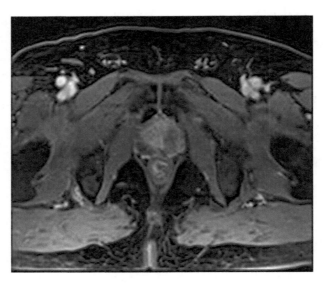

图 57 −1　2009 年 11 月 11 日盆腔 MRI

【临床诊断】前列腺癌（T3aN0M0，Ⅲ期，高危型）。

【治疗过程】2009 年 12 月初行"氟他胺 250 mg 口服，3 次/日 + 诺雷德 3.6 mg 皮下注射，每 4 周 1 次"内分泌治疗；治疗期间出现转氨酶升高，停氟他胺给予保肝治疗后，2009 年 12 月 25 日改为"比卡鲁胺 50 mg 口服，1 次/日 + 醋酸戈舍瑞林缓释植入剂 3.6 mg 皮下注射，每 4 周 1 次"内分泌治疗。2010 年 6 月 7 日复查 PSA 降为 0.35 ng/mL，2011 年 2 月 25 日复查 PSA 最低为 0.16 ng/mL。2011 年 6 月 9 日复查 PSA 为 19.0 ng/mL，考虑病情稳定，间歇性停内分泌治疗。2011 年 11 月 7 日查 PSA 上升为 1.97 ng/mL，继续诺雷德去势治疗后 2011 年 12 月 1 日 PSA 降至 0.98 ng/mL。2012 年 6 月 28 日 PSA 升高为 2.35 ng/mL，之后持续升高，2013 年 12 月 20 日查 PSA 10.78 ng/mL，睾酮 30.7 ng/dL，病情进展，考虑为去势抵抗性前列腺癌。停用比卡鲁胺及诺雷德，改为"氟他胺 250 mg 口服，3 次/日"内分泌治疗，2014 年 1 月 17 日 PSA 降为 9.82 ng/mL 半个月后开始升高，2014 年 2 月 21 日复查 PSA 最高升至 12.46 ng/mL，睾酮 136 ng/dL。

2014 年 4 月 3 日（图 57 - 2）因病情进展，经会诊考虑去势抵抗性前列腺癌（局部高危），2014 年 4 月 10 日行前列腺癌根治性调强放射治疗，肿瘤照射剂量 73.8 Gy/41 f/8$^+$w，放射治疗期间同步"比卡鲁胺 + 诺雷德"内分泌治疗，放射治疗期间出现夜尿次数增多（约 4~5 次/晚）及乏力不适，放射治疗结束后 1 周恢复正常。2014 年 9 月 15 日放射治疗结束后 1 个月复查 PSA 降至 0.58 ng/mL，2014 年 12 月 29 日复查 PSA 0.20 ng/mL，因药物不良反应停比卡鲁胺。2015 年 5 月 5 日复查 PSA 0.144 ng/mL，2015 年 8 月 24 日复查 PSA 1.110 ng/mL，睾酮 27.7 ng/dL。2016 年 8 月 19 日复查 PSA 13.43 ng/mL，全身 PET/CT（图 57 - 3）示双肺多发肿瘤转移，伴右侧耻骨下支骨肿瘤转移。自行服用雷丸片等中药治疗，2017 年 2 月 27 日复查 PSA 20.94 ng/mL，胸部 CT 示双肺 32 个转移病灶，提示治疗无效，考虑去势抵抗前列腺癌。2017 年 10 月 16 日复查 PSA 41 ng/mL，开始"阿比特龙 1000 mg，qd + 泼尼松片 5 mg，bid"治疗至今，2018 年 8 月 10 日复查 PSA 0.152 ng/mL，复查胸部 CT（图 57 - 4）提示双肺转移病灶减少至 10 个，放射治疗后随访曾一

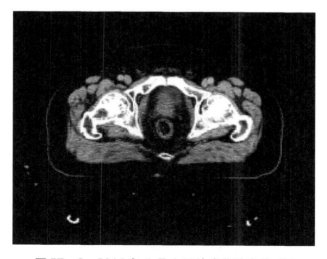

图 57 - 2　2014 年 4 月 4 日放疗盆腔定位 CT

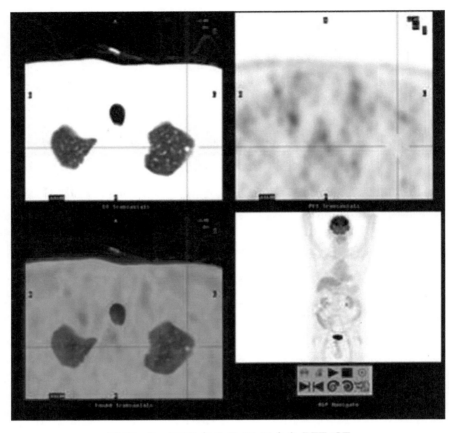

图 57 - 3　2016 年 8 月 19 日全身 PET/CT

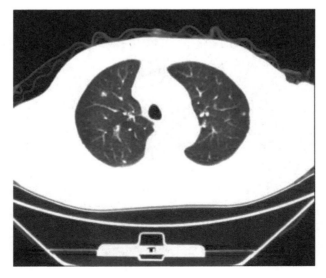

图 57 - 4　2018 年 8 月 10 日胸部 CT

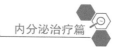

度出现血尿，2017 年 10 月经泌尿外科膀胱镜检查未见肿瘤复发，膀胱镜下止血处理后血尿停止。目前生活自理，健身娱乐活动正常，随访 9 年余，生活质量高。

病例分析

（1）该患者高危局限性前列腺癌诊断明确，患病时 84 岁高龄，预期寿命不足 10 年，没有选择根治性手术和放射治疗，直接行内分泌治疗，值得多学科专家讨论和商榷。

（2）前列腺癌内分泌治疗有效期一般为 15 ~ 30 个月，该患者从内分泌治疗开始至进展，内分泌治疗有效时间为 22 个月，符合预期有效时间。

（3）针对非转移性 CRPC 患者，不推荐使用化疗及免疫治疗，可观察或选择二线内分泌治疗，包括加用抗雄激素药物、抗雄激素药物替换、停用抗雄激素药物、加用肾上腺雄激素抑制剂、雌激素化合物及新的治疗方法。该患者选择氟他胺替换比卡鲁胺是正确的，资料显示交替使用抗雄激素药物治疗，25% ~ 40% 的患者仍能获益，平均有效时间为 4 ~ 6 个月。放射治疗也是一种有效的姑息性治疗手段，不良反应轻，安全有效。

（4）患者出现双肺和骨转移后改为阿比特龙二线内分泌治疗，疗效显著，不良反应轻。

病例点评

（1）该病例在治疗过程中采用了间歇内分泌治疗。间歇内分泌治疗可以提高患者生活质量，降低治疗成本，可能延长肿瘤对雄激素依赖的时间，与传统内分泌治疗相比可能有生存优势。IHT更适用于局限性病灶及经过治疗后局部复发者，国内推荐停药标准为 PSA≤0.2 ng/mL，持续 3～6 个月。间歇治疗后重新开始治疗的标准目前报道不一，目前国内推荐 PSA＞4 ng/mL 后开始新一轮治疗。

（2）醋酸阿比特龙在 LATITUDE 研究中已经证实对于高肿瘤负荷 mHSPC 患者（Gleason 评分 8～10 分，3 处以上骨转移病灶或内脏转移等 3 项危险因素至少满足 2 项）有良好的生存获益。同期发表的 STAMPEDE 研究中，针对 mHSPC 患者的结果显示，与 ADT 治疗相比，ADT 联合阿比特龙治疗使 mHSPC 患者人群的死亡风险下降了 39%，治疗失败风险下降了 71%。随着对 mCRPC 发生和演进分子机制的深入研究，近年来，新型内分泌药物阿比特龙和恩杂鲁胺先后成为 mCRPC 患者的标准一线治疗药物，但两种新型内分泌药物之间尚缺乏头对头的前瞻性研究，针对 mCRPC 患者个体的具体治疗方案，需根据患者的疾病状态、体力状态、疗效相关分子或病理表型、患者经济状况，以及患者对治疗药物的接受程度和治疗意愿等进行个体化选择。在临床工作中，建议根据患者的特点选择不同的新型内分泌治疗适应证人群。对于既往有中枢神经系统病变（如癫痫发作）、跌倒风险高、严重体虚乏力的患者，应优先考虑使用醋酸阿比特龙。而对于存在泼尼松禁忌证、不可控制的糖尿病、活动性消化道溃疡、肝功能异常及心脏射血分数低于 50% 的 mCRPC 患者，应优先考虑使用恩杂鲁胺内分泌治疗。

笔记

058 高危前列腺癌一线内分泌治疗 + CRPC 后挽救性放射治疗 + 阿比特龙二线内分泌治疗

病历摘要

患者，男，71 岁。患者 2010 年 8 月无明显诱因出现排尿踌躇、尿线乏力、射程短及尿后滴沥现象，查血 PSA 56 ng/mL。2010 年 10 月 27 日查盆腔 MRI（图 58 – 1）示前列腺左侧外周叶异常信号，形态及功能影像均提示前列腺癌并侵犯包膜。10 月 29 日行经直肠前列腺穿刺活检术，术后病理示右外腺：前列腺增生症，局灶高级

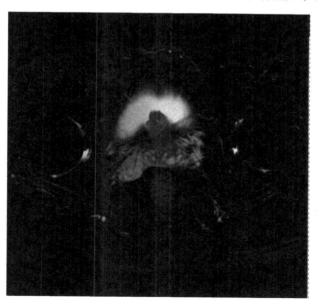

图 58 – 1 2010 年 10 月 27 日盆腔 MRI

笔记

别上皮内瘤变。左外腺：前列腺癌，Gleason 评分 3 + 4 = 7。胸部 CT 未见异常。腹部彩超未见异常。

【既往史】无特殊病史。

【临床诊断】前列腺癌Ⅲ期。

【治疗过程】2010 年 11 月给予醋酸戈舍瑞林缓释植入剂（诺雷德）3.6 mg 皮下注射每 28 天重复，比卡鲁胺（康士得）50 mg 口服每日 1 次。2011 年 6 月 24 日复查 PSA 最低降至 0.05 ng/mL；2011 年 9 月 20 日复查 PSA 0.07 ng/mL；2012 年 2 月 15 日复查 PSA 0.17 ng/mL，3 月 21 日复查 PSA 0.22 ng/mL；2012 年 5 月 17 日复查 PSA 0.29 ng/mL，8 月 22 日复查 PSA 0.42 ng/mL，11 月 21 日复查 PSA 0.64 ng/mL；2013 年 2 月 20 日复查 PSA 0.88 ng/mL，5 月 8 日复查 PSA 0.94 ng/mL，8 月 21 日复查 PSA 1.48 ng/mL，12 月 10 日复查 PSA 2.01 ng/mL；2014 年 2 月 11 日复查 PSA 2.58 ng/mL，血清睾酮为 20 ng/dL；考虑前列腺癌去势抵抗，行挽救性放射治疗。2014 年 4 月 3 日给予一程前列腺及盆腔淋巴结引流区调强放射治疗，肿瘤量 72 Gy/36 f/7⁺w，内分泌治疗不变。2014 年 4 月 15 日复查 PSA 1.53 ng/mL；2014 年 5 月 1 日出现排尿疼痛，2014 年 5 月 9 日复查 PSA 0.47 ng/mL；2014 年 5 月 25 日放射治疗结束时复查 PSA 0.4 ng/mL；2014 年 7 月 15 日复查 PSA 0.42 ng/mL；2014 年 11 月 5 日复查 PSA 0.62 ng/mL，睾酮 29.63 ng/dL。2015 年 3 月 18 日查 PSA 3.0 ng/mL，血清睾酮 23.63 ng/dL；2015 年 3 月 20 日复查 PSA 3.2 ng/mL，全身骨 ECT（图 58 - 2）检查示左侧肩胛骨、第 4 胸椎、左侧第 5 后肋及第 4 腰椎异常放射性浓聚，考虑前列腺癌骨多发转移；2015 年 4 月 21 日复查 PSA 4.45 ng/mL，考虑病情进展；2015 年 6 月 19 日停康士得改氟他胺 250 mg 口服每日 3 次，内分泌治疗。2015 年 7 月 7 日复查 PSA 5.42 ng/mL；2015 年 8 月 26 日中

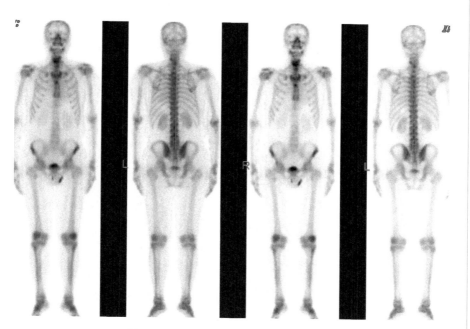

图 58 - 2　2015 年 3 月 20 日骨 ECT

停氟他胺内分泌治疗，再次口服康士得内分泌治疗，2015 年 9 月 7 日、9 月 15 日复查 PSA 分别为 0.089 ng/mL、0.124 ng/mL；2015 年 12 月 9 日复查 PSA 0.657 ng/mL；2016 年 3 月 15 日复查 PSA 2.48 ng/mL，血清睾酮 15.41 ng/dL。2016 年 6 月 16 日复查 PSA 10.52 ng/mL，睾酮 28.29 ng/dL；考虑一线内分泌药物互换有效，2016 年 6 月 20 日再次停康士得改氟他胺内分泌治疗，继续唑来膦酸 4 mg 静滴28 天重复。2016 年 7 月 11 日复查 PSA 9.74 ng/mL，睾酮 <11.49 ng/dL，10 月 17 日复查 PSA 19.29 ng/mL；开始口服阿比特龙 1000 mg 每日 1 次，强的松片 5 mg 每日口服 2 次。11 月 16 日复查 PSA 27.89 ng/mL，12 月 17 日复查 PSA 19.78 ng/mL，睾酮 16.75 ng/dL。2017 年 1 月 16 日复查 PSA 0.647 ng/mL，睾酮 < 11.49 ng/dL。2017 年 9 月 8 日复查 PSA 小于 0.5 ng/mL，继续阿比特龙治疗。2017 年 10 月 17 日复查 PSA 1.73 ng/mL。2018 年 1 月 9

笔记

233

日复查 PSA 9.9 ng/mL。2018 年 6 月 6 日复查 PSA 0.162 ng/mL。2018 年 12 月 12 日复查 PSA 0.006 ng/mL。2019 年 2 月复查 PSA 0.004 ng/mL。目前患者每日坚持散步锻炼，精神状态好，睡眠好，定期随访中（图 58 - 3、图 58 - 4），生活可自理。

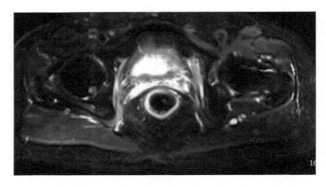

图 58 - 3　2019 年 2 月随访盆腔 MRI

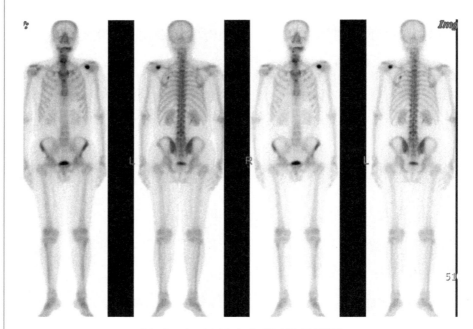

图 58 - 4　2019 年 2 月随访骨 ECT

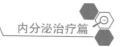

病例分析

（1）该患者前列腺癌，T3aN0M0，Ⅲ期，Gleason 评分 3 + 4 = 7，诊断明确，该患者属于中危局部晚期前列腺癌，根据前列腺癌治疗 NCCN 指南，认为根治术在 T3a 期前列腺癌治疗中，占据重要地位，该患者原则该首选根治术。但该患者治疗初期拒绝根治术及根治性放射治疗，仅同意诺雷德 + 康士得内分泌治疗。

（2）内分泌治疗维持 3 年，PSA 由最低值 0.05 ng/mL 升高至 2.58 ng/mL，考虑一线内分泌治疗失败，经反复劝说后该患者同意给予一程放射治疗。故给予根治性放射治疗，一般剂量 70 ~ 80 Gy，该患者 72 Gy，2014 年 5 月 25 日放射治疗后 PSA 降至 0.4 ng/mL。该患者放射治疗结果提示，局部放射治疗对无远处转移去势抵抗患者有效安全。

（3）该患者诊断去势抵抗型前列腺癌后，停用一线内分泌治疗药物，启用二线药物阿比特龙 + 强的松方案安全有效，我院有限经验表明，有些患者有效时间达 2 年多。

病例点评

（1）对于高危局限期前列腺癌，放射治疗联合长程同步/辅助内分泌治疗（2 ~ 3 年）是治疗首选，但该患者拒绝行外照射放射治疗，单纯内分泌治疗 3 年余后进展为 CRPC。对于局部进展的前列腺癌，仍然首选放射治疗，该患者在行局部放射治疗后，PSA 降至 0.4 ng/mL，效果较好。

（2）CRPC 前列腺癌选择：中国 CUA 指南推荐，CRPC 为血清睾酮达到去势水平；相隔 1 周，连续 3 次 PSA 上升，较最低值升高 50% 以上。事实上，在临床上，去势水平下的 PSA 进展即可判定 CRPC。不必等待抗雄或抗雄撤除后，才能诊断 CRPC。CRPC 治疗主要有四个方面：传统二线内分泌治疗、多西他赛化疗、新型内分泌治疗（阿比特龙、恩杂鲁胺）、治疗性疫苗 Sipuleucel – T 等。研究证实，即使已经达到血清去势水平，但肿瘤内的雄激素持续存在。新型内分泌治疗药物（如阿比特龙、恩杂鲁胺）的问世，为 CRPC 患者带来新的选择。阿比特龙通过抑制雄激素合成通路中的关键酶（17α 羟化酶和 C17，20 – 侧链裂解酶），抑制多个来源的雄激素合成，发挥更强的抗雄作用。COU – AA –302 等两项研究奠定了阿比特龙在 CRPC 治疗中的地位，醋酸阿比特龙显著延长影像学无进展生存时间（rPFS）和总生存时间。

059 前列腺癌多发骨转移单纯内分泌治疗 + 化疗

病历摘要

患者，男，60 岁。2014 年 12 月 10 日因双下肢酸痛伴发热就诊于福建某三甲医院，查 PSA 56 ng/mL，查盆腔 MRI 示前列腺中央叶及右前部周围叶多发浸润性病灶并部分突破包膜，累及临近膀胱壁，考虑前列腺癌，合并骨盆及双侧股骨上段、盆腔内及双侧腹股沟淋巴结多发转移。12 月 22 日行前列腺穿刺活检病理示前列腺右外侧基底部：前列腺癌，Gleason 评分 5 + 4 = 9，侵犯神经组织。前列腺右外侧中部：前列腺癌，Gleason 评分 5 + 3 = 8。前列腺右外侧尖部：前列腺癌，Gleason 评分 5 + 4 = 9。全身骨扫描示脊柱、胸骨、双侧肋骨、双侧肩关节、骨盆、双侧股骨上段见放射性异常浓聚，考虑骨转移。双肺 CT 扫描未见异常；消化系统彩超未见异常。

【既往史】 既往无特殊病史。

【临床诊断】 前列腺癌（Ⅳb 期）。

【治疗过程】 2014 年 12 月 23 日给予比卡鲁胺片（康士得）+ 醋酸戈舍瑞林缓释植入剂（诺雷德）方案内分泌及唑来膦酸注射液抗骨转移治疗，2015 年 3 月 2 日查 PSA 降至 1.14 ng/mL，疼痛明显减轻。2015 年 5 月 19 日复查 PSA 3.13 ng/mL，睾酮 0.28 nmol/L。2015 年 6 月 16 日（图 59 - 1）患者诉双侧髂骨久站及活动后疼痛，左侧肋骨偶有疼痛，复查 PSA 5.2 ng/mL，睾酮 22.98 ng/dL。考虑病情进展，改 "氟他胺片 250 mg 口服，3 次/日 + 诺雷德 3.6 mg 皮下注射，每 28 日 1 次" 内分泌治疗。2016 年 1 月 7 日复查 PSA 44.61 ng/mL，血清睾酮 11.49 nmol/L，疼痛加剧，考虑去势抵抗。建议患者滴注多西他赛 75 mg/m^2，每 3 周 1 次化疗，患者拒绝化疗，自行口服阿比特龙，疼痛无明显好转，2016 年 6 月失访。

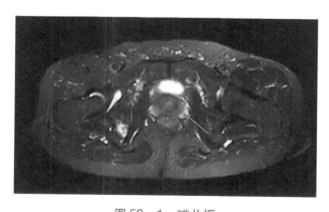

图 59 - 1　磁共振

📑 病例分析

（1）该患者晚期前列腺癌诊断明确，高危，预后不佳，首选内分泌治疗。内分泌治疗适应证：①转移性前列腺癌，包括 N1 和 M1 期；②局限早期前列腺癌或局部进展期前列腺癌，无法行根治性前列腺切除术或放射治疗；③根治性前列腺切除术或者根治性放射治疗前的新辅助内分泌治疗；④放射治疗的同步内分泌治疗；⑤治愈性治疗后局部复发，但无法再行局部治疗；⑥治愈性治疗后远处转移；⑦去势抵抗期的雄激素持续抑制。

（2）放射治疗对晚期骨转移前列腺癌患者而言，有姑息性止痛、防止骨相关事件发生作用。镭 – 223 已被证明能够延长有骨转移症状但没有内脏转移的去势抵抗患者的生存期，该患者有适应证。

（3）去势抵抗晚期前列腺癌一线内分泌治疗失败后，可以选择化疗和阿比特龙、恩杂鲁胺等有效药物，失败后可以通过基因测序检查，进行靶向治疗。

➕ 病例点评

（1）肿瘤高负荷前列腺癌以标准内分泌治疗为主，大量临床研究表明，内分泌治疗联合多西他赛化疗已成为一线治疗新标准，可以避免患者很快发展为去势抵抗前列腺癌。转移性激素敏感性前列腺癌（metastatic hormone sensitive prostate cancer，mHSPC）是联合化疗的最佳适应证，不但可以降低患者总体死亡风险，还可以显著延长患者总生存时间。尽管不同指南的推荐意见有差异。但大部分

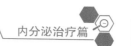

专家推荐，高肿瘤负荷（内脏转移和/或 4 个或更多骨转移灶，其中至少有一处骨盆或脊柱外的骨转移灶）且体能状况适合化疗的 mHSPC 患者在内分泌治疗基础上联合多西他赛化疗。

（2）姑息性放射治疗能够提高晚期前列腺癌患者的生活质量。针对前列腺癌骨转移患者的治疗，目的在于减少骨转移灶引发的疼痛，进一步调节患者各项功能，改善提升运动功能，减少骨折等不良事件的发生。关于前列腺癌骨转移的治疗，常用的方法有内分泌治疗、化疗、放射治疗、放射性核素治疗、双膦酸盐类药物治疗、分子靶向治疗等。局部放射治疗多用于存在单一或数个位置骨转移灶的患者，这种方法可以大幅度降低患者的骨痛感，减少镇痛类药物的服用量，还能降低病理性骨折的发生率，缓解肿瘤对脊髓的压迫，从而提高患者的生活质量。近期有探索性研究表示，对低转移负荷的患者，行局部根治性放射治疗，有望取得生存获益。

060　晚期前列腺癌 （T4N1M0，Ⅳ期）内分泌治疗失败后姑息性放射治疗

病历摘要

患者，男，68 岁。因 2010 年无明显诱因出现排尿困难，排尿开始时间延长、尿线变细，尿频，7～8 次/天，夜尿增多，呈进行

239

性加重，就诊外院，查 PSA 46.2 ng/mL。为进一步诊治，就诊我院，行盆腔 MRI 检查示前列腺体积增大，大小约为 4.3 cm×4.0 cm×4.5 cm，形态不规则，上缘包膜不完整，与膀胱底壁边界不清楚，考虑前列腺癌累及膀胱壁。行前列腺穿刺活检示右外腺：前列腺腺泡细胞癌，Gleason 评分 4+5=9；左外腺：前列腺腺泡细胞癌，Gleason 评分 4+5=9；ECT 示未见异常。

【既往史】既往无特殊病史。

【临床诊断】前列腺癌（T4N1M0，Ⅳ期）。

【治疗过程】因担心放射治疗不良反应，未行放射治疗。2011年9月15日（图60-1）行膀胱镜检术，术中发现膀胱内占位。膀胱肿物活检标本（图60-2）膀胱转移性前列腺腺泡细胞癌，Gleason 评分 4+5=9。2011年9月23日行"经尿道膀胱肿瘤电切术+双侧睾丸切除术"，术后给予氟他胺 250 mg，3 次/日，口服内分泌治疗，术后 PSA 最低为 0.09 ng/mL。术后病理（图60-3）示前列腺腺泡细胞癌。2012年2月6日查 PSA 1.17 ng/mL。之后未复

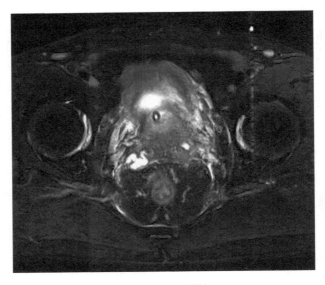

图 60-1　MRI

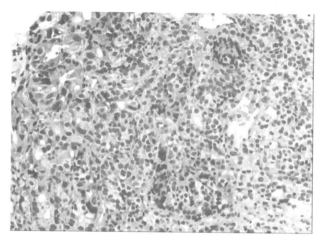

图 60 - 2　穿刺病理

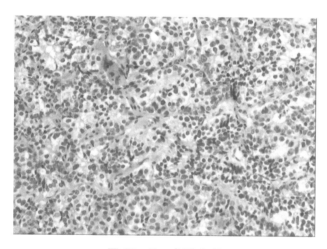

图 60 - 3　术后病理

查。2013 年 5 月 6 日我院查 PSA 10.91 ng/mL；2013 年 6 月 1 日复查 PSA 20.14 ng/mL。考虑病情进展，建议行放射治疗，患者担心放射治疗不良反应，再次拒绝进一步治疗。2013 年 12 月 2 日我院复查 PSA 34.26 ng/mL，患者仍尿频，7～8 次/天，夜尿增多，偶有血尿，量少，无尿痛，考虑前列腺癌去势抵抗，给予改用比卡鲁胺 50 mg，qd，口服内分泌治疗，将病情变化与放射治疗作用详细告知患者及家属，解除患者疑虑，终于同意放射治疗，予前列腺癌

笔记

241

病灶一程姑息性放射治疗，照射靶区包括整个前列腺及其包膜，肿瘤照射剂量为 70 Gy/32 f/6.4 w；盆腔淋巴结引流区照射剂量 54.4 Gy/32 f/6.4 w。复查盆腔 MRI 示病灶较前缩小。PSA 28.64 ng/mL；评价疗效为部分缓解。此后规律行内分泌治疗，监测复查 PSA 呈进行性升高，2014 年 6 月前于外院复查前列腺 MRI 示肿瘤大小 24 mm×17 mm×26 mm，考虑肿瘤复发伴膀胱后壁受侵。ECT 示（图 60-4）L4-5 椎体异常放射性浓聚。故停用比卡鲁胺，给予撤雄性治疗，PSA 仍继续升高，2014 年 9 月复查，PSA 15.96 ng/mL、睾酮 25.57 ng/dL；考虑疗效不佳，故给予"唑来膦酸 3.6 mg/次，1 次/28 天；红豆杉胶囊 3 粒，3 次/日"治疗，2014 年 12 复查 PSA 13.68 ng/mL。续前方案治疗，之后患者失访。

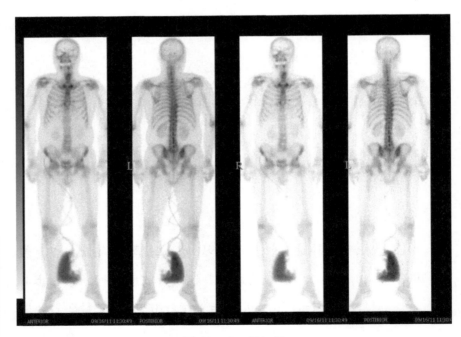

图 60-4　骨扫描

笔记

病例分析

（1）患者初诊时为前列腺癌局部晚期患者，延误 1 年才开始内分泌治疗，是正确的。双侧睾丸切除去势手术对晚期、经济困难患者也是一种较好选择，如果初诊时联合局部放射治疗可能对患者有更大的生存获益。

（2）去势抵抗性前列腺癌的定义为经过初次持续雄激素剥夺治疗后疾病依然进展的前列腺癌。同时具备以下条件：①血清睾酮达到去势水平（< 50 ng/dL 或 < 1.7 nmol/L）；②间隔 1 周，连续 3 次 PSA 上升，较最低值升高 50% 以上。

（3）双膦酸盐作为多种骨转移癌的一线用药，能有效治疗骨破坏，缓解骨痛，预防和推迟骨相关事件的发生，可作为前列腺癌骨转移综合治疗的基础用药。本例患者在确诊骨转移时开始使用双膦酸盐，取得较好的临床效果。

（4）复方红豆杉胶囊主要成分是紫杉醇，对去势抵抗性前列腺癌有效，我科在临床试验中，初步表明，对少部分患者有效，不良反应轻。

病例点评

（1）对于晚期前列腺癌并非束手无策，"雄激素阻断治疗"是这类患者首选的临床治疗方案。绝大多数骨转移性前列腺癌通过雄激素阻断治疗可以取得惊人的理想疗效，患者的平均生存期可以延长到 5 ~ 6 年。患者没有及时进行规范化治疗是病情迅速进展的主要原因。

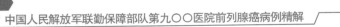

（2）非转移性 CRPC 患者，抗雄激素撤退治疗也是一种选择，对于采用联合雄激素阻断治疗的患者，可推荐抗雄激素撤退治疗，一般停药 4～6 周后，约 1/3 的患者会出现抗雄激素撤退综合征，PSA 下降＞50%，平均有效期为 4～6 个月。随着新型内分泌药物的出现，目前，撤雄治疗已不再常规推荐，以多西他赛等为代表的化疗可以延长患者中位生存期 2～2.5 个月，新型抗雄激素药物阿比特龙、恩杂鲁胺可平均提高 4.8 个月左右的生存期。

061 高危前列腺癌单纯内分泌治疗失败后挽救性放射治疗

📋 病历摘要

患者，男，73 岁。2013 年出现排尿困难，在加拿大某医院检查 PSA 17.5 ng/mL，异常升高，行前列腺穿刺病理报告示低分化腺癌，Gleason 评分 5＋4＝9，2013 年 8 月骨扫描（图 61 - 1）未见异常核素浓聚，胸部 CT 未见异常，腹部 B 超检查未见异常，盆腔磁共振提示前列腺占位。

【既往史】无特殊病史。

【临床诊断】前列腺癌Ⅲ期。

【治疗过程】加拿大某医院给予醋酸戈舍瑞林缓释植入剂（诺雷德）10.8 mg 皮下注射液，每 3 个月重复，比卡鲁胺（康士得）50 mg 口服，每日一次，28 天后遵医嘱停药，继续诺雷德去势治疗

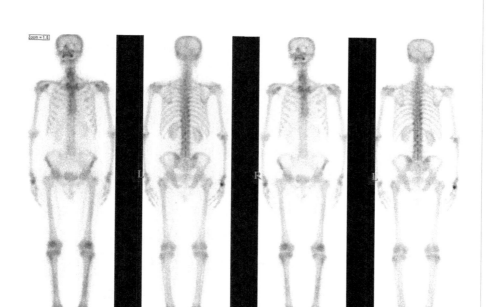

图 61 - 1　开始治疗前全身骨扫描

（共注射 8 支，24 个月），2013 年 11 月、2014 年 3 月、2014 年 4 月检查 PSA 分别为 1.04 ng/mL、3.58 ng/mL、4.0 ng/mL，血清睾酮 36 ng/dL，考虑去势抵抗。考虑前列腺癌局部晚期，2014 年 5 月开始针对前列腺及双侧精囊行根治性调强放射治疗一程，肿瘤照射剂量 73 Gy/39 f/7 $^+$ w，放射治疗后 1 个月查 PSA 0.77 ng/mL，放射治疗后排尿困难显著改善，放射治疗过程偶有轻度尿频、尿急等不良反应。2014 年 11 月检查 PSA 0.32 ng/mL，2014 年 12 月检查 PSA 0.307 ng/mL，2015 年 3 月检查 PSA 0.18 ng/mL，末次注射醋酸戈舍瑞林缓释植入剂时间为 2015 年 5 月，以后医嘱每年复查一次，定期随访，2016 年 10 月 19 日复查 PSA 0.089 ng/mL。2017 年 8 月复查 PSA 0.32 ng/mL，2018 年 8 月复查 PSA 0.37 ng/mL，2019 年 1 月复查 PSA 0.42 ng/mL，目前定期复查，睡眠好，每日散步，均衡饮食，心态好，生活质量高。

笔记

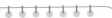 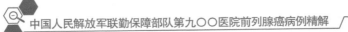
病例分析

（1）有限资料表明，患者局限性前列腺癌Ⅲ期，手术或放射治疗都是根治性治疗手段；放射治疗配合内分泌治疗疗效优于单纯内分泌或单纯放射治疗。该患者单纯内分泌治疗半年后加用放射治疗，PSA 下降明显，提示疗效好。

（2）前列腺癌放射治疗后内分泌治疗时间为 2~3 年，患者去势治疗 24 个月，抗雄治疗 1 个月后停药。值得讨论，循证医学证据表明：MAB 治疗与单纯去势相比可延长总生存期 3~6 个月，平均 5 年生存率提高 2.9%，对于局限性前列腺癌，应用 MAB 治疗时间越长，PSA 复发率越低，而合用比卡鲁胺的 MAB 治疗相对于单独去势可使死亡风险降低 20%，并可相应延长无进展生存期。

（3）放射治疗后 PSA 监测：放射治疗后腺体仍然存在，PSA 水平下降缓慢，可能在放射治疗后 1~2 年达到最低值。放射治疗后 PSA 最低值是生化治愈的标志，也是一个重要的预后判断因素。总的来说这个值越低治愈率越高，一般认为在 3~5 年之内 PSA 水平最低值达到 0.5 ng/mL 者的预后较好，放射治疗后 10 年生存者中 80% 的 PSA 水平最低值低于 1 ng/mL。不论是否同时应用了内分泌治疗，放射治疗后 PSA 水平升高超过 PSA 最低值 2 ng/mL 或 2 ng/mL 以上时被认为有生化复发，这个标准对于临床复发的预测具有更高的敏感度和特异度，而且是远处转移、癌症特异性死亡率和总体生存率的良好预测指标。

病例点评

（1）磁共振作为前列腺癌诊断与分期的主要手段，其报告显得尤为重要，一般来说，在对前列腺癌进行分期时，确定是否有包膜外侵犯是划分局限性和进展性前列腺癌的重要指标，临床对于这两者的治疗有着很大的区别，所以在对前列腺癌患者选择治疗手段和评价预期效果时，必须先准确地识别是否有包膜外侵犯。有文献报道，包膜不规则突出时有75%的可能性存在包膜突破，而外形光滑的突出只有不到25%的可能性。同时前列腺癌分期有关的表现有：前列腺周围神经血管束侵犯、精囊侵犯、盆底肌侵犯、淋巴结转移、骨转移等，在盆腔扫描范围内磁共振均可做出较准确的评价。前列腺后外侧的神经血管束易受到肿瘤的侵犯，表现为前列腺后外侧有突出的软组织伴正常神经血管束的消失，神经血管束局限性增粗或双侧不对称，这在轴面 T_1WI 上观察较好。磁共振诊断神经血管束侵犯的敏感度、特异度和准确度分别为68% ~81%、59% ~72% 和64% ~76%。精囊腺局限性 T_2WI 信号减低、壁增厚和前列腺精囊角消失是精囊受侵犯的表现，冠状面和矢状面图像对于显示精囊基底部的侵犯效果较好。出血、内分泌治疗和放射治疗后改变也会造成精囊腺 T_2WI 信号的减低，在一定程度上降低了诊断的准确度。有报道称磁共振预测精囊侵犯的敏感度为22%，特异度为88%。此患者磁共振报告仅说前列腺癌占位，显然是远远不够的，需要提供更翔实的信息。

（2）不伴转移的 CRPC（M0 期）主要治疗共识有：①PSA 倍增时间较快（＜8 个月）的患者容易发生远处转移，因此，应每3 ~6 个月行影像学检查。对于 PSA 倍增时间较慢的患者（＞12 个

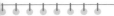
月），应每 6 ~ 12 个月行影像学检查。②推荐在定期评估的基础上调整内分泌治疗。可根据患者情况选用第一代抗雄激素药物（氟他胺、比卡鲁胺）、雌莫司汀、类固醇激素治疗或抗雄激素撤退治疗。③对于部分患者，在其充分知情的前提下可考虑实施局部治疗手段，如减瘤性前列腺切除术或针对前列腺的放射治疗。该患者内分泌治疗后半年左右进展为 CRPC，考虑患者局部排尿困难症状较重，予局部放射治疗，配合内分泌治疗，治疗后 PSA 下降明显，症状得到缓解。

062 高危前列腺癌 （T2N1M0，Ⅳ期）新辅助内分泌治疗 + 根治性放射治疗

病历摘要

患者，男，63 岁。于 2011 年 4 月 29 日在某医院体检时发现 fPSA 9.09 ng/mL，tPSA 59.55 ng/mL。2011 年 5 月 27 日就诊于我院，前列腺穿刺病理活检示（右外腺）前列腺癌，Gleason 评分 5 + 4 = 9；（左外腺）前列腺癌，Gleason 评分 3 + 3 = 6。盆腔 MRI 示前列腺体积不大，外周带及中央带界限不清，增强扫描呈轻度不均匀强化，双侧腹股沟区见数个小淋巴结，增强扫描可见强化。

【既往史】既往糖尿病病史多年。2006 年因胆囊结石行胆囊切除术。2007 年于某医院行 ERCP 术。

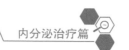

【临床诊断】前列腺癌（T2N1M0，Ⅳ期，高危型）。

【治疗过程】2011 年 6 月 8 日行"氟他胺 250 mg 口服，3 次/日 + 醋酸戈舍瑞林缓释植入剂（诺雷德）3.6 mg 皮下注射，每 4 周 1 次"方案内分泌治疗。2012 年 2 月 22 日 PSA 降至最低 0.65 ng/mL。2012 年 5 月 18 日复查 PSA 0.67 ng/mL，2012 年 5 月 27 日行三维调强适形放射治疗，剂量 66 Gy/33 f/6$^+$w，放射治疗同时继续行"氟他胺 250 mg 口服，3 次/日 + 醋酸戈舍瑞林缓释植入剂 3.6 mg 皮下注射，每 4 周 1 次"方案内分泌治疗。2013 年 9 月 3 日查 PSA 9.11 ng/mL，隔周 PSA 上升 3 次，2014 年 6 月 10 日查 PSA 13.86 ng/mL，血清睾酮 < 10 ng/dL，病情进展，考虑为去势抵抗性前列腺癌，给予停用氟他胺，改为"比卡鲁胺 50 mg 口服，1 次/日"内分泌治疗，同时患者出现腰痛，无法站立行走，全骨 ECT（图 62 – 1）和全脊柱 MRI 提示（图 62 – 2）胸腰椎转移，为防止骨相关事件，2014 年 6 月 20 日开始针对胸 11 椎体和腰 1 椎体骨转移，给予姑息性放射治疗及唑来膦酸抑制溶骨治疗，剂量 44 Gy/22 f/4$^+$w。放射治疗结束后患者腰痛症状好转，可站立行走。2014 年 7 月 22 日复查 PSA 升高至 30.7 ng/mL，患者一般情况无法耐受化疗，患者拒绝二线内分泌治疗，给予"红豆杉胶囊 2 粒口服，3 次/日"姑息性试用治疗。2014 年 9 月患者出现左侧颜面部疼痛、麻木，2014 年 10 月 14 日复查 PSA 继续升高至 70.6 ng/mL，2014 年 10 月 15 日查颅脑 MRI 示左侧翼腭窝内占位，考虑恶性肿瘤，侵犯左侧蝶窦、左侧蝶骨及左侧翼内肌。考虑为转移瘤可能性大，肿瘤进展，中停红豆杉胶囊治疗。因手术风险及难度大，未行手术治疗，建议行伽马刀等放化疗治疗。患者自行转外院治疗，随访 3 年余失访。

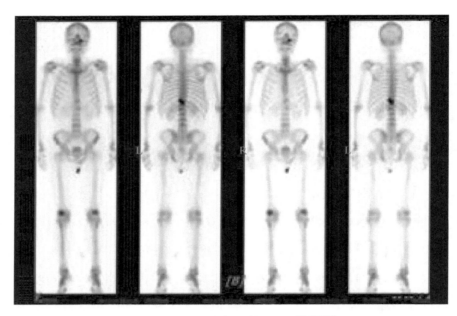

图 62 - 1　2014 年 6 月 12 日骨 ECT

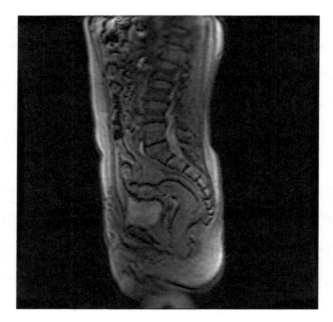

图 62 - 2　2014 年 6 月 14 日腰椎 MRI

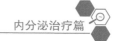

病例分析

（1）该患者高危晚期前列腺癌诊断明确，首选放射治疗联合内分泌治疗，该患者内分泌治疗 1 年后 PSA 明显下降，较低水平逐渐上升。联合局部放射治疗提示对远处转移患者，局部放射治疗可以提高患者生活质量，但对全身病情控制作用有限，治疗后 1 年进展为去势抵抗性前列腺癌。

（2）有文献指出，针对初次内分泌治疗后进展的前列腺癌患者，交替使用抗雄性激素药物治疗，25% ~ 40% 的患者仍能获益。该患者行抗雄药物互换治疗，PSA 仍持续上升，并出现胸腰椎转移，符合该疗法有效率较低情况。患者出现骨转移疼痛症状时采取局部姑息性放射治疗，这是晚期骨转移前列腺癌患者重要的减症治疗手段之一。

（3）该患者进展为 mCRPC 后迅速出现肿瘤侵犯左侧蝶窦、左侧蝶骨及左侧翼内肌，肿瘤进展迅速，因患者失访，没有病理检查证据，无法了解后续治疗情况。但笔者认为，针对未经化疗有症状且身体状况较差的 mCRPC 患者，建议行醋酸阿比特龙联合泼尼松二线内分泌治疗。醋酸阿比特龙为 CYP17 抑制剂，对于大多数的未经化疗 mCRPC 患者，这种药物可使 PSA 下降 > 50%。同时，针对左侧蝶窦、左侧蝶骨及左侧翼内肌局部侵犯病灶，也可同时行局部姑息性放射治疗，减轻患者症状，相信对延长患者生存期，改善患者生活质量还是能起到积极的作用的。

笔记

251

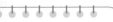 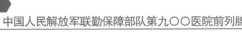

病例点评

（1）局部晚期前列腺癌的内分泌治疗——新辅助还是辅助治疗？短程（6 个月以内）还是长程（2～3 年）内分泌治疗？一连串的临床试验开始探讨内分泌治疗应用的最佳方式。首先 RTOG 86－10 探讨短期新辅助内分泌治疗的可行性及内分泌治疗在放射治疗前 2 个月和放射治疗 2 个月中的应用，然而结果显示仅仅 Gleason 2～6 分的肿瘤患者有总生存获益，对于高危和局部晚期病例没有帮助。此患者属局部晚期前列腺癌，新辅助内分泌治疗时间长达 1 年，最好改行短程新辅助内分泌治疗，有可能避免或推迟发展到转移性去势抵抗前列腺癌。

（2）CRPC 预后差。如何正确地应用目前的治疗手段，为 CRPC 患者制定最佳的诊疗方案，是摆在临床医师面前的重要问题。目前专家共识主要有：①不伴转移的 CRPC（M0 期）：推荐在定期评估的基础上调整内分泌治疗。可根据患者情况选用第一代抗雄激素药物（氟他胺、比卡鲁胺）、雌莫司汀、类固醇激素治疗或抗雄激素撤退治疗。②无疼痛或轻微疼痛症状的转移性 CRPC（M1 期）：多西他赛＋泼尼松方案能使总体生存获益，并可控制、缓解疾病，提高患者生活质量。③特定病理类型的 CRPC：可以采取联合化疗方案，如顺铂联合依托泊苷、卡铂联合依托泊苷。④骨相关治疗：包括延长生存期的治疗、支持治疗和姑息性放射治疗。该患者治疗后 1 年余进展为 CRPC。对于 CRPC 的患者，更换抗雄药物治疗是一种治疗的选择，但有效率不高。在其再次进展后，由于无法耐受化疗，醋酸阿比特龙联合泼

综合治疗篇

063 PSMA – PET/CT 引导下的挽救性前列腺癌放射治疗之一

病历摘要

患者，男，63岁。患者2016年1月20日因"排尿困难5年，加剧3周"就诊于莆田某附属医院，查 PSA 100.0 ng/mL，盆腔磁共振示前列腺癌侵犯双侧精囊腺，双侧盆腔、腹膜后多发淋巴结转移；前列腺穿刺活检病理（图63–1）：前列腺癌，Gleason 评分 5 + 4 = 9。全身骨显像未见明显异常。胸部 CT 未见异常，腹部彩超未见异常。

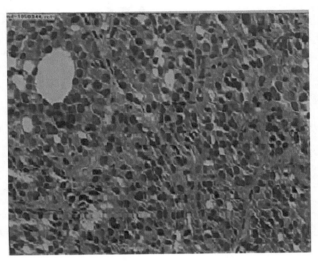

图 63 - 1　2016 年 1 月 20 日前列腺穿刺活检病理

【既往史】　无特殊病史。

【临床诊断】　前列腺癌（T3bN1M1a，Ⅳa 期）。

【治疗过程】　2016 年 1 月就诊于莆田学院附属医院，明确诊断后开始给予氟他胺 250 mg，3 次/日，口服，注射用醋酸亮丙瑞林微球 3.75 mg，每 4 周 1 次，皮下注射。2016 年 4 月，查 PSA 2.15 ng/mL。为寻求更好的手术治疗，转诊上海某人民医院，2016 年 4 月 12 日在全麻下行"前列腺癌根治切除术 + 盆腔淋巴结清扫术（双侧）"术后病理示腺泡细胞癌，Gleason 评分 5 + 4 = 9，癌组织侵犯神经，并浸润至被膜外脂肪组织，一侧精囊腺见癌组织累及，左侧、右侧输精管残端见癌组织；另送"左盆腔"淋巴结（2/5）见癌转移，"右盆腔"淋巴结（1/2）见癌转移。术后 1 个月查 PSA 0.99 ng/mL，未降至不能测出水平，视为生化失败。根据 NCCN 指南，应尽快行挽救放射治疗加强肿瘤局部控制率，但患者尿控未得到改善，故延缓放射治疗，继续上述方案行内分泌治疗。2017 年 2 月复查盆腔 + 中腹部 MRI：未见明显肿瘤复发及转移征象。ECT 骨扫描示右侧肩峰点状放射性浓聚（建议定期复查）。2018 年 6 月 26 日复查 PSA 0.17 ng/mL，PSA 下降不明显，考虑上述内分泌治疗方案效果不佳，故改为双德方案"比卡鲁胺 50 mg 口服，1 次/日 + 醋酸戈舍瑞林缓释植入剂 3.6 mg 皮下注射每 4 周 1 次"。2018 年 8 月 24 日复查 PSA 0.3 ng/mL，逐渐上升，考虑疾病进展，治疗效果不佳，2018 年 10 月遂就诊我科，建议去上海或南京行 PSMA – PET/CT 新型功能性医学影像检查以明确病灶情况，遂于 2018 年 10 月 30 日就诊上海某医院行 PSMA – PET/CT 检查示（图 63 – 2）局部未见复发，左侧肩胛骨、右侧髋臼骨转移。2018 年 12 月患者尿控已得到改善，为行放射治疗再次就诊我科，查 PSA 0.836 ng/mL，2018 年 12 月 5 日开始行挽救性前列腺癌放射治疗，照射靶区为前列腺及双侧精囊，肿瘤照射剂量为 70.2 Gy/39 f；骨转移灶肿瘤照射剂量为 55 Gy/25 f；盆腔淋巴结引流区肿瘤照射剂量为 45 Gy/25 f。放射治疗过程予以同步药物去势。放射治疗 20 次时复查 PSA 0.241 ng/mL，放射治疗结束后复查 PSA 0.104 ng/mL，提示治疗精准有效，建议二代基因测序，明确新型内分泌抑制剂或靶向治疗。目前患者一般情况良好，坚持锻炼，定期随访中。

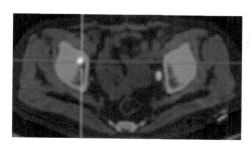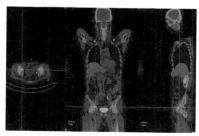

图 63 – 2　治疗前 PSMA – PET/CT 检查

病例分析

（1）根据病史、症状及辅助检查，该患者可明确诊断为前列腺癌Ⅳa期，属晚期患者，通过积极术前内分泌治疗、扩大盆腔淋巴结清扫前列腺癌根治术，取得较好的局部治疗效果；复发后采用PSMA－PET/CT新型功能性医学影像技术检测，为挽救性精准放射治疗提供最佳靶区指导，本例是现代晚期前列腺癌综合治疗的经典之作。

（2）PSMA的表达量随前列腺细胞由良性增生、高级别前列腺上皮内瘤到前列腺癌的发展而逐渐增高，在前列腺癌细胞中的表达量通常为正常前列腺细胞的100～1000倍，在前列腺癌的原发灶和转移灶中几乎都有高表达。目前有研究表明PSMA－PET/CT发现前列腺癌复发转移病灶的敏感性和特异性较高，能够发现盆腔磁共振、全身骨扫描不易发现的病灶，提高了病变的可检测性，现在临床中已经越来越多地被使用，2018年PSMA－PET/CT已经被写入EAU指南，作为分期诊断的一种新的检查手段。PSMA－PET/CT在前列腺癌早期复发的影像诊断上显示了潜在应用价值，特别是当PSA水平较低时，较目前临床常用的检查方法更具优势，病灶的检出率随PSA水平的升高而升高，有利于前列腺癌复发患者的再分期和个体化治疗方案的制定。

病例点评

（1）仅有淋巴结转移，不伴有内脏转移的前列腺癌具有独特的预后因素，来自意大利米兰的Marco Bandini在EAU中展示的回顾性队列研究，选取了2004—2014年拟行前列腺癌根治术与盆腔淋

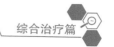
巴结清扫术的 3761 名阳性患者，冰冻切片显示盆腔淋巴结有转移而放弃根治术的患者由 2004 年 20.2% 下降至 2014 年的 5.6%，竞争风险存活分析显示，区域淋巴结转移性前列腺癌患者放弃根治术组 10 年肿瘤特异性死亡率显著高于完成根治术组，提示前列腺癌根治术带给区域淋巴结转移性前列腺癌患者的生存获益。患者初治时已经出现盆腔及腹膜后淋巴结转移，但没有内脏转移，在内分泌治疗的基础上给予局部处理可能有生存获益，但仍存在一定的争议。

（2）根治性前列腺切除术后 PSA 的监测：成功的根治性前列腺切除术 3 周后应该不能检测到 PSA。PSA 持续升高说明体内有产生 PSA 的组织，即残留的前列腺癌或转移病灶。在根治性前列腺切除术后，患者血清 PSA 为 0.99 ng/mL，超过 0.2 ng/mL，提示体内仍有癌组织。建议进行全身影像学评估是否有影像学病灶，按 NCCN 指南推荐，一线多西他赛化疗联合内分泌治疗可能会延迟至去势抵抗时间。及时给予影像学病灶局部处理将获得更理想的效果。

064. PSMA – PET/CT 引导下的挽救性前列腺癌放射治疗之二

📋 病历摘要

患者，男，73 岁。患者 2017 年 6 月因 "反复排尿困难 1 月余" 就诊于福建某医院，查 PSA > 100 ng/mL，盆腔磁共振：①前列腺周围带所见，前列腺癌？②盆腔内、腹膜后多发淋巴结肿大。2017年6月26日行前列腺穿刺，病理示前列腺癌，Gleason 评分 5 + 4 = 9。全身骨显像未见明显异常。胸部 CT 未见异常，腹部彩超未见异常。

【既往史】无特殊病史。

【临床诊断】前列腺癌（T3bN1M1，Ⅳa 期）。

【治疗过程】为寻求更好的治疗，转诊于复旦大学某附属医院，2017年7月10日因排尿困难行"经尿道前列腺电切术"，术顺，术后排尿畅，行 5 周期"多西他赛"为主的化疗，同时予"比卡鲁胺片 50 mg 口服，1 次/日 + 醋酸戈舍瑞林缓释植入剂 3.6 mg 皮下注射每 4 周 1 次"阻断内分泌治疗。2017年12月25日在全麻下行"前列腺癌根治术"，术后病理示前列腺腺泡腺癌，累及范围：底部（ + ）、体部、尖部、被膜外脂肪（ + ）、双侧精囊腺（ + ）、右输精管（ + ），神经（ + ），脉管内癌栓（ − ）；Gleason 评分 5 + 4 = 9。术后 1 个月自行停止内分泌治疗，未定期复查，PSA 呈持续升高趋势，疾病进展，2018年11月26日于我院复查 PSA 4.044 ng/mL，考虑患者生化复发，根据指南，可行挽救性放射治疗，建议行 PSMA – PET/CT 新型功能性医学影像检查以明确病灶情况，2018年12月12日遂行 PSMA – SPET/CT 示前列腺癌术后，术区未见放射性摄取增高，左侧髂血管旁淋巴结 PSMA 表达增高，转移可能大。2019年1月7日开始行挽救性前列腺癌放射治疗，照射靶区包括整个前列腺原瘤床及其包膜，肿瘤照射剂量为 70.2 Gy/39 f/7⁺w；左髂总转移淋巴结，肿瘤照射剂量为 55 Gy/25 f/5 w；盆腔淋巴结引流区，肿瘤照射剂量为 45 Gy/25 f/5 w。有循证医学资料表明放射治疗期间同步内分泌治疗优于单纯放射治疗，故同时给予"比卡鲁胺 50 mg 口服，1 次/日 + 醋酸戈舍瑞林缓释植入剂 3.6 mg 皮下注射每 4 周 1

次"联合内分泌治疗。放射治疗 7 次时复查 PSA 为 0.366 ng/mL，放射治疗 25 次时复查 PSA 0.173 ng/mL，放射治疗结束时复查 PSA 0.112 ng/mL，提示治疗有效。放射治疗期间患者大便次数增多，5～6 次/日，未见便血、尿频、尿急、血尿等放射治疗不良反应。现患者精神、饮食、睡眠良好，每日坚持锻炼，定期复查中。

🔬 病例分析

（1）根据病史、症状及辅助检查，该患者可明确诊断为前列腺癌Ⅳa 期，外院初诊时给予 5 周期化疗和根治性手术治疗，如果手术后及时给予辅助放射治疗和内分泌治疗，可能疗效更佳。

（2）根据 NCCN 指南，前列腺癌根治术后辅助放射治疗的指征：pT3 期，切缘阳性，Gleason 评分为 8 ～ 10 分或精囊受累。通常，在根治术后 1 年内，尿控得到改善后进行辅助放射治疗；术后 PSA 未下降至接近 0 的水平，或下降后又升高至生化复发者，应尽快行术后挽救放射治疗。前列腺癌术后辅助放射治疗或挽救放射治疗按标准分次的推荐处方剂量为 64 ～ 72 Gy。放射治疗联合比卡鲁胺和诺雷德内分泌治疗。循证医学资料表明放射治疗期间同步内分泌治疗优于单纯放射治疗。

（3）ADT 作为晚期前列腺癌患者的主要全身性治疗，或者作为新辅助/联合/辅助治疗联合放射治疗，用于治疗局限性或局部晚期前列腺癌。应达到血清睾酮在去势水平（<50 ng/dL；<1.7 mmol/L），因为有研究表明，最低的血清睾酮水平显示与改善的病因特异性生存率具有相关性。ADT 可采用双侧睾丸切除术（手术去势）或促性腺激素释放激素，两者呈现出同等效果。ADT 治疗可产生各种不良反应，包括热潮红、血管舒缩不稳定、骨质疏松、较高的临床骨

笔记

折发生率、肥胖、胰岛素抵抗、血脂改变、血糖升高、肾脏损害和心血管疾病风险。总体而言，持续使用 ADT 的不良反应随着治疗时间的延长而增加。

病例点评

（1）局部晚期前列腺癌的首选治疗方案是放射治疗联合内分泌治疗，次要的选择还包括根治手术加上术后辅助内分泌治疗等。那么内分泌治疗的最佳持续时间应为多长呢？2019 年 EAU 也报道了众多局部晚期前列腺领域的临床试验结果。一项研究发现，局部晚期前列腺癌接受放射治疗联合 ADT 治疗 2~3 年的生存获益优于单用内分泌治疗。还有一项研究分析了内分泌治疗到底应该是 36 个月还是 18 个月，根据该研究公布的结果来看，36 个月和 18 个月的总生存期差别不是很大，但是 36 个月 ADT 在推迟生化复发方面要好于 18 个月的方案，因此推荐 36 个月的方案，也就是 ADT 治疗 3 年。患者优选放射治疗加内分泌治疗，即便手术，亦应行长周期内分泌治疗。

（2）PSMA – SPET/CT 将改变前列腺癌临床决策：PSMA PET/CT 相较于传统影像学检查，可更准确地发现前列腺癌微小病灶。对于许多前列腺癌生化复发、肿瘤根治后进展及初诊高危前列腺癌，PSMA PET/CT 均可敏感地、准确地反映肿瘤状态。PSMA PET/CT 更令人期待的应用价值是可用于前列腺癌治疗和预后评估。通过放射性 PET 追踪和 PSMA 生物靶标实现全身肿瘤的精确治疗。例如我们中心利用 PSMA 对前列腺癌及全身寡转移病灶进行精确放射治疗，可提高肿瘤抑制效率、降低相关放射治疗不良反应，使晚期前列腺癌患者生存获益。这种 PSMA 靶向疗法在转移性前列腺癌治疗中具有较好的应用前景。

笔记

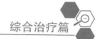

065 PSMA – PET/CT 引导下的姑息性前列腺癌放射治疗之三

病历摘要

患者，男，62 岁。患者于 2015 年 12 月 30 日因"无痛性肉眼血尿 2 个月"于福建某医院查 PSA 56.78 ng/mL，盆腔磁共振示前列腺中央叶及外周带占位，考虑前列腺癌。前列腺穿刺活检病理示（前列腺右外侧基底部、前列腺右外侧中部、前列腺右外侧尖部）：前列腺癌，Gleason 评分：5 + 4 = 9。全身骨显像未见明显异常。胸部 CT 未见异常，腹部彩超未见异常。

【既往史】无特殊病史。

【临床诊断】前列腺癌。

【治疗过程】为寻求更好的手术治疗效果，患者 2016 年 7 月 22 日就诊于复旦大学某附属医院行"前列腺癌根治术 + 膀胱部分切除术 + 膀胱颈重建术 + 尿道吻合术"，术中见前列腺肿瘤约 6 cm × 6 cm × 5 cm，突破包膜，累及膀胱颈精囊腺，双侧盆腔内多发肿大淋巴结。术后病理：（尿道切缘）见前列腺癌累及，术后诊断：前列腺癌 T4N1M0，Ⅳa 期。术后予"比卡鲁胺片 50 mg 口服，1 次/日 + 醋酸戈舍瑞林缓释植入剂 3.6 mg 皮下注射每 4 周 1 次"内分泌治疗。2016 年 8 月查 PSA 0.412 ng/mL，血清睾酮 < 11.49 ng/dL。

2018 年 11 月复查 ECT 骨扫描示 T3 椎体、右侧第 10 肋核素浓聚，考虑转移。考虑患者转为去势抵抗性前列腺癌，原内分泌治疗方案耐药，故 2018 年 12 月改 "醋酸阿比特龙 1000 mg 口服，1 次／日 + 泼尼松 5 mg 口服，2 次／日" 新型内分泌治疗。2019 年 1 月复查 PSA 为 13.6 ng/mL，PSA 上升，考虑阿比特龙治疗效果不佳，遂就诊我科，建议行 PSMA – PET/CT 新型功能性医学影像检查以全面评估病灶情况，遂于复旦大学某附属医院查 PSMA – PET/CT 示 T3 椎体、右侧第 10 肋转移。因术区未见异常，主诉骨痛，无排尿困难等症状，考虑前列腺局部无进展，PSA 升高由新发骨转移病灶引起，故拟针对骨转移病灶行姑息性放射治疗，以降低肿瘤负荷，缓解疼痛症状，提高患者生活质量，2019 年 1 月 22 日开始针对骨转移病灶行姑息性调强适形放射治疗（图 65 – 1），照射靶区：T3 转移病灶，计划剂量 46 Gy/23 f；右侧第 10 肋骨转移病灶，计划肿瘤

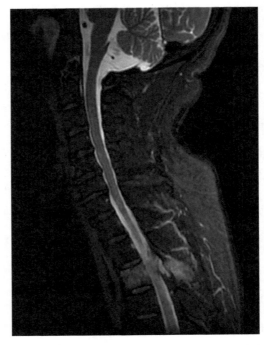

图 65 – 1   全脊柱磁共振 2019 年 1 月 18 日治疗前

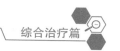

照射剂量 57.5 Gy/23 f。同时予因卡磷酸二钠抗骨溶解治疗，放射治疗 15 次时复查 PSA 5.51 ng/mL，2019 年 3 月 1 日放射治疗结束后复查 PSA 1.22 ng/mL，疼痛缓解，提示治疗有效。继续 ADT 治疗。目前患者状态良好，未见明显放射治疗相关不良反应。

病例分析

（1）根据病史、症状及辅助检查，该患者可明确诊断为前列腺癌术后转移，属肿瘤晚期，PSMA - PEC/CT 作为最新功能性影像学检查手段，对于发现前列腺癌转移病灶具有较高的敏感性和特异性，指导放射治疗靶区制定具有一定优势。

（2）恩杂鲁胺和阿比特龙联合泼尼松是无症状、化疗初治和转移性去势抵抗性前列腺癌患者二线治疗强烈推荐的 2 种新治疗方法。阿比特龙不应与食物同时服用。阿比特龙应与泼尼松同时服用，每日两次口服 5 mg，以防止治疗产生的盐皮质激素不足症状。这些症状包括高血压、低血钾和周围性水肿。接受恩杂鲁胺治疗的患者没有饮食限制。多西他赛 + 强的松是治疗症状性转移的主要方法。多西他赛通常不用于无症状患者，但是当患者显示快速进展或内脏转移征兆时，尽管缺乏症状，也可以考虑。

（3）对于前列腺癌的骨转移，放射治疗是一种有效的姑息疗法，孤立的症状性骨转移可通过外照射放射治疗，来延长患者生存期和无疾病进展期；多发的症状性骨转移，放射治疗虽然不能延长患者生存期和无疾病进展期，但也可改善症状，提高患者生活质量。对于存在 CRPC 和骨转移的患者，疾病相关性骨相关事件（skeletal - related events，SREs）发生率升高，包括病理性骨折、脊髓压迫症、骨骼手术或骨放射治疗。指南建议采用地诺单抗或双膦

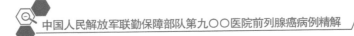

酸盐预防或延迟 SREs。推荐接受地诺单抗或双膦酸盐的患者通过补充钙剂和维生素 D 来预防低钙血症。

病例点评

（1）对局部晚期高危前列腺癌，多采用放射治疗联合内分泌治疗，主要是因为既往研究认为根治性前列腺切除术（radical prostatectomy，RP）对这类患者的治愈率不高但并发症发生率较高。Walz 等报道高危前列腺癌术后 10 年无复发，生存率只有 33%。2001 年欧洲泌尿外科学会前列腺癌指南也提出对于晚期前列腺癌，只有 PSA 及 Gleason 评分较低时才考虑行 RP。Cooperberg 等报道，2010 年前美国治疗高危前列腺癌的主要方式也是雄激素剥夺治疗和放射治疗，较少采用 RP。但目前随着手术技术的进步，对于 T3 前列腺癌，Cooperberg 等依据美国 CaPSURE 数据库的研究发现，行放射治疗和 ADT 后发生癌特异性死亡的风险是 RP 的 2～3 倍，在高危前列腺癌患者中这一差异达 3～6 倍，提示对于高危前列腺癌患者，RP 在肿瘤控制方面要优于放射治疗和 ADT。同时对于 N1 患者的首选治疗目前存在争议，因此对于 T3b～T4 的患者，必须经过严格筛选后，才可行手术治疗。

（2）术后 PSA 监测显示，术后 PSA 并没有降至测不出水平，故患者仍可能存在肿瘤残留或转移病灶，应尽早进行临床评估和干预。

（3）根据美国 Soloway 教授的报道，前列腺癌转移灶数目≤5 个的患者，其预后明显优于转移病灶数目大于 5 个的患者。2018 年 1 月《临床肿瘤学杂志》报道了针对寡转移前列腺癌转移灶治疗的多中心 II 期临床试验。这项 II 期研究纳入了比利时 6 个医疗中心的 62 例根治性放射治疗或根治术后复发转移的前列腺癌患者，转移灶

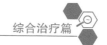

局限于骨和淋巴结且≤3 个，患者随访分入两组：一组接受针对转移灶的根治性治疗，包括手术或 SBRT 的放射治疗，另一组进行观察随访。以疾病进展至需要内分泌治疗为观察终点。经过 3 年的随访后，最终发现针对转移灶进行根治性治疗的患者疾病无进展生存时间更长，开始内分泌治疗的时间更晚。结合该患者局部放射治疗及新型内分泌治疗获得良好的效果。

066 基因检测指导下晚期前列腺癌精准治疗

病历摘要

患者，男，68 岁。患者于 2015 年 6 月无明显诱因出现反复间断肉眼血尿，2015 年 8 月 12 日就诊于广西医科大学某附属医院，查 PSA 99.07 ng/mL，行盆腔磁共振示前列腺体积增大，考虑前列腺恶性肿瘤侵犯右侧精囊腺，伴左髂血管旁淋巴结转移。行 B 超引导下经直肠前列腺穿刺术，病理示高分化腺癌，Gleason 评分 3 +4 =7。全身骨显像未见明显异常。胸部 CT 未见异常，腹部彩超未见异常。

【既往史】无特殊病史。

【临床诊断】前列腺癌（T3bN1M0，Ⅳa 期）。

【治疗过程】2015 年 9 月 21 日于广西医科大学某附属医院行"腹腔镜前列腺癌根治术 + 中转开放手术 + 双侧髂血管旁淋巴结清扫术 + 膀胱重建术"，病理示左髂血管旁淋巴结 1/3 见癌转移，右

笔记

髂血管旁淋巴结 0/2 未见癌转移。（前列腺组织）前列腺癌 Gleason 评分 3 + 4 = 7；（右侧精囊）周围组织中前列腺癌浸润。2015 年 10 月行去势手术，术后复查 PSA 降至 0，术后开始口服氟他胺 250 mg，3 次/日，行内分泌治疗；规律复查 PSA，2016 年 6 月 1 日查 PSA 0.76 ng/mL，缓慢升高，2016 年 11 月 26 日查 PSA 5.64 ng/mL，考虑氟他胺耐药，改服比卡鲁胺 50 mg 口服，1 次/日；2017 年 4 月 14 日查 PSA 0.42 ng/mL，2017 年 9 月 1 日查 PSA 12.69 ng/mL，查盆腔 CT 示左侧盆腔淋巴结肿大（1.4 cm），2017 年 9 月 27 日因"尿道狭窄并尿潴留"行"经膀胱镜膀胱颈电切术 + 经尿道膀胱取异物 + 尿道瓣膜电切术 + 尿道狭窄瘢痕切除术"，术顺，术后病理示（膀胱颈及尿道瘢痕）慢性炎症伴局部尿路上皮轻至中度非典型增生（符合低级别上皮内瘤变）。考虑去势抵抗，2017 年 9 月 26 日改服醋酸阿比特龙 1000 mg 口服，1 次/日 + 泼尼松 5 mg 口服，2 次/日，复查 PSA 波动于 1.66 ~ 5.61 ng/mL，2018 年 10 月 11 日查 PSA 9.38 ng/mL，考虑醋酸阿比特龙治疗效果不佳，为进一步治疗就诊我院，建议行 PSMA – PET/CT 新型功能性医学影像检查以全面评估病灶情况，行前列腺癌基因检测以指导用药，2018 年 11 月 27 日遂就诊南京市某医院查 PSMA – PET/CT 示前列腺癌术后，术区未见明显异常，后腹膜及盆腔内多发肿大淋巴结（较大者 1.2 cm × 1.1 cm），考虑转移。2018 年 11 月 30 日于上海仁东医学检验所行前列腺癌精准诊疗 66 基因检测示 *MYCN*、*NCOR2*、*PPP2R2A*、*ERCC2*、*FANCL* 等基因突变。2018 年 12 月 13 日就诊我院查 PSA 31.49 ng/mL，患者现出现淋巴结转移，可考虑放射治疗以控制病灶。2018 年 12 月 17 日遂开始挽救性前列腺癌放射治疗，照射靶区：盆腔淋巴结，肿瘤照射剂量为 55 Gy/25 f/5 w；腹膜后淋巴结，肿瘤照射剂量为 50 Gy/25 f/5 w；前列腺及其包膜，肿瘤照射剂量为 70.2 Gy/39 f/7⁺ w；盆腔淋巴结引流区，肿瘤照射剂量为 45 Gy/25 f/5 w。放射治疗 15 次时复查 PSA 25.23 ng/mL，放射治疗 25 次时复查 PSA 15.73 ng/mL，放射治疗结束时复查 PSA 14.13 ng/mL，2019 年 3 月 1 日复查 PSA 7.18 ng/mL，提示治疗有效。根据基因检测结果，改服奥拉帕尼 300 mg，2 次/日靶向治疗中，疗效待观察。患者精神、饮食、睡眠良好，定期随访中。

病例分析

（1）根据病史、症状及辅助检查，该患者可明确诊断为前列腺癌Ⅳa 期，根据 NCCN 指南，N1 或 M1 可诊断为转移性前列腺癌，极高危，初诊时给予前列腺癌根治术 + 去势手术，联合内分泌治疗，维持 3 年余，疗效较满意。现阿比特龙耐药，出现淋巴结转移，可行挽救性放射治疗。

（2）肿瘤基因检测是通过组织、血液、其他体液或细胞对肿瘤患者的 DNA 进行检测的技术，通过特定检测设备对被检测者细胞中的 DNA 分子信息做检测，分析它所含有的各种基因情况，从而能针对性地为每位患者"量身定做"一套最适合的治疗方案，最大限度地提高治疗的有效率，减少药物的毒副作用，避免用药不当。前列腺癌发生发展相关基因改变是影响患者精准诊疗的一个重要的标志物。欧洲泌尿外科学会指南推荐晚期前列腺癌患者行基因检测，其作用有以下方面：①预测去势治疗、比卡鲁胺、阿比特龙、恩杂鲁胺、PARP 抑制剂等药物的疗效；②提示遗传性前列腺癌的风险；③提示激素敏感性前列腺癌患者的预后；④动态监测 CRPC 复发和耐药进展。总而言之，基因检测可以为前列腺癌患者提供个性化精准诊疗方案。

（3）基因检测适合的人群：①前列腺癌患者，无论其家族史如何，都应当进行遗传基因检测；②具有明确肿瘤家族史（亦包括女

笔记

性亲属的乳腺癌、卵巢癌），以及来自遗传综合征家系（如 LS、李佛美尼综合征等），推荐患者本人及亲属进行种系基因检测；③强烈推荐转移性去势抵抗性前列腺癌患者及其亲属进行种系遗传基因检测；④患者本人或其一级亲属为早发前列腺癌（诊断年龄≤55岁）、一级亲属因前列腺癌死亡时年龄＜60岁的情况下，强烈推荐患者及其亲属进行种系基因检测。

（4）PARP 抑制剂奥拉帕尼（Olaparib）的一项 2 期临床试验提示 49 名经过标准疗法治疗但无效的晚期前列腺癌男性患者，其中 16 例经基因检测显示携带 *BRCA1*、*BRCA2*、*ATM*，或 *CHEK2* 等至少一个 DNA 修复基因突变。结果发现，虽然奥拉帕尼对大部分患者没有显示明显疗效，但对那些有 DNA 修复突变的患者表现出 88% 的应答率（14/16）。试验提示奥拉帕尼治疗 DNA 修复缺陷患者的前列腺癌高度有效。

病例点评

（1）去势抵抗前列腺癌应用醋酸阿比特龙开启精准模式，研究表明：AR－V7 是阿比特龙抵抗机制的标志物，AR 的 DNA 序列已经研究得相当清楚，位于 X 染色体长臂，包含 8 个外显子。其中，第 1 外显子编码 AR 白功能域，而 4～8 外显子编码 AR 蛋白的雄激素配体结合域，但后者在 AR－V7 中缺失，故 AR－V7 仍具有 AR 功能活性，但现有的雄激素治疗药物均无法与之结合而抑制 AR－V7。在一线雄激素剥夺治疗后，AR 信号会发生一定变化，包括性腺外雄激素合成，AR 基因扩增、突变、过表达及替代剪切（AR－Vs）等，AR－V7 是后者最主要的形式。从概念上讲，在以上提及的 AR 信号通路改变中，除了 AR－V 驱动者以外，CRPC 可能对进

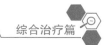

一步的 AR 抑制治疗敏感，这也是醋酸阿比特龙、恩杂鲁胺可有效治疗 CRPC 的原因所在。因此，患者在新型内分泌治疗前最好进行 AR－V7 的基因检测。

（2）PSMA－PET/CT 开启晚期前列腺癌精准放射治疗新时代：PSMA PET/CT 可敏感地、准确地检测前列腺癌及转移病灶，并获得理想的解剖和功能影像，结合影像引导下的容积调强放射治疗，对转移病灶进行精准打击，同时避免正常组织的损害，将获得更好的无影像肿瘤进展生存时间，对于总生存时间是否获益有待于进一步临床观察。

067 高危前列腺癌新辅助内分泌治疗＋根治性放射治疗＋局部复发挽救性放射治疗＋辅助化疗

病历摘要

患者，男，69 岁。于 2014 年 11 月 3 日体检查 PSA 19.02 ng/mL，2014 年 11 月 10 日行超声引导下经直肠前列腺穿刺活检术，术后病理示前列腺癌，Gleason 分级Ⅳ级，Gleason 评分 4＋4＝8；免疫组化：P504S（＋＋＋），CK（H）（－），P63（－）。行 ECT 骨扫描未见异常。胸部 CT 检查未见肿瘤转移，消化系统彩超检查未见肿瘤转移。盆腔 MRI 检查（图 67－1）提示前列腺占位。

笔记

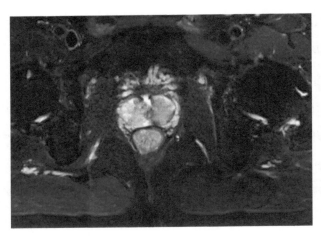

图 67－1　盆腔 MRI 前列腺病灶

【既往史】既往有"高血压病"史 10 余年，规律口服降压药。

【临床诊断】前列腺癌。

【治疗过程】2014 年 11 月 18 日开始口服比卡鲁胺片 50 mg，1 次／日，抗雄激素，2014 年 11 月 22 日注射醋酸戈舍瑞林缓释植入剂 3.6 mg，每 28 日 1 次，去势治疗。2015 年 1 月 9 日行前列腺癌根治术，术后病理示前列腺癌，Gleason 评分 4＋5＝9，大部分肿瘤细胞胞浆透明变性，部分区域见泡沫样组织细胞聚集。前列腺左右侧尖部、体部及底部见癌累及，侵犯前列腺周围脂肪组织，神经侵犯（＋），未见脉管癌栓。左右精囊腺组织见癌累及。肿瘤紧靠手术标本尿道切缘及边切缘。左右输精管切缘未见癌累及。诊断：前列腺癌术后（pT3bN0M0）Ⅲ期。术后继续内分泌治疗，2015 年 2 月 5 日及 2015 年 3 月 10 日复查 PSA 均 ＜0.01 ng/mL，血清睾酮 ＜50 ng/dL。2015 年 4 月 9 日复查 PSA 0.054 ng/dL。2015 年 7 月 10 日复查 PSA 0.14 ng/mL，盆腔 MRI：①双侧精囊腺区异常信号，为术后局部复发待排；②盆腔内、所见肠系膜及双侧腹股沟区多个轻度肿大淋巴结；③所见左侧髂骨异常信号，转移瘤待排。体格检查未见盆骨压痛。2015 年 7 月 27 日至 9 月 6 日行适形调强辅助放射治疗，处方剂量：

原瘤床及转移淋巴结为 69 Gy/30 f，盆腔淋巴结引流区为 51 Gy/30 f。同步比卡鲁胺抗雄治疗、醋酸戈舍瑞林缓释植入剂去势治疗、唑来膦酸抗骨破坏等治疗。2015 年 9 月放疗结束后复查 CT（图 67 – 2、图 67 – 3）示前列腺病灶明显缩小，骨窗示左侧髂骨仍有破坏。2015 年 12 月 3 日复查盆腔 MRI（图 67 – 4、图 67 – 5）：①双侧精囊腺区异常信号，为术后改变可能；②盆腔内、所见肠系膜及双侧腹股沟区多个轻度肿大淋巴结；③所见左侧髂骨异常信号，为转移瘤，与旧片比较范围稍增大。2015 年 11 月 5 日至 2016 年 1 月 5 日查 PSA 均 < 0.003 ng/mL，血清睾酮 < 50 ng/dL。为控制病情，延缓疾病进展，2016 年 1 月 22 日行"多西他赛 120 mg"方案化疗 1 周期。由于患者化疗后胃肠道症状明显，无法耐受化疗。继续比卡鲁胺片 50 mg 口服，1 次/日抗雄治疗、醋酸戈舍瑞林缓释植入剂 3.6 mg 皮下注射每 4 周 1 次去势治疗、唑来膦酸抗骨破坏等治疗。2016 年 2 月 5 日至 2016 年 6 月 7 日查 PSA 均 < 0.079 ng/mL，血清睾酮 < 50 ng/dL。考虑内分泌治疗 2 年余，PSA 控制良好，故于 2017 年 2 月停止比卡鲁胺片内分泌治疗。2017 年 6 月 30 日行 PSA 示 < 0.004 ng/mL，行睾酮示

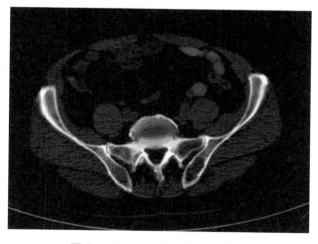

图 67 – 2　治疗后盆腔 CT 骨窗

33.11 ng/dL。2018 年 8 月 22 日行 PSA 示 <0.004 ng/mL，行睾酮示 19.32 ng/dL。目前自觉乏力、潮热、盗汗症状，但日常生活自理。

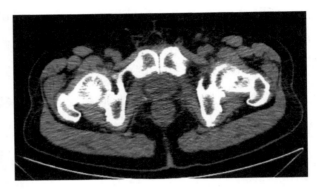

图 67 -3　治疗后盆腔 CT

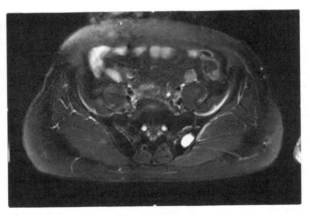

图 67 -4　治疗后盆腔磁共振

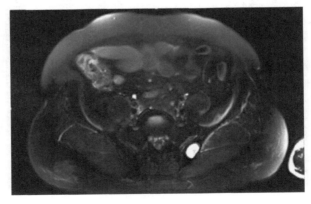

图 67 -5　治疗盆腔磁共振

病例分析

（1）本例患者前列腺癌诊断明确，pT3bN0M0，Ⅲ期，根据术后病理报告，肿瘤切除安全边界不够，术后复查 PSA <0.01 ng/mL，根据 NCCN 指南，首先内分泌治疗，在尿控恢复后 1 年内，选择辅助放射治疗。

（2）患者术后 3 个月 PSA 升高，术后 7 个月复查盆腔 MRI 提示肿瘤进展，根据 NCCN 治疗，PSA 超过 0.2 ng/dL，考虑生化复发；故行前列腺复发病灶及骨转移灶放射治疗，同步内分泌治疗，放射治疗后 PSA 下降，提示治疗有效，继续给以唑来膦酸抗溶骨治疗及补钙对症处理。

（3）根据患者病理 Gleason 评分和临床分期，为高危风险组，建议内分治疗疗程 2~3 年。长期内分泌治疗，患者可能生存获益，但可能带来内分泌治疗的不良反应。

病例点评

（1）患者在术前进行了短程新辅助内分泌治疗，既往的临床试验结果显示 3 个月的新辅助内分泌治疗能够降低手术切缘阳性率，但是并不能降低术后的 PSA 复发率。将内分泌治疗的时间延长至 8 个月，虽然切缘阳性率进一步降低，但仍然不能改善生化复发率。因此，目前的指南均不推荐在手术前采用新辅助内分泌治疗。

（2）该患者术后病理分期 pT3bN0M0，术中安全边界不够，Gleason 评分 9，都是术后辅助放射治疗指征，另外，该患者术后 PSA 未降至测不出水平，也有挽救放射治疗指征，因此，术后应尽早开始放射治疗。术后 7 个月肿瘤进展，可能与这些高危因素有关。辅助放射治疗适应证：术后 pT3 ~ pT4，或切缘阳性，或 Gleason 评分为 8 ~ 10 分。挽救放射治疗适应证：术后 PSA 未降至测不出水平，或生化复发。

068 转移性前列腺基底细胞癌综合治疗

病历摘要

患者，男，71 岁。2012 年 3 月 17 日因"反复排尿困难 2 月余"于福建某三甲医院就诊，查 PSA > 100 ng/mL，在 B 超引导下经直肠前列腺穿刺，术后病理检查报告：基底细胞癌伴神经周围浸润及腺外侵犯。2012 年 3 月 19 日行 ECT 检查提示右侧髂骨、左侧耻骨放射性浓聚。诊断：前列腺癌（T2N1M1，Ⅳ期）。

【既往史】既往无特殊病史。

【临床诊断】前列腺癌（T2N1M1，Ⅳ期）。

【治疗过程】2012 年 3 月 22 日开始口服比卡鲁胺片 50 mg，1 次/日，抗雄激素；注射用醋酸亮丙瑞林微球 3.6 mg，每 28 日 1 次，去势治疗；唑来膦酸 4 mg，每 28 日 1 次，抗骨破坏等治疗。2012 年 4 月 6 日行 PET/CT 检查：前列腺外周带见高代谢影，大小约 2.2 cm×1.8 cm，左侧耻骨及右侧髂骨转移，腹盆腔、腹膜后及左侧锁骨区多发淋巴结，双肺多发转移。经过内分泌治疗后排尿困难较前好转。2012 年 7 月 28 日复查 PSA 1.92 ng/mL，血清睾酮＜50 ng/dL。2012 年 7 月出现骨盆疼痛，就诊我科，行骨 ECT（图 68 -1）：全身多发异常核素浓聚灶。为缓解症状，于 2012 年 8 月 14 日行前列腺癌三维立体适形调强姑息性放射治疗，左耻骨转移灶，剂量 60 Gy/30 f/6 w；右骶骨转移灶，剂量 60 Gy/30 f/6 w，前列腺及其包膜，剂量 66 Gy/30 f/6 w。放射治疗结束后，患者骨盆疼痛症状较前明显改善。复查 CT（图 68 -2）示前列腺病灶有所缩小。继续给比卡鲁胺片、注射用醋酸亮丙瑞林微球、唑来膦酸规律治疗，加用骨化三醇胶丸 0.25 μg，1 次/日，补钙治疗。于 2012 年 9 月 11 日复查 PSA 0.14 ng/dL，睾酮＜50 ng/dL。之后 2012 年 10 月 26 日至 2013 年 5 月 20 日复查 PSA 均＜0.2 ng/dL，睾酮＜50 ng/dL。2013 年 12 月 11 日复查 PSA 0.65 ng/dL，睾酮＜50 ng/dL。2014 年 1 月 16 日复查 PSA 1.1 ng/dL，睾酮＜50 ng/dL。2014 年 2 月 26 日复查 PSA 1.72 ng/mL，睾酮＜50 ng/dL。2014 年 3 月 12 日复查 PSA 1.82 ng/dL，睾酮＜50 ng/dL。PSA 呈持续缓慢升高，考虑比卡鲁胺片耐药，2014 年 3 月至 2014 年 9 月改用氟他胺片 0.25 g，3 次/日，抗雄治疗。2014 年 4 月 19 日复查 PSA 1.22 ng/dL，睾酮＜50 ng/dL。2014 年 5 月 19 日就诊福州某医院，行前列腺 MRI 提示前列腺癌侵犯直肠。骨痛考虑与骨转移相关，于 2014 年 5 月 26 日、2014 年 6 月 4 日行二程 Ⅰ -125 放射性粒子植入术，部位包括左侧耻骨、前列腺，术后左侧耻骨疼痛较前缓解，排便，2 次/日。2014 年 6 月至 2014 年 7 行前列腺超声聚焦刀 10 次，治疗后排尿困难症状较前改善。2014 年 8 月复查全脊柱 MRI 提示颈椎等多发椎体转移，2014 年 8 月 19 日复查 PSA 2.16 ng/mL，睾酮＜50 ng/dL。复查 ECT（图 68 -3）示全身多发骨转移，2014 年 9 月行第 6 颈椎转移瘤 γ 刀治疗。2014 年 9 月 22 日复查 PSA 3.69 ng/mL，睾酮＜50 ng/dL。

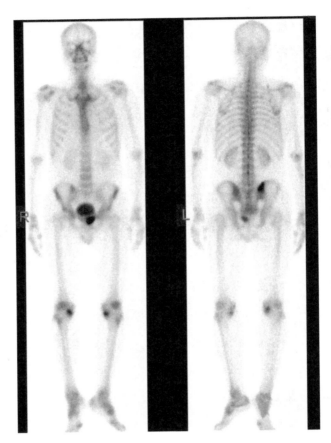

图 68 - 1　ECT 晚期前列腺癌内分泌治疗 5 个月余复查

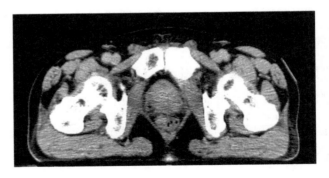

图 68 - 2　治疗后盆腔 CT

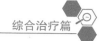

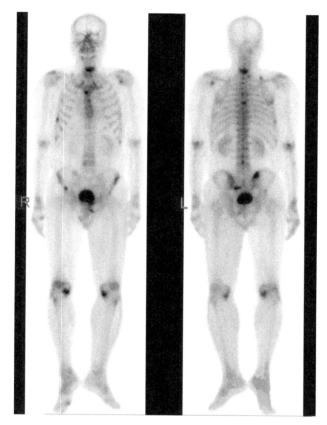

图 68-3　内分泌治疗 2 年零 5 个月复查（2014 年 8 月）

2014 年 10 月 23 日复查 PSA 9.83 ng/mL，睾酮 < 50 ng/dL。考虑去势抵抗，改用比卡鲁胺片抗雄治疗。2014 年 11 月 21 日复查 PSA 14.78 ng/mL，睾酮 < 50 ng/dL。考虑比卡鲁胺片治疗无效，停止口服比卡鲁胺片。为进一步降低睾酮水平，控制病情，2014 年 12 月 4 日就诊福建省福州某医院行"双侧睾丸切除术"。2014 年 12 月 11 日复查 PSA 17.31 ng/dL，睾酮 < 50 ng/dL。为延缓疾病进展，2014 年 12 月 14 日、2015 年 1 月 4 日于我院肿瘤科行"多西他赛 100 mg d1 + 泼尼松片 5 mg d1 ~ d21"方案化疗二周期。2015 年 1 月 26 日复查盆腔 MRI 提示双侧股骨上段、多发骨盆骨转移灶较前范围增大，胸、上腹部 CT 提示双肺、肝、淋巴结、多发骨转移，提示

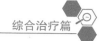中国医学临床百家　综合治疗篇

277

病情进展。2015年1月25日复查PSA 42.2 ng/dL，睾酮 <50 ng/dL。于2015年1月30日至2015年4月18日改行"阿比特龙1000 mg每天一次 + 泼尼松片5 mg每天两次"新型内分泌治疗。2015年3月4日复查PSA 22.51 ng/mL，睾酮 <50 ng/dL。2015年4月15日PSA（图68-4）30.2 ng/dL，睾酮 <50 ng/dL。因PSA进行性升高，考虑阿比特龙疗效不佳，2015年4月18日开始口服单药"替吉奥胶囊40 mg，2次/日，d1～d14，21天为一周期"化疗，化疗过程顺利。2015年5月4日复查PSA 86.7 ng/mL，睾酮 <50 ng/dL。2015年6月失访。

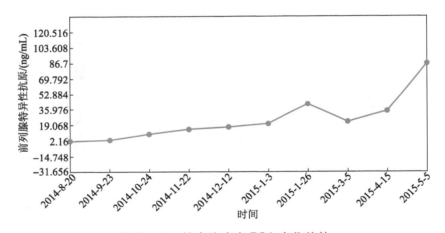

图68-4　综合治疗中PSA变化趋势

病例分析

（1）本例患者前列腺癌诊断明确，分期T2N1M1，Ⅳ期，行一线内分泌治疗、唑来膦酸、补钙对症处理后，PSA明显下降，有效时间接近2年，与文献报道中位缓解时间为18～24个月相符。

（2）患者为肿瘤晚期，出现骨盆疼痛，为骨转移灶所致，依据NCCN治疗指南，行骨转移灶及前列腺原发灶姑息性放射治疗，经过治疗后，疼痛症状明显好转。

（3）根据 NCCN 治疗指南，对于前列腺癌晚期高负荷患者，去势抵抗，行多西他赛为主的全身化疗有获益；2015 年 8 月，《新英格兰杂志》发表论文 *Chemohormonal Therapy in Metastatic Hormone – Sensitive Prostate Cancer* 指出，对于高负荷肿瘤：内脏或多部位骨转移（躯干骨 + 躯干骨以外转移灶≥4 处），初治时内分泌治疗 + 6 周期多西他赛化疗比单纯内分泌治疗中位生存期延长 17 个月；该患者由于发病时间是 2012 年，出现 mCRPC 时，再考虑多西他赛化疗。

（4）对于晚期前列腺癌患者，粒子植入和伽马刀局部治疗，对改善局部症状有一定作用。

🏥 病例点评

（1）前列腺癌治疗后的随访在整个治疗过程中非常重要。通常推荐在内分泌治疗期间每 3 个月复查 PSA，但疾病进展时，随访时间应缩短。该患者在 2013 年 12 月复查 PSA 升高时，就有可能已经发展为 CRPC，此时应该间隔 1 周，连续测 3 次 PSA 来证实。在 2014 年 12 月再次进展后，由于患者使用药物去势，且睾酮始终维持在去势范围，此时不应该行"双侧睾丸切除术"。

（2）放射性粒子注植入术属于近距离照射治疗的一种重要治疗方法，即将放射性粒子通过特定的 3D 计划系统定位种植于前列腺内部，提高前列腺的局部放射剂量，达到杀灭或者抑制前列腺癌细胞的作用。这种内放射治疗使前列腺获得的放射剂量能达到外放射治疗的 2 倍。总体而言，粒子植入适用于各期前列腺癌患者，以局限性早期前列腺癌为主，中晚期前列腺癌亦可以采用粒子植入联合辅助内分泌治疗或者外放射治疗。单一前列腺癌粒子植入治疗只适用于那些通过粒子植入即可覆盖所有肿瘤病灶的患者，以达到根治的目的。亦有少数使用放射性粒子给予姑息减瘤治疗。

069 高危前列腺癌电切术后多发转移内分泌治疗后失败姑息化疗 + 止痛放射治疗

病历摘要

患者，男，68 岁。于 2009 年无明显诱因出现尿频、尿急、尿痛、夜尿增多，2010 年 10 月 22 日就诊于某三甲医院，查 PSA 96.22 ng/mL，ECT 全身骨扫描未见异常。盆腔 MRI 检查提示前列腺增生明显，两侧外周带见多发结节影。并行"经尿道前列腺电切术 + 双侧睾丸组织切除术"，术后病理示前列腺癌。

【既往史】既往无特殊病史。

【临床诊断】前列腺癌（T2bN0M0）。

【治疗过程】术后给予"比卡鲁胺片 50 mg 口服，1 次/日"内分泌治疗。以后复查 PSA 逐步下降。2011 年 11 月行骨全身显像考虑骨继发恶性肿瘤，定期给予抗骨溶治疗，2012 年 1 月 13 日复查 PSA 大于 100 ng/mL，改"氟他胺片 250 mg 口服，3 次/日"内分泌治疗。2012 年 2 月 20 日行盆腔 MRI（图 69 - 1）：①前列腺癌电切术后复查，现前列腺体积缩小，其内多发结节影及前列腺后上方不

规则软组织肿块影，考虑肿瘤复发；②所见腰椎、骶尾椎及双侧髂
骨、耻骨及股骨上段异常信号影，考虑转移瘤。全脊柱 MRI 示颈、
胸、腰、骶椎及双侧髂骨多发异常信号影，考虑肿瘤转移。ECT
（图 69 - 2）示全身多发骨转移。为防止骨相关事件发生，给予骨
盆骨转移灶一程伽马刀姑息性治疗，放射治疗结束后 2 周复查 PSA

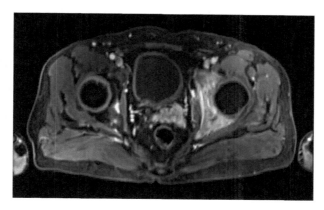

图 69 - 1　电切术后复发 MRI

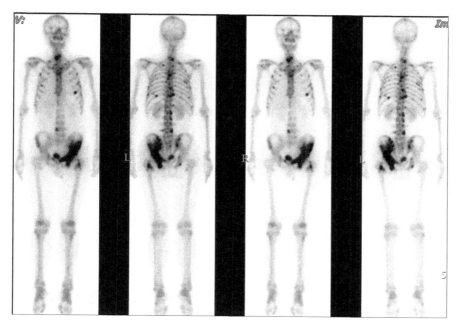

图 69 - 2　全身骨显像

300.0 ng/mL，考虑患者前列腺癌去势抵抗，予以停止口服"氟他胺"。2012 年 3 月 17 日、2012 年 4 月 5 日（图 69 – 3）予以"多西他赛 60 mg d1、d8 + 醋酸泼尼松片 5 mg，2 次/天 d1 ~ d21/q21"方案化疗二周期。2012 年 5 月 1 日复查 PSA 975 ng/mL；盆腔MRI：①原前列腺癌术后复发伴转移化疗后复查，与 2012 年 2 月 21 日比较前列腺后上缘病灶大致相仿，腰骶椎、骨盆及双侧股骨上段病灶较前片有所增多、增大；②膀胱后壁异常信号影，考虑新增转移灶；③骶管多发囊肿。提示病情晚期进展，2012 年 5 月 6 日给予"盐酸米托蒽醌注射液 12 mg d1 + 醋酸泼尼松片 5 mg，2 次/日 d1 ~ d21/q21"一周期化疗，PSA 继续上升，考虑该药化疗无效，改用磷酸雌莫司汀胶囊内分泌治疗。以后患者回老家失访。

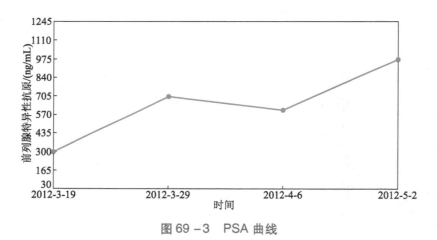

图 69 – 3　PSA 曲线

病例分析

（1）患者前列腺癌 T2bN0M0 诊断明确，68 岁，行前列腺电切术及手术去势，术后辅助康士得内分泌治疗；笔者认为患者首诊分

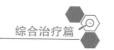
期为 II 期，预期生存期大于 10 年，应考虑前列腺癌根治性手术，或放射治疗，可能生存获益更多。

（2）转移性去势抵抗性前列腺癌，以多西他赛为基础的化疗已成为临床公认的有效方案；国内的一项用多西他赛一线治疗 mCRPC 的研究显示，多西他赛组总生存期比安慰剂组延长了近 10 个月。而多西他赛治疗失败后，传统的二线治疗药物如盐酸米托蒽醌注射液、雌二醇氮芥等虽可改善症状，但对延长生存期无帮助。现主流的二线用药包括：多西他赛、雄激素生物合成抑制剂－醋酸阿比特龙、恩杂鲁胺、镭－223 等。此患者经二线药物化疗失败后，因个人原因，只应用传统二线药物，未进行新药治疗，效果不佳，考虑肿瘤晚期，在家对症支持治疗。

🏥 病例点评

（1）老年人或不能耐受根治术的患者，经尿道前列腺切除术主要用于解除膀胱颈部梗阻的前列腺癌，此手术证实有癌组织残留或分化不良时，应补做根治术或体外放射治疗。因此经尿道前列腺切除术不是标准的根治术式，本例患者在确诊前列腺癌后如果条件许可，可选择行前列腺癌根治术，或者进行术后放射治疗。

（2）本病例未提供 Gleason 评分，是主要不足之处，患者初治为高危前列腺癌，Gleason 评分是预后的重要影响因素，对于治疗方案的选择和强度具有指导意义。此外，患者在开始出现骨转移时，二线内分泌治疗有效率不高，应该给予多西他赛化疗，或者新型内分泌药物进行治疗，患者可能会有更多的临床获益。

070 高危前列腺癌根治术后多发转移多线内分泌治疗＋姑息化疗＋止痛放射治疗＋核素治疗

病历摘要

患者，男，45 岁。2008 年 12 月于我体检发现前列腺占位，行前列腺穿刺活检，病理示前列腺癌，Gleason 评分 3＋4＝7。盆腔 MRI 检查提示双前列腺双侧外周带异常信号影。全身骨显像未见放射性异常浓聚。

【既往史】既往无特殊病史。

【临床诊断】前列腺癌。

【治疗过程】2009 年 1 月 3 日在福建省某医院全麻下行纵隔肿物切除术，术后病理示 B1 型胸腺瘤，术后给予补充放射治疗，肿瘤照射剂量 50 Gy/25 f。后转诊福建医科大学某附属医院，口服"比卡鲁胺 50 mg 口服，1 次/日"内分泌治疗。2009 年 4 月 26 日行"腹腔镜保留性功能前列腺癌根治术（经腹膜外路径）"。术后病理示前列腺癌，Gleason 评分 4＋4＝8。未累及精囊腺，膀胱切端净，左闭孔淋巴结 0/1 未见转移。右闭孔脂肪组织中未找到淋巴结。诊断：前列腺癌（pT2cN0M0，Ⅱb 高危）。术后行"醋酸戈舍瑞林缓释植入剂 3.6 mg 皮下注射，每 4 周 1 次＋比卡鲁胺 50 mg 口服，1

次/日"间歇性内分泌治疗，复查 PSA 最低达 0.004 ng/mL。2011
年 4 月患者出现后背部疼痛，外院查骨 ECT：第 5 胸椎异常放射性
浓聚，考虑转移。2011 年 5 月 13 日复查 PSA 1.702 ng/mL。复查
PET/CT（图 70-1）示胸 5 椎体转移。为缓解症状，转诊我院行姑
息性放射治疗。放射治疗靶区：前列腺原瘤床，肿瘤照射剂量 64 Gy/
32 f/6.4 w；胸 4、胸 5、胸 6 椎体转移灶，肿瘤照射剂量 48 Gy/24 f/
5 w。同步"氟他胺 250 mg 口服，3 次/日 + 醋酸戈舍瑞林缓释植入
剂 3.6 mg 皮下注射，每 4 周 1 次"内分泌治疗。2011 年 9 月复查
ECT（图 70-2）示胸 5 椎体仍见核素浓聚。2011 年 11 月复查
PET/CT（图 70-3）示前列腺病灶及胸椎转移基本稳定。2011 年
11 月 8 日复查 PSA 2.54 ng/mL，考虑氟他胺耐药，去势抵抗。改用
二线药物"醋酸甲羟孕酮片 500 mg，2 次/天口服"内分泌治疗。
后查 PSA 较前升高，提示醋酸甲羟孕酮片疗效不佳，改"酮康唑 +
泼尼松 + 醋酸戈舍瑞林缓释植入剂"内分泌治疗，骨磷抗溶骨治疗。
2012 年 2 月 1 日复查 PSA 3.76 ng/mL，2012 年 2 月 29 日至 2012 年 10
月 17 日 PSA 进行性升高至 59.6 ng/mL。全身 PET/CT（图 70-4）示
前列腺癌原病灶未见复发。考虑内分泌治疗无效，疾病进展，2012
年 10 月 18 日、2012 年 11 月 8 日、2012 年 11 月 29 日予"多西他赛
130 mg d1 + 泼尼松片 5 mg bid d2~d21"方案化疗 3 周期。2012 年 11
月 6 日复查 PSA 25.69 ng/mL，PSA 较化疗前降低 50%，提示化疗有
效。2012 年 12 月 16 日继续"多西他赛 + 泼尼松"化疗 1 周期，后复
查 PSA 继续进行性升高，全身骨显像提示多处骨转移。2013 年 6 月
13 日复查 PSA 138.0 ng/mL，提示化疗耐药，疾病进展。2013 年 6
月至 2013 年 11 月 22 日接受阿比特龙临床新药试验。2013 年 9 月
24 日复查 PSA 231.28 ng/mL，2013 年 10 月全身酸痛症状加重。

2013 年 10 月 18 日复查 PSA 293.12 ng/mL，提示临床试验无效。为缓解症状，2013 年 10 月 31 日行锶－89 治疗，全身疼痛症状好转。2013 年 11 月 14 日复查 PSA 369.69 ng/mL，2014 年 1 月 10 日复查 PSA 141.01 ng/mL。2014 年 1 月 29 日全身疼痛症状加重，肿瘤晚期，无特殊疗法，予姑息止痛治疗。2014 年 2 月 7 日复查 PSA 408.88 ng/mL，2014 年 4 月因前列腺癌进展导致全身多器官衰竭去世。

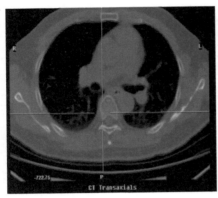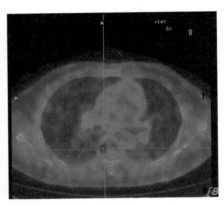

图 70－1　术后内分泌治疗 2 年（2011 年 5 月）PET/CT

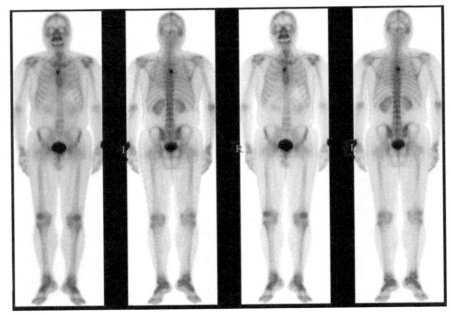

图 70－2　术后内分泌治疗 2 年零 4 个月（2011 年 9 月）ECT

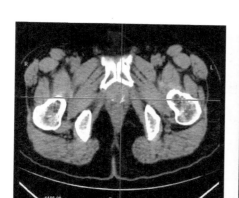
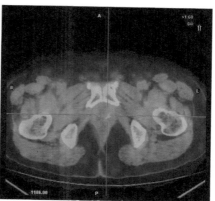
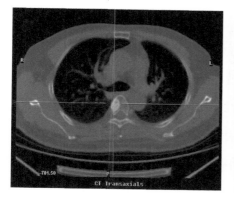
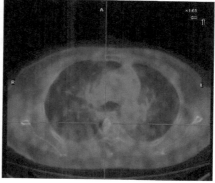

图 70 -3　术后内分泌治疗 2 年半复查（2011 年 11 月）PET/CT

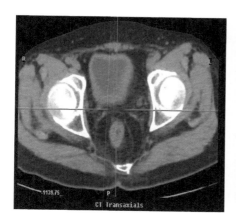
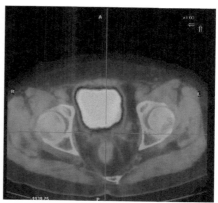

图 70 -4　术后内分泌治疗 3 年余（2012 年 10 月）PET/CT

笔记

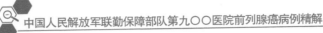
病例分析

（1）患者确诊时候是高危局限期前列腺癌，45 岁，预期寿命 > 10 年，选择前列腺癌根治术是正确的。笔者根据经验认为前列腺癌患者无手术禁忌证时，争取手术治疗。

（2）该病例特点是患者年轻，间歇性内分泌治疗，病情进展快，迅速进入去势抵抗阶段。二线药物除多西他赛化疗短期有效外，其他二线药物均无效。提示去势抵抗前列腺癌，多西他赛化疗是有效手段之一。目前专家推荐：多西他赛化疗 + 内分泌治疗是标准治疗之一。有待进一步高级别的循证医学证据支持。

（3）前列腺癌内分泌治疗有效期一般是 15～30 个月，该患者内分泌治疗开始到生化复发时间为 28 个月，符合常规时间。去势抵抗性前列腺癌（CRPC）是初次持续雄激素剥夺治疗后疾病进展的前列腺癌，同时符合下面条件：①血清睾酮达到去势水平（ < 50 ng/dL）；②间隔 1 周，持续 3 次 PSA 上升，较最低值升高 50% 以上。

（4）晚期前列腺癌患者内分泌治疗无效后，去势抵抗二线治疗也无效。专家推荐可以进入药物临床试验。

病例点评

（1）间歇性内分泌治疗不是年轻前列腺癌患者的正确选择，间歇内分泌治疗是对患者进行内分泌治疗一段时间，使病情得到控制，PSA 下降到一定的水平并维持一段时间，然后停药观察，待 PSA 上升到一定的水平后再用药治疗。间歇内分泌治疗的优点主要是提高患者生活质量，降低治疗成本。但对于高危前列腺癌术后患者，

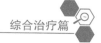

临床常常观察到患者迅速出现病情进展，因此，年轻前列腺癌患者更需要持续内分泌治疗，而在停止内分泌治疗中亦应密切 PSA 监测。

（2）阿比特龙等新型内分泌药物 2015 年在国内上市，因此上市前缺乏对于去势抵抗前列腺癌的有效治疗手段，但有多个临床研究证实，一线多西他赛联合内分泌治疗可延迟前列腺癌去势抵抗时间，因此，此患者在 2011 年 4 月病情进展时可考虑多西他赛联合内分泌治疗，对于病情的控制应该会更好些。

071 前列腺癌 （T4N1M0，Ⅳ期）新辅助内分泌 + 放射治疗同步内分泌治疗后失败

病历摘要

患者，男，72 岁。2012 年 5 月 25 日因"进行性排尿困难 8 年，反复血尿 2 年"就诊于我院泌尿外科，查 PSA 21.7 ng/mL。盆腔 MRI 示前列腺右侧外周叶占位，考虑前列腺癌，侵犯右侧精囊腺及盆腔多发淋巴结转移。全身骨 ECT 检查未见异常。经直肠前列腺穿刺活检，病理（图 71 - 1）回报示右外腺：前列腺增生症，局灶高级别 PIN。左外腺：前列腺增生症，高级别 PIN 伴慢性炎症。精囊穿刺：前列腺癌，Gleason 评分 3 + 2 = 5。

【既往史】无特殊病史。

【临床诊断】前列腺癌（T3N1M0，Ⅳ期，高危型）。

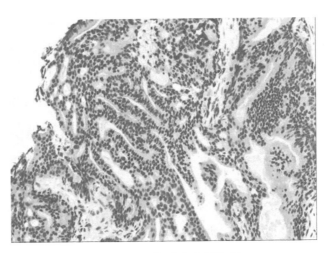

图 71 - 1　前列腺病理穿刺

【治疗过程】2012 年 6 月 10 日给予"氟他胺片 250 mg 口服，3次／日＋醋酸戈舍瑞林缓释植入剂 3.6 mg 皮下注射，每 4 周 1 次"方案内分泌治疗。治疗期间出现转氨酶升高，2013 年 1 月停氟他胺片给予保肝治疗后，2013 年 2 月复查 PSA 0.79 ng/mL。2013 年 3 月行前列腺癌根治性适形放射治疗，肿瘤照射剂量 66 Gy/30 f/6 w，盆腔（图 71 - 2）预防照射剂量 50 Gy/25 f/5 w，放射治疗期间给以

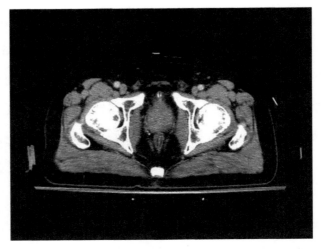

图 71 - 2　2013 年 3 月 1 日盆腔放疗定位 CT

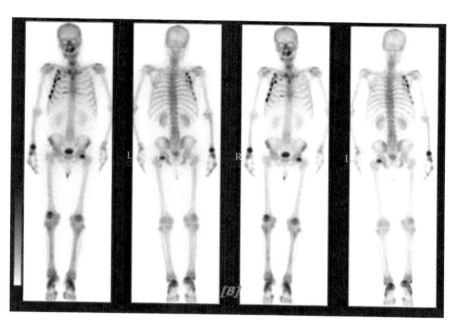

图 71 - 3　2015 年 11 月 19 日骨 ECT

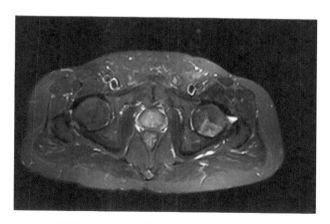

图 71 - 4　2015 年 11 月 18 日盆腔 MRI

"比卡鲁胺片 50 mg 口服，1 次/日 + 醋酸戈舍瑞林缓释植入剂 3.6 mg 皮下注射，每 4 周 1 次"内分泌治疗，PSA 最低降至 0.01 ng/mL。2014 年 5 月 10 日查 PSA 0.09 ng/mL，2015 年 11 月 19 日（图 71 - 3）复查 PSA 0.8 ng/mL，盆腔 MRI 示（图 71 - 4）左侧股骨头异常信号影，考虑肿瘤转移。给予左股骨头骨转移病灶姑息性放射治疗及唑来

笔记

膦酸抗溶骨治疗，照射剂量 42 Gy/14 f/2$^+$w，放射治疗过程顺利，放射治疗结束复查 PSA 0.632 ng/mL。患者 2016 年 3 月 10 日复查 PSA 3.59 ng/mL 后续行内分泌治疗，暂未复查 PSA，随访近 4 年后失访。

病例分析

（1）该患者高危淋巴结转移性前列腺癌诊断明确，首选放射治疗联合内分泌治疗，该患者首选内分泌治疗半年后 PSA 明显下降，但仍不理想。后行放射治疗联合内分泌治疗，PSA 降至 0.01 ng/mL 最低值，治疗效果良好，提示放射治疗联合内分泌治疗疗效可能优于单独内分泌治疗。

（2）前列腺癌内分泌治疗有效期一般为 15～30 个月，该患者从内分泌治疗开始至病情进展，内分泌治疗有效时间为 42 个月，有效时间较长。针对患者骨转移的治疗，局部放射治疗不良反应小，是出现骨转移疼痛症状时重要的减症治疗手段，可以起到止痛、防止病理性骨折、提高患者生活质量的作用。

（3）该患者前期诊断及治疗规范，后续需进一步规范检查血清睾酮及 PSA 水平，明确是否进展为去势抵抗性前列腺癌（CRPC），CRPC 指的是初次持续雄激素剥夺治疗后疾病依然进展的前列腺癌，同时符合以下条件：①血清睾酮达到去势水平（＜50 ng/dL 或＜1.7 mmol/L）；②间隔 1 周，持续 3 次 PSA 上升，较最低值升高 50% 以上。

病例点评

（1）对于初诊时淋巴结转移的患者，目前指南推荐治疗为放射治疗＋新辅助/同期/辅助内分泌治疗，该患者采用了氟他胺片＋新辅助内分泌治疗后行根治性放射治疗，治疗后 PSA 最低降至 0.01 ng/mL。但在使用氟他胺片时应注意其肝功能损害，所有患者应定期复查肝功能，在没有证实肝转移的情况下，如果患者黄疸加重或者转氨酶高于正常值 2～3 倍，即使无临床症状，也应停用氟他胺片。

（2）目前针对 CRPC 患者，指南进行了治疗推荐：尽管其睾酮处于去势水平，但应持续维持睾酮水平的治疗；针对影像学提示有转移性进展疾病（M1a/M1s 期）的患者，二线治疗方案推荐为阿比特龙联合泼尼松或恩杂鲁胺，有证据显示阿比特龙和恩杂鲁胺都能改善患者的无进展生存期和总生存期。替代药物包括 Sipuleucel－T 的免疫治疗、多西他赛联合泼尼松的化疗，或镭－223 放射治疗；二线内分泌治疗时，应该同时给予局部姑息治疗；低危非转移性 CRPC 患者，每 4～6 个月应接受一次 PSA 评估，而高危非转移性疾病患者或存在转移病灶的患者应将评估间期缩短为每 3 个月一次；影像学监测包括骨扫描、盆腹部的 CT 或 MRI 检查，适宜的影像学监测随访频率主要依症状情况而定；CRPC 患者和 PSA 水平持续升高的患者不推荐接受影像学监测，除非影像学结果能影响治疗决策，或有症状提示疾病正在恶化；前列腺癌骨转移灶大多对放射治疗敏感。针对特定病变部位的放射治疗可使绝大多数患者的疼痛出现部分或完全缓解。此患者在 CRPC 时应进行全身骨扫描准确评估，如果仅为寡转移，亦能从局部放射治疗中获益。

072 前列腺癌 （T4N1M0，Ⅳ期） 新辅助内分泌＋根治性放射 治疗同步内分泌治疗后失败

病历摘要

　　患者，男，61岁。2013年4月出现间歇性无痛性肉眼血尿，无尿频、尿急、尿痛，无夜尿增多，无腰痛等。2013年4月28日就诊于某三甲医院，PSA ＞ 100 ng/mL，中腹部＋盆腔MRI示腹膜后腹主动脉旁见多发大小不等淋巴结影，膀胱充盈欠佳，其后下缘见充盈缺损影。前列腺内腺增大，内腺信号欠均匀，可见结节样信号影，增强未见明显异常强化；两外周叶均可见结节影，以左侧明显，直径约0.5 cm，增强呈中度强化，膀胱精囊角存在，盆腔左侧髂血管旁见一肿大淋巴结，大小约1.3 cm × 1.2 cm，增强扫描见强化。全腹CT：考虑前列腺癌累及膀胱三角区，左侧髂内外动脉周围及腹膜后多发淋巴结转移可能。全身骨ECT显像未见明显异常。前列腺穿刺病理示前列腺癌，Gleason评分3 ＋ 5 ＝ 8。

　　【既往史】无特殊病史。

　　【临床诊断】前列腺癌（T4N1M0，Ⅳ期，高危型）。

　　【治疗过程】2013年5月14日行"双侧睾丸切除术"，术后行氟他胺片抗雄治疗，期间出现肝功能异常，停止口服氟他胺片。

2013 年 6 月 15 日 PSA 48.06 ng/mL。2013 年 6 月行根治性三维调强适形放射治疗，前列腺剂量 70 Gy/35 f/7 w，盆腔（图 72 - 1）淋巴结剂量 61.25 Gy/35 f/7 w。放射治疗同时行保肝对症治疗，肝功能正常后于 2013 年 8 月 7 日开始行"比卡鲁胺片 50 mg 口服，每天一次"内分泌治疗。放射治疗后定期复查 PSA，呈逐渐下降趋势，2014 年 4 月 10 日达最低值 0.65 ng/mL。后每月复查 PSA 逐渐升高，2014 年 7 月 15 日 PSA 达 2.94 ng/mL，2014 年 7 月 29 日复查 PSA 3.07 ng/mL，血清睾酮 19.64 ng/dL，病情进展，考虑为去势抵抗性前列腺癌。2014 年 8 月 2 日、2014 年 8 月 23 日、2014 年 9 月 16 日给予三周期"多西他赛 120 mg d1 + 醋酸泼尼松片 5 mg，2 次/日，21 天重复"方案化疗，过程顺利。化疗期间 2014 年 8 月 23 日 PSA 降至 1.3 ng/mL，之后 PSA 缓慢上升，2014 年 10 月 8 日 PSA 2.33 ng/mL，给予醋酸甲羟孕酮片 500 mg 口服，每天二次，内分泌治疗，2014 年 10 月 28 日查 PSA 4.69 ng/mL。2014 年 12 月 9 日患者诉颈部疼痛不适，查 PSA 7.22 ng/mL，颈椎 MRI 示（图 72 - 2）颈 7 椎体右侧异常信号，考虑转移瘤。给予颈 7 椎体骨转移灶姑息性放射治疗，剂量 50 Gy/25 f/5 w。放射治疗期间停用醋酸甲羟孕酮片，改为"复方红豆杉胶囊 0.6 g 口服，每天三次"辅助治疗。2015 年 1 月 26 日查 PSA 13.82 ng/mL，后再次加用"醋酸甲羟孕酮片 500 mg 口服，每天二次"内分泌治疗。2015 年 4 月 9 日复查 PSA 86.92 ng/mL，改为"沙利度胺片 2 片，每晚一次"抗肿瘤治疗。2015 年 5 月 25 日复查 PSA 240.8 ng/mL，后患者于当地诊所服中药治疗。2015 年 7 月 6 日复查 PSA 1267.00 ng/mL、睾酮 25.76 ng/dL。患者末次门诊随访时间 2015 年 7 月 13 日，后失访。

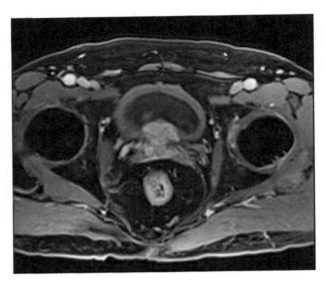

图 72 - 1　2013 年 6 月 18 日放疗前复查盆腔 MRI

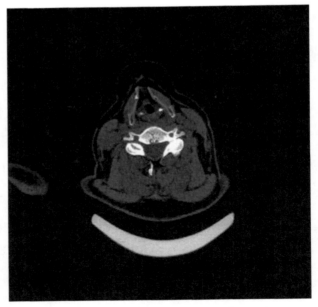

图 72 - 2　2014 年 12 月 12 日第 7 颈椎转移 CT

病例分析

（1）该患者高危晚期前列腺癌诊断明确，首选放射治疗联合内分泌治疗，PSA 于睾丸切除后近 1 年降至 0.65 ng/mL 最低值，后迅速发展为去势抵抗性前列腺癌。前列腺癌内分泌治疗有效期一般为 15～30 个月，该患者从内分泌治疗开始至进展，内分泌治疗有效时间为 13 个月，有效时间较短，且患者放射治疗联合内分泌治疗 13 个月迅速发展为 CRPC，疾病进展快，提示预后差。

（2）CRPC 的全身治疗原则包括继续维持去势水平，采用化疗、阿比特龙、恩杂鲁胺等二线药物治疗，对骨转移应用双膦酸盐预防骨相关事件。化疗可以延长 CRPC 患者的生存时间，控制疼痛，减轻乏力，提高生活质量。该患者诊断 CRPC 行三周期多西他赛化疗，PSA 一度下降后出现 PSA 增高及骨转移，提示化疗有效，但时间短，化疗后 1 个月患者随即出现颈椎转移。醋酸甲羟孕酮片、复方红豆杉胶囊、沙利度胺片等治疗药物相关临床报告有效，但缺乏高级别循证医学资料，处于临床试用中。值得注意的是，醋酸阿比特龙（CYP17 抑制剂）作为治疗 CRPC 重要的二线首选抗雄药物，对于大多数的未经化疗的 mCRPC 患者，这种药物可使 PSA 下降 >50%。但因为该药价格昂贵，目前国内仍有许多经济条件一般的患者未能使用，该患者因经济条件差未能使用上阿比特龙，病情控制差。

笔记

病例点评

该患者为Ⅳ期高危前列腺癌，初始治疗选择了放射治疗联合内分泌治疗，治疗有效，但有效时间短，对预后有一定的提示作用。该患者在进展为 CRPC 后进行了多西他赛联合醋酸泼尼松片化疗，治疗有效，但再次进展后，由于经济原因，没有选择更可能有效的阿比特龙。醋酸甲羟孕酮片、复方红豆杉胶囊及沙利度胺片目前无高级别循证医学证据，在存在更有效药物的情况下，临床上暂不推荐使用。

073 低转移负荷前列腺癌内分泌治疗 + 前列腺减瘤放射治疗

病历摘要

患者，男，77岁。于2012年8月22日在当地医院体检查 PSA 24 ng/mL，行前列腺彩超示前列腺增大，约 5.5 cm×4.6 cm×5.1 cm，包膜欠光滑，其内见大小约1.6 cm×1.4 cm 回声增强光斑向前突入膀胱。直肠指诊：前列腺增大，前列腺沟消失。于2012年8月30日经直肠B超引导下，行前列腺穿刺术，术后病理（图73-1）示左侧：前列腺腺泡腺癌，Gleason 评分 3＋4＝7。右侧：前列腺腺泡腺癌，Gleason 评分 3＋3＝6。行 ECT 检查见第11胸椎、第5腰椎、右侧髋骨等多处有大小不一的异常核素浓聚灶（考虑肿瘤骨转移可能性大）。骨盆 MRI 平扫＋增强示右侧髋臼、第 5 腰椎右侧椎间小关节、右侧髂骨多发斑片影，考虑转移；左侧髂骨多发小斑片影，考虑转移可能。胸部 CT 未见异常。腹部彩超未见异常。

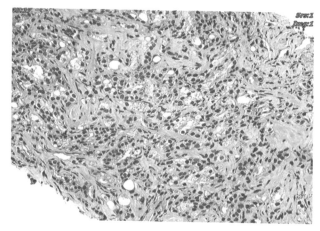

图 73 - 1　前列腺穿刺病理

【既往史】2 型糖尿病 5 年；高血压病 3 年。

【临床诊断】前列腺泡腺癌（T3N0M1，Ⅳ期）。

【治疗过程】2012 年 9 月 10 日（图 73 - 2）给予前列腺癌姑息性放射治疗＋内分泌治疗。放射治疗靶区包括整个前列腺及其包膜、双侧精囊，肿瘤照射剂量 66 Gy/33 f/6⁺w。同时比卡鲁胺片（康士得）50 mg，1 天一次，口服，诺雷德（醋酸戈舍瑞林缓释植入剂）3.6 mg，皮下注射，28 天一次，配合唑来膦酸 4 mg 静滴，每月一次。放射治疗期间合并尿路感染，经过抗感染治疗后排尿正常。2012 年 11 月 4 日放射治疗结束盆腔 CT 评价肿瘤部分缩小。放射治疗结束后继续上述内分泌治疗。2012 年 12 月 3 日复查 PSA 0.06 ng/mL，2013 年 6 月 6 日复查 PSA 0.02 ng/mL。2014 年 2 月复查 PSA 0.03 ng/mL，内分泌治疗持续 1 年半，PSA 控制良好，停去势及抗雄内分泌治疗，后定期随访，2015 年 6 月 5 日复查 PSA 0.09 ng/mL，睾酮 160.93 ng/dL。2016 年 12 月 9 日复查 PSA 0.01 ng/mL；2017 年 4 月 29 日复查 PSA 0.02 ng/mL；2018 年 4 月 10 日（图 73 - 3）复查 PSA 0.02 ng/mL；2019 年 1 月 12 日复查 PSA 0.03 ng/mL。随访近 7 年，患者心态好，坚持散步锻炼，均衡饮食，睡眠好，生活质量好。

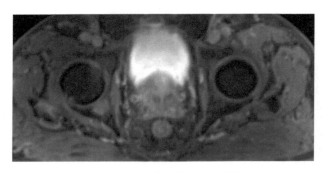

图 73 - 2　放疗前盆腔 MRI

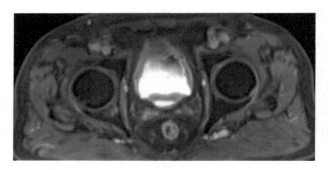

图 73 - 3　随访盆腔 MRI

病例分析

（1）该患者诊断前列腺癌，T3N0M1，Ⅳ期明确，诊断时已有骨多发转移，Gleason 评分 3 + 4 = 7，高危。Gleason 评分是对前列

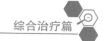

腺癌分化程度的一种评定方法，WHO已将此方法作为判断前列腺癌分化程度的标准推荐使用。根据前列腺的组织构型，即按照腺体结构、大小、密度和分布等情况的不同，将肿瘤分成1~5级，1级分化最高，5级最低。在对肿瘤进行评分时，首先观察肿瘤中不同分级所占的比例大小，前列腺癌常有不同分级的结构同时存在，以所占比例最大的和其次的两个级别作为组织学分级标准，两个Gleason级数相加即为该前列腺癌的组织学评分。

（2）Ⅳ期前列腺癌以内分泌治疗为主并辅以姑息性放射治疗，可以达到延长生存时间，提高生活质量的目的，该患者疗效满意。

（3）诊断前列腺癌三种方法：①直肠指诊；②经直肠超声检查；③前列腺特异性抗原。美国癌症协会现已推荐这三项检查作为老年男性的健康普查项目。其中直肠指诊和血清PSA作为"一线"检查方法，经直肠超声检查作为"二线"检查方法。也就是说，对于50岁以上的老年男性，每年都应进行直肠指诊和PSA检查，如发现异常，应积极地进行经直肠超声检查，并根据具体情况进一步处理。

病例点评

转移性前列腺癌一直以来都是强调药物综合治疗等全身系统治疗为主，这是过去的指南及专家共识所公认和推荐的，除非肿瘤引起了非常明显的症状，否则不会轻易进行手术、放射治疗及其他比如冷冻治疗等局部处理。但是，近年来一些回顾性研究，尤其是利用美国SEER数据库进行的大样本分析发现，局部处理可以为部分转移性前列腺癌患者带来生存获益；尤其是转移负荷较低的，即通常所说寡转移性前列腺癌，生存获益价值更明显。在寡转移前列腺癌的临床实践中，我们需要根据患者的肿瘤分期、全身耐受情况、生活质量期望值等具体情况选择最适宜的干预手段。患者选择了前列腺癌姑息性放射治疗 + 内分泌治疗，疗效较好，PSA 最低降至 0.01 ng/mL。后续给予长周期内分泌治疗。取得较好的临床效果。

姑息治疗篇

074. 前列腺癌骨转移行姑息性胸椎减压术 + 内分泌治疗

病历摘要

患者，男，73 岁。缘于 2015 年 11 月 19 日体检查 PSA 229.8 ng/mL。2015 年 11 月 28 日福建医科大学某附属医院查盆腔 MRI 示前列腺占位，大小约 4 cm×3 cm，考虑前列腺癌，未侵犯双侧精囊、膀胱、直肠，左侧耻骨上支及盆腔多发淋巴结转移。直肠指诊：前列腺 II 度增大，表面凹凸不平，中央沟消失，质地硬，左侧叶触及结节，无触痛。2015 年 12 月 4 日福建医科大学某附属医院行前列腺穿刺活检术，病理示腺泡腺癌，Gleason 评分 5 + 4 = 9。查骨 ECT 示下颈椎、左耻骨及左骶髂关节放射性浓聚灶，考虑肿瘤多处骨转移可能性大。椎体 MRI 示 T6 椎体骨质破坏，考虑压缩性骨折，恶性肿瘤转移可能。

【既往史】 既往有"高血压病、糖尿病"病史 5 年余，规范口服降压药和降糖药。

【临床诊断】 前列腺癌（T2N1M1，Ⅳ期）；骨继发性恶性肿瘤；高血压病；2 型糖尿病。

【治疗过程】 2015 年 12 月在福建医科大学附属第一医院行"第 6 胸椎减压术"，术后恢复可。术后给予比卡鲁胺片（康士得）50 mg，1 次/日，抗雄治疗；醋酸戈舍瑞林缓释植入剂（诺雷德），3.6 mg，每 28 日 1 次，去势治疗；予唑来膦酸（艾朗）4 mg，每 28 日 1 次，抗骨破坏等治疗。2016 年 1 月 13 日就诊我科抽血查 CA19 - 9：40.1 U/mL、PSA 4.920 ng/mL、睾酮 24.94 ng/dL，考虑病情稳定，治疗有效，故继续给上述内分泌治疗。2016 年 1 月 19 日于平潭某医院查 CA19 - 9：142.49 U/mL、CEA 5.65 ng/mL、PSA 2.07 ng/mL。2016 年 2 月 3 日行 PET/CT（图 74 - 1、图 74 - 2）扫描检查：前列腺癌伴骨肿瘤转移治疗后，前列腺轻度增生；前列腺少许稍高代谢影，考虑肿瘤仍有一定活性；双侧髂骨结节、斑片密度增高影，呈稍高代谢，考虑肿瘤转移。行胃镜、肠镜检查未见异常。2016 年 4 月 6 日查血 PSA 0.3 ng/mL、睾酮 61.65 ng/dL、CEA 14.0 ng/mL、CA19 - 9 85.1 U/mL。2016 年 5 月 4 日查 CEA 16.40 ng/mL，CA19 - 9 45.2 U/mL、PSA 0.121 ng/mL，睾酮 19.75 ng/dL。2016 年 6 月 1 日查 PSA 0.1 ng/mL，睾酮 34.42 ng/dL。2017 年 6 月 5 复查（图 74 - 3）PSA 0.01 ng/mL，睾酮 43.32 ng/dL。2018 年 6 月 5 查

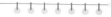

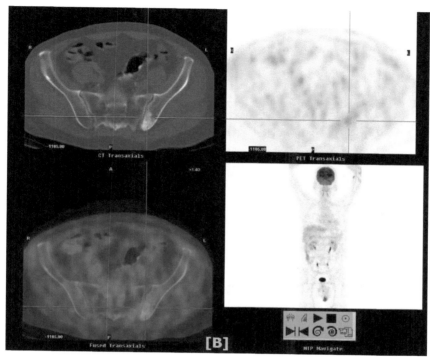

图 74 - 1　PET/CT 复查示髂骨肿瘤转移

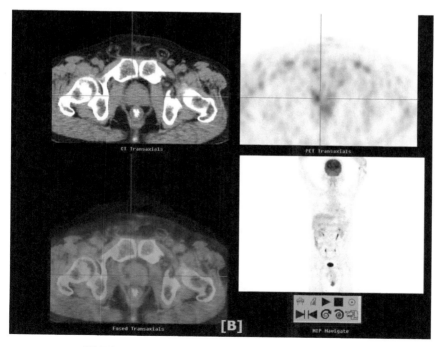

图 74 - 2　PET/CT 复查示前列腺肿瘤仍有活性

PSA<0. 004 ng/mL, 睾酮 35. 85 ng/dL, CEA 10. 01 ng/mL, CA19 -
9 45. 2 U/mL。持续内分泌治疗中。目前自觉乏力、潮热、盗汗症
状,但日常生活自理。

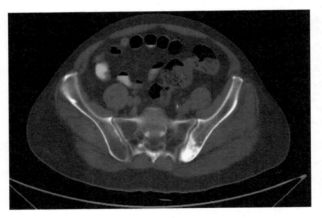

图 74 -3 随访复查盆腔 CT 示髂骨病灶较前大致相仿

病例分析

(1) 本例患者前列腺癌诊断明确,分期 T2N1M1,Ⅳ期,为肿
瘤晚期。

(2) 患者为肿瘤晚期,全身多处骨继发恶性肿瘤,确诊时,已
发现第 6 胸椎出现骨相关事件,骨科行椎体减压术后,目前未见脊
髓压迫症状;根据全脊柱 MRI 检查,除第 6 胸椎外,承重骨未见明
显的溶骨破坏,无明显的骨疼痛症状,暂时不给以骨转移灶放射治
疗;全身核素治疗可能导致骨髓功能抑制,暂时不考虑核素治疗。

(3) 根据 NCCN 治疗指南,对于肿瘤晚期患者,行多西他赛为
主的全身化疗,对于延长总生存期有获益;2015 年 8 月,《新英格
兰杂志》发表论文 *Chemohormonal Therapy in MetastaticHormone -
Sensitive Prostate Cancer* 指出,对于高负荷的转移性肿瘤,内脏或多

部位骨转移（躯干骨 + 躯干骨以外转移灶大于或等于 4 处），初治时内分泌治疗 + 6 周期多西他赛化疗比单纯内分泌治疗，中位生存期延长 17 个月；该患者既往有高血压病史及糖尿病病史，对化疗有排斥，暂时不考虑全身化疗。

（4）该病例经过内分泌治疗后，目前 PSA 及睾酮控制效果可，出现 CEA 和 CA19 - 9 轻度升高，目前呈下降趋势；给 PET/CT、胃镜、肠镜检查，排除第二肿瘤发生可能，考虑可能与前列腺癌相关。

（5）根据患者病理 Gleason 评分和临床分期，为高危风险组，建议内分治疗疗程 2 ~ 3 年，但长期内分泌治疗，患者可能获益。

🔂 病例点评

（1）骨扫描是目前临床最广泛应用于骨转移灶的检查方法，是发现早期骨转移的最佳影像学检查，能较早探测到病灶，可比 X 线片提早 3 ~ 6 个月甚至更长时间。但是，骨扫描在具有特殊敏感性的同时，也存在一定的假阳性率，因此，骨扫描发现异常只提示有骨转移发生的可能，需要结合临床表现、影像学检查，必要时还需要行病变区域的活检以明确。对于前列腺癌骨转移的治疗，目的是缓解疼痛，预防和降低骨相关事件的发生，提高生活质量，提高生存率。对于前列腺癌骨转移的治疗强调多学科合作，系统综合治疗。主要包括针对前列腺癌的系统内科治疗（内分泌治疗、化疗、靶向治疗和免疫治疗），双膦酸盐治疗，放射治疗和外科治疗，疼痛治疗。

（2）椎体外科治疗的目的是保留神经功能、缓解疼痛和确保脊柱的机械稳定性。大多数临床医师在考虑脊柱转移癌行手术治疗前，通常预期患者的生存期应超过 3 个月。该患者就诊时已有胸 6 椎体转移，伴压缩性骨折，椎管压迫，因此，首先进行了"胸 6 椎体减压术"以缓解椎管压迫，术后行全身内分泌治疗。

075 前列腺癌骨转移行姑息性放射治疗 + 内分泌治疗

病历摘要

患者，男，67 岁。于 2011 年 6 月出现右髋疼痛，就诊于某三甲医院，行右髋 MRI 示双侧髋关节骨质及周围肌肉多发异常信号影，考虑肿瘤转移可能。前列腺 MRI 示双侧外周带信号异常，考虑前列腺癌，查 PSA 150 ng/mL，前列腺穿刺活检示前列腺穿刺活检 13 针，其中第 7、第 8、第 13 针见到前列腺癌，Gleason 评分 4 + 3 = 7。查 ECT 示（图 75 - 1）颅骨、肋骨、脊柱、骨盆、左股骨多发放射性浓聚，考虑转移。给予"氟他胺 250 mg 口服，3 次/日 + 注射用曲普瑞林（达菲林）3.6 mg 皮下注射，每 4 周 1 次"内分泌治疗，唑来膦酸抗骨溶治疗。

【既往史】无既往特殊病史。

【临床诊断】前列腺癌（T2N0M1，Ⅳ期）。

【治疗过程】2011 年 8 月患者出现反复尿频，排尿不畅，给予前列腺癌及骨盆转移灶姑息性调强放射治疗，肿瘤照射剂量为 60 Gy/30 f/6 w。放射治疗结束后，2011 年 10 月复查 PSA 0.36 ng/mL。放

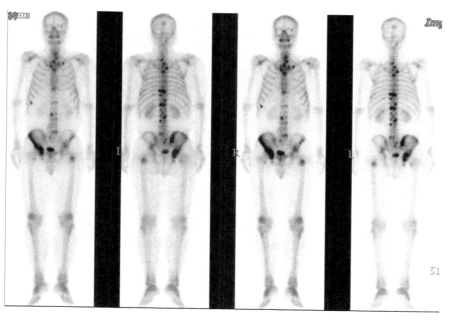

图 75 - 1　骨扫描

射治疗期间排尿困难、尿频等症状明显消失，未出现大便次数增多、便血等放射治疗不良反应。2012 年 2 月 27 日查 PSA 0.09 ng/mL。为防止骨相关事件和减轻腰背疼痛，2012 年 7 月 9 日于我科行脊柱转移灶（胸 1 ~ 3 椎体、胸 8 椎体、胸 11 ~ 腰 1 椎体）姑息性放射治疗，肿瘤照射剂量：30 Gy/10 f。2012 年 7 月开始改 "比卡鲁胺 50 mg 口服，1 次/日 + 醋酸戈舍瑞林缓释植入剂（诺雷德）3.6 mg 皮下注射，每 4 周 1 次" 内分泌治疗，并行唑来膦酸，1 次/月抗骨破坏治疗。2012—2014 年定期复查 PSA 均在 0.02 ng/mL 左右。2015 年 8 月复查 PSA 0.8 ng/mL，并持续升高。2016 年 2 查 PSA 2.0 ng/mL。2016 年 2 月 25 日因后腰疼痛，查胸、腰椎 MRI：多发胸腰椎体及附件异常信号，考虑转移，病灶较前大致相仿。磁共振（盆腔）（图 75 - 2、图 75 - 3）：①前列腺呈治疗后改变；②左侧股骨上段、双侧髂骨、右侧耻骨上支及右侧坐骨转移灶，较前片大致相仿；③右侧臀大肌

309

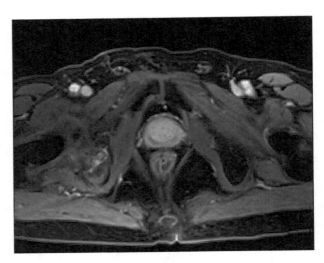

图 75 −2　放疗后盆腔 MRI

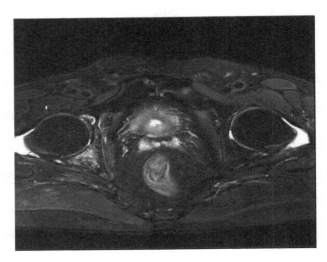

图 75 −3　随访盆腔 MRI

前方异常信号影，考虑肿瘤转移，病灶较前片大致相仿。CT（胸部）示胸骨、双侧锁骨、双侧肩胛骨、多处肋骨及多处胸椎体、腰 1 ~ 2椎体及其附件多发骨转移灶，病灶较前片大致相仿。考虑疼痛予右第 9 ~ 10 后肋骨姑息性放射治疗：肿瘤照射剂量 50 Gy/20 f/4 w。放射治疗后右腰痛较前明显缓解。2016 年 6 月 21 日复查 PSA 3.55 ng/mL，睾酮 17.88 ng/dL；2017 年 5 月复查（图 75 −4）PSA 3.86 ng/mL，睾酮 20.97 ng/dL。后定期复查 PSA、睾酮，已随访 7 年，现患者诺雷德、比卡鲁胺内分泌治疗中。

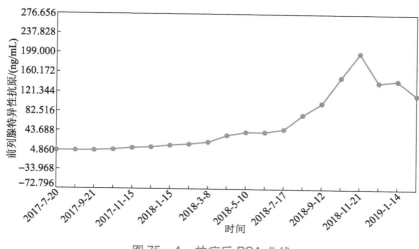

图 75 - 4　放疗后 PSA 曲线

病例分析

（1）患者前列腺癌 T2N0M1，Ⅳ 期，肿瘤晚期，以内分泌治疗为主和姑息性放射治疗，为取得较好疗效，根据临床经验需坚持内分泌治疗和综合治疗。

（2）患者排尿不畅考虑前列腺肿瘤压迫所致，且全身多发转移，为缓解症状，给予前列腺病灶及骨转移灶姑息性放射治疗，目前临床研究表明：晚期肿瘤患者给予原发灶切除或放射治疗，患者生存获益。

（3）前列腺癌骨转移的治疗目的主要是缓解疼痛、预防和降低骨相关事件的发生、提高生活质量、提高生存率。骨相关事件主要包括病理性骨折、脊髓压迫、疼痛；预防或治疗病理性骨折或脊髓压迫和疼痛而进行的基本治疗措施有：放射治疗、骨科手术、服用双膦酸盐药物和同位素治疗。

（4）双膦酸盐作为多种骨转移癌的一线用药，能有效治疗骨破坏，可作为前列腺癌骨转移综合治疗的基础用药。本例患者在确诊骨转移时开始使用双膦酸盐，取得较好的临床效果。最新药物有镭－223 同位素治疗。

🏥 病例点评

（1）内分泌治疗为主的综合治疗，一般认为前列腺癌采用内分泌治疗的预后和肿瘤的分级、分期肿瘤负荷及治疗的执行情况明显相关，一项 8275 例晚期前列腺癌内分泌治疗的研究结果证实，有转移者和无临床转移者的 5 年死亡率分别是 73.8% 和 46.3%。而采用内分泌治疗的骨转移病例，骨转移病灶多者其生存时间明显少于转移病灶少者，证明内分泌治疗介入的时机和此后的生存时间存在明显的关系，故较早的内分泌治疗介入对延长晚期前列腺癌患者的生存时间有所帮助。

（2）对于前列腺癌骨转移的治疗，临床对于病情进展缓慢，病灶不多的患者，常常采用双膦酸盐联合放射治疗，局部外照射放射治疗多用在骨转移灶为单一或数个位置的患者，这种方法可以大幅度降低患者的骨痛感，减少镇痛类药物的服用量，还能降低病理性骨折事件的发生率，缓解肿瘤对脊髓的压迫性，并且随着剂量的提高，肿瘤控制率亦提高，本病例患者对于多发骨转移病灶进行分阶段定点放射治疗，取得较好的效果。

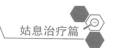

076 前列腺癌骨转移行核素治疗 + 内分泌治疗 + 姑息化疗 + 局部放射治疗

病历摘要

患者，男，76 岁。因"尿频、夜尿增多 3 年余，加重并腰背部疼痛 4 个月"就诊于福建莆田地区某医院，查 PSA 3621 ng/mL，磁共振：①前列腺外周带占位，考虑前列腺癌并周围侵犯，精囊腺、直肠受累；②双侧髋臼、双侧耻骨下支及双侧股骨头多发异常信号伴盆腔内多发肿大淋巴结，考虑转移瘤。ECT 示右侧肩胛骨、椎骨、肋骨及骨盆多发异常浓聚，考虑转移。

【既往史】既往无特殊病史。

【临床诊断】前列腺癌（Ⅳ期）。

【治疗过程】2015 年 2 月 6 日行经直肠前列腺穿刺活检术，病理示前列腺癌，Gleason 评分 5 + 4 = 9，给予比卡鲁胺、抑那通内分泌治疗，并每月注射唑来膦酸抗骨破坏治疗。2015 年 3 月至今共行 6 次锶 - 89 核素治疗。2015 年 12 月 4 日复查 PSA 3.4 ng/mL。2016 年 3 月 4 日查 PSA 10.68 ng/mL。2016 年 8 月 29 日查 PSA 141 ng/mL。2016 年 10 月 11 日复查 PSA 300 ng/mL，考虑患者为去势抵抗前列腺癌，建议行全身化疗或前列腺局部放射治疗，2017 年 1 月给予 4 周期多西紫杉醇化疗和前列腺局部伽马刀治疗，2017 年 5 月

笔记

复查 PSA 20 ng/mL，患者现继续抑那通去势治疗。目前生活自理。

病例分析

（1）该患者晚期前列腺癌（Ⅳ期）诊断明确，多发骨转移，无手术适应证。根据 NCCN 指南推荐，Ⅳ期患者以内分泌治疗为主。临床有限资料表明：原发病灶放射治疗，患者有可能获益，并延长内分泌治疗有效时间。

（2）对于前列腺癌骨转移的治疗，患者经 6 次锶－89 核素治疗后疼痛好转，并每月唑来膦酸治疗，双膦酸磷酸盐作为多种骨转移癌的一线用药，能有效治疗骨破坏，缓解骨痛，推荐在诊断前列腺癌骨转移的同时开始使用。

（3）去势抵抗性前列腺癌是初次持续雄激素剥夺治疗后疾病进展的前列腺癌，同时符合下面条件：①血清睾酮达到去势水平（<50 ng/dL）；②间隔 1 周，持续 3 次 PSA 上升，较最低值升高 50% 以上。该患者 CRPC 诊断明确，应首选多西他赛化疗，或阿比特龙继续内分泌治疗。患者因经济原因及抗拒化疗，试用雌二醇片内分泌治疗和红豆杉胶囊口服治疗。

病例点评

（1）高负荷前列腺癌内分泌治疗联合化疗有一定的获益，以避免很快发展为去势抵抗前列腺癌。针对 mHSPC，传统内分泌治疗联合多西他赛化疗不但可以降低患者总体死亡风险，还可以显著延长患者总生存时间。尽管不同指南的推荐意见有所差异。但大部分专家推荐，高肿瘤负荷（内脏转移和/或4个或更多骨转移灶，其中至少有一处骨盆或脊柱外的骨转移灶）且体能状况适合化疗的mHSPC患者在内分泌治疗基础上联合多西他赛化疗。

（2）前列腺癌骨转移的核素治疗作用。有研究表明，外反射治疗能够控制80%单个转移病灶引起的局限性骨痛，为避免前列腺癌播散性转移引起的多灶性疼痛，可考虑采用骨靶向放射性核素治疗。前列腺癌骨转移具有显著的成骨性和硬化性特点，放射性核素可以与骨基质配体结合，在骨形成增多的部位聚集。因此，放射性核素更适宜用于前列腺癌骨转移。试验显示，有症状的骨转移性进展期患者经过6个周期放射性核素 ^{223}Ra 治疗后，中位总体生存期获益5.1个月，首次骨相关事件时间显著延迟。因此，放射性核素 ^{223}Ra 对不伴有内脏转移的前列腺癌骨转移患者是较好的选择。但国内目前没有 ^{223}Ra，只有 ^{89}Sr，^{89}Sr 对前列腺癌的治疗效果仍缺乏大宗临床数据，应该给予关注。

注：该患者于外院治疗，经本院门诊咨询，无本院治疗图像。

077 前列腺癌远处转移行内分泌治疗＋姑息骨转移灶放射治疗

📋 病历摘要

患者，男，81岁。2011年10月27日于我院体检发现PSA 66.1 ng/mL，2011年11月1日前列腺活检病理提示（右外腺）前列腺腺泡细胞癌，Gleason 评分 5 + 4 = 9。（左外腺）前列腺腺泡细胞癌，Gleason 评分 5 + 4 = 9。盆腔 MRI 检查报告：前列腺占位，骶 1 和右侧髂骨骨质破坏。骨全身显像提示颈椎中段及第 1 骶椎放射性浓聚，普外科会诊后考虑局部转移至直肠（是否应是局部侵犯直肠）。

【既往史】腰椎间盘突出术后 15 年余，具体不详。"高血压病"病史 1 年余，口服"特拉唑嗪"控制血压，血压控制尚可。

【临床诊断】前列腺癌（T4N0M1，Ⅳ期，高危型）。

【治疗过程】2011 年 11 月 14 日行"双侧睾丸切除术"，术后开始行"氟他胺 250 mg 口服，3 次/日"方案内分泌治疗。2011 年 12 月 15 日 PSA 降至 6.58 ng/mL。治疗期间出现转氨酶升高，停氟他胺给予保肝治疗后，2012 年 2 月 20 日改为"比卡鲁胺 50 mg 口服，1 次/日"内分泌治疗（图 77 - 1、图 77 - 2）。2012 年 5 月 16 日诉骶尾部不适，盆腔 MRI 提示骶 1 椎体及右侧髂骨骨转移，给予局部伽马刀治疗，剂量 30 Gy/10 f/2 w，唑来膦酸抗骨溶治疗，骶尾部不适消失。2013 年 11 月 8 日 PSA 降至最低 0.35 ng/mL，2014 年 5

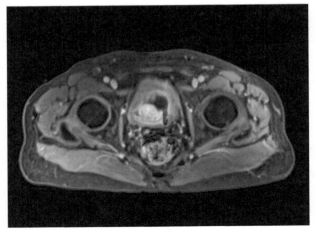

图 77 - 1 内分泌治疗中复查 MRI

月 13 日查 PSA 0.82 ng/mL。2015 年 1 月 25 日患者复查 PSA 升高至 9.42 ng/mL，给予"比卡鲁胺"加量治疗，每天口服 100 mg。2015 年 6 月 26 日查 PSA 133.5 ng/mL，2015 年 7 月 16 日睾酮 26.00 ng/dL，PSA 205.8 ng/mL，考虑为去势抵抗性前列腺癌。给予比卡鲁胺加量至每天口服 150 mg 内分泌治疗。2015 年 7 月 31 日出现小便困难，辅助导尿治疗。2015 年 8 月 26 日复查 PSA 升高至 562.1 ng/mL，2016 年 2 月随访 4 年余患者失访。

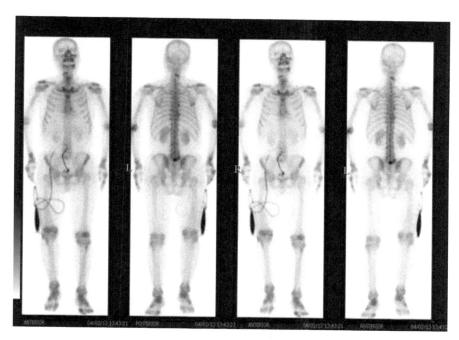

图 77 -2　内分泌治疗中复查骨 ECT

🔬 病例分析

（1）早在 1941 年，Huggins 和 Hodges 发现手术去势可延缓转移性前列腺癌的进展，首次证实了前列腺癌对雄激素去除的反应性，奠定了前列腺癌内分泌治疗的基础。任何去除雄激素和抑制雄

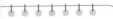 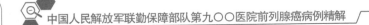

激素活性的治疗均可称为内分泌治疗。内分泌治疗途径有：①去势，去除产生睾酮的器官或抑制产生睾酮器官的功能，包括手术或药物去势（黄体生成素释放激素类似物，LHRH A）；②阻断雄激素与受体结合。该患者高危转移性前列腺癌诊断明确，患病时 81 岁高龄，NCCN 指南提示对于远处转移的前列腺癌患者，首选内分泌治疗，当出现骨转移疼痛症状时选择局部放射治疗作为减症治疗手段。该患者诊断及治疗规范，患者痛苦减轻，生活质量提高，晚期带瘤生存近 4 年。

（2）前列腺癌内分泌治疗有效期一般为 15～30 个月，该患者从内分泌治疗开始至进展为转移性去势抵抗性前列腺癌（mCRPC），内分泌治疗有效时间为 38 个月，治疗效果良好。

（3）针对未经化疗有症状但身体状况良好的 mCRPC 患者的治疗，可采用多西他赛、醋酸阿比特龙联合泼尼松、酮康唑联合皮质激素、米托蒽醌或放射性核素治疗。比卡鲁胺 150 mg 内分泌治疗用于局部晚期、无远处转移的前列腺癌患者。该患者发展为 mCRPC 后给予比卡鲁胺 150 mg 治疗属临床试验用药，效果不佳，PSA 持续上升。

（4）伽马刀是一种精确放射治疗技术，全称立体定向伽马射线放射治疗系统，对晚期肿瘤患者有姑息减症治疗作用，疗效确切。

🏥 病例点评

MRI 是目前公认的前列腺检查的最佳方式，在 PCa 的早期诊断、定位、分期、侵袭性评估、随访等方面均具有重要价值。由于我国不同医疗机构的前列腺 MRI 检查方法不尽相同，诊断水平参差不齐，国内相关专家已经总结编写了相关共识。前列腺癌分期有关的表现有：包膜侵犯、前列腺周围神经血管束侵犯、精囊侵犯、盆底肌侵犯、淋巴结转移、骨转移等，在盆腔扫描范围内磁共振均可做出较准确的评价。前列腺后外侧的神经血管束易受到肿瘤的侵犯，表现为前列腺后外侧有突出的软组织伴正常神经血管束的消失，神经血管束局限性增粗或双侧不对称，这在轴面 T_1WI 上观察较好。磁共振诊断神经血管束侵犯的敏感度、特异度和准确度分别为 68% ~81% 、59% ~72% 和 64% ~76% 。精囊腺局限性 T_2WI 信号减低、壁增厚和前列腺精囊角消失是精囊受侵犯的表现，冠状面和矢状面图像显示精囊基底部侵犯的效果较好。出血、内分泌治疗和放射治疗后改变也会造成精囊腺 T_2WI 信号的减低，在一定程度上降低了诊断的准确度。有报道称磁共振预测精囊侵犯的敏感度为22% ，特异度为 88% 。淋巴转移是前列腺癌最常见的转移途径，有7% ~23% 的前列腺癌可以发生淋巴结转移。所以在对怀疑前列腺癌的患者行磁共振检查时，扫描范围应包括整个盆腔，从盆底至髂血管分叉水平，这个范围也是转移最常发生的区域。轴面抑脂 T_2WI 观察淋巴结转移效果较好，表现为边缘清楚的高信号结节，有时融合成团块状，一般最小径 >1.0 cm 可以考虑淋巴结转移，但病理结果显示 <1 cm 的淋巴结中也有相当数量存在转移。此病例MRI 检查报告过于简单，应该报告上述相关内容，对于后续治疗方案的选择具有重要指导价值。病例属于高负荷转移前列腺癌，如果没有直肠侵犯，在内分泌治疗后及时行局部前列腺病灶及寡转移病灶放射治疗，可能会获得较好的疗效，或者推迟去势抵抗时间。

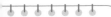
078 前列腺癌多发骨转移多线内分泌治疗 + 姑息止痛放射治疗

病历摘要

患者，男，68 岁。于 2012 年 5 月出现胸背部疼痛伴麻木感，2012 年 9 月 14 日查 PSA 33.9 ng/mL，盆腔 MRI 提示前列腺两侧外周带形态不规则，可见不规则异常信号影，增强后可见不均匀强化，边界欠清，盆腔内未见明显肿大淋巴结，全身骨扫描示第 5 ~ 6 胸椎、5 腰椎、多根肋骨、骨盆等多处有大小不一的异常核素浓聚灶。前列腺穿刺活检病理提示前列腺腺泡腺癌，Gleason 评分 4 + 4 = 8。

【既往史】无特殊病史。

【临床诊断】前列腺癌（T3aN0M1，Ⅳ期，高危型）。

【治疗过程】2012 年 9 月 25 日行胸椎骨转移病灶适形放射治疗，放射治疗后胸背部疼痛、麻木感好转；2012 年 10 月 10 日给以"比卡鲁胺 50 mg 口服，1 次/日 + 诺雷德 3.6 mg 皮下注射，每 4 周 1 次"内分泌治疗，唑来膦酸注射抑制骨破坏治疗。2013 年 1 月 16 日睾酮 35.59 ng/dL，2013 年 4 月 3 日复查 PSA 0.03 ng/mL，2013 年 6 月 18 日查 PSA 0.35 ng/mL，2013 年 11 月 5 日查 PSA 11.44 ng/mL，2014 年 5 月 20 日复查 PSA 16.79 ng/mL，病情进展，提示去势抵抗型前列腺癌。2014 年 6 月 10 日行"双侧睾丸切除术"，停用康士得及诺雷德，改为"氟他胺 250 mg 口服，3 次/日"内分泌治疗。2014 年 7 月 12 日复查 PSA 10.71 ng/mL，2014 年 11 月 27 日复查 PSA 32.0 ng/mL，治疗无效，停氟他胺，改为"阿比特龙 1000 mg 口服，1 次/日 + 泼尼松 5 mg 口服，2 次/日"内分泌治疗；2015 年 2 月 6 日 PSA 降至 1.47 ng/mL，2015 年 5 月 9 日查 PSA 3.42 ng/mL。2015 年 9 月 1 日复查 PSA 升高至 16.52 ng/mL，全身 CT 提示骨转移病灶较前明显进展，出现乏力，全身不适症状，考虑阿比特龙无效，2015 年 9 月 15 日改为"恩杂鲁胺 160 mg 口服，次/日"内分泌治疗，治疗期间患者乏力、全身不适症状明显好转，稍感排尿困难，无尿频、尿急等不适。2015 年 9 月 14 日患者出现腰部疼痛，复查 PSA 降至 4.35 ng/mL。2016 年 8 月 13 日复查 PSA 10.2 ng/mL，胸腰椎 MRI 示多发椎体及附件、骶尾骨及双侧髂骨转移灶较前进展。2016 年 10 月 18 日至 2017 年 2 月 16 日行镭 – 223 治疗 5 次，患者腰部疼痛明显减轻。2016 年 12 月 13 日复查 PSA 9.0 ng/mL，2017 年 1 月 12 日复查 PSA 15.37 ng/mL，2017 年 2 月 19 日复查 PSA 17.0 ng/mL。2017 年 6 月抽外周血二代基因测序检查提示 ATM 基因突变，自行购买奥拉帕尼靶向药物服用，自觉疼痛明显减轻，但患者拒绝抽血和其他检查，现患者病情稳定，5 年来综合治疗取得巨大作用，2017 年 12 月失访。

病例分析

（1）该患者晚期前列腺癌诊断明确，第Ⅳ期患者治疗原则以内分泌治疗为主，当承重部位骨转移或疼痛时放射治疗应同时给予干预治疗，防止骨相关事件或截瘫事件发生。

（2）药物去势病情进展或患者去势抵抗时行"双侧睾丸切除

术"是一种有效姑息性治疗手段，部分患者有效。

（3）该患者是阿比特龙有效病例，有效时间 10 个月，口服阿比特龙时需注意空腹 2 小时服用，服用后 1 小时不能进食，同时还需配合泼尼松片口服治疗以减轻水钠潴留、高血压等不良反应。患者阿比特龙无效后，恩杂鲁胺也是治疗 mCRPC 的有效手段。

（4）镭 - 223 对治疗去势抵抗性前列腺癌非常重要，2014 年 AUA 在 CRPC 治疗指南中增加了镭 - 223 的使用，可用于有骨转移症状的 CRPC 患者。前期临床试验结果显示该药可以延迟骨相关事件及延长骨转移且未发现内脏转移的 CRPC 患者的生存期。该患者骨转移病灶进展后开始使用镭 - 223，疼痛明显减轻，PSA 控制情况理想。该病例诊断治疗规范，初诊时已前列腺癌晚期，已存活近 5 年，生活质量好，患者依从性好，子女孝顺照顾好，值得大家借鉴学习。

（5）许多晚期前列腺癌患者存在基因位点突变，二代基因测序开创了难治性前列腺的精准治疗新纪元，实现了同病异治和异病同治的新理念，值得进一步推广和探索。

病例点评

（1）对于晚期前列腺癌患者，目前治疗手段不断增加。在 CRPC 阿比特龙治疗进展后，恩杂鲁胺也是治疗的有效手段之一。恩杂鲁胺是第二代雄激素受体拮抗药，是一种针对雄激素受体（androgens receptor，AR）信号传导通路的新型药物，可作用于 AR 信号通路的不同阶段，抑制雄激素与其受体的结合，并抑制 AR 的核转位及与 DNA 的相互作用。

（2）随着第二代测序技术（next generation sequencing，NGS）

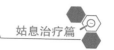

在前列腺癌诊疗中愈加广泛地应用，前列腺癌精准诊治策略已使越来越多的患者受益。目前的研究已表明，对于同源重组修复缺陷的转移性去势抵抗性前列腺癌患者，可从奥拉帕尼和铂类化疗药物中获益；针对免疫检查点抑制剂 PD‐1/PD‐L1 抗体，未经筛选的前列腺癌患者受益有限，然而错配修复缺陷及高度微卫星不稳定型前列腺癌患者则可接受 PD‐1 抑制剂帕博利珠单抗（pembrolizumab）治疗。除提示药物敏感性外，NGS 基因检测对于驱动基因突变患者发病风险的预估也起着重要作用。目前二代测序已有专家共识进行规范，但对于还存在指南推荐有效治疗手段的患者，目前不推荐早期即行二代测序寻找靶向药物。

079 高转移负荷前列腺癌行内分泌治疗联合前列腺减瘤放射治疗

病历摘要

患者，男，78 岁。患者缘于 2012 年 6 月开始间断腰部疼痛，疼痛呈持续性，夜间小便增多，8 月 25 日于我院检查盆腔磁共振示前列腺体积增大，大小约 4.6 cm×4.0 cm×3.0 cm，内外带界限不清，考虑前列腺恶性肿瘤伴骨盆及双侧股骨多发转移，并侵犯双侧精囊腺及左侧神经血管束。胸腰椎 MRI 示胸 10 椎体及腰 4 椎体附件区信号异常，考虑肿瘤转移可能。2012 年 8 月 29 日检查 PSA 250 ng/mL，2012 年 9 月 3 日查全身骨显像（图 79‐1）示颅骨、颈椎、胸椎、腰椎、肋骨、骨盆、四肢多发骨转移。胸部 CT 未见异常，腹部彩超未见异常。前列腺穿刺病理示"右前列腺穿刺标本"前列腺腺泡癌，Gleason 评分 3 + 4 = 7，"左前列腺穿刺标本"前列腺腺泡癌，Gleason 评分 4 + 4 = 8。

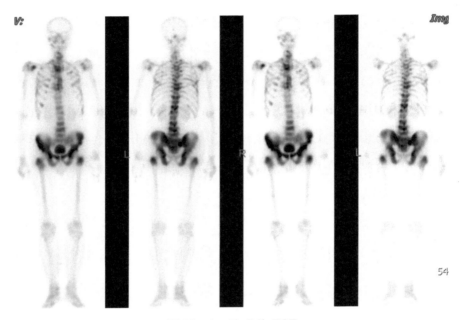

图 79 - 1　治疗前 ECT

【既往史】无特殊病史。

【临床诊断】前列腺癌（T3N0M1，Ⅳb 期）。

【治疗过程】考虑患者前列腺癌晚期，无手术指征，有姑息性放射治疗联合内分泌治疗指征，2012 年 9 月 10 日开始给予一程姑息性放射治疗，靶区包括前列腺和精囊，肿瘤照射剂量 65.1 Gy/31 f/6$^+$w，盆腔淋巴引流区照射剂量，肿瘤放射剂量 55.8 Gy/31 f/6$^+$w。同时行醋酸戈舍瑞林缓释植入剂（诺雷德）3.6 mg 皮下注射 + 比卡鲁胺（康士得）50 mg，口服，1 次/日，联合内分泌治疗，并给予注射用唑来膦酸 4 mg 每月静滴。2012 年 9 月 13 日复查 PSA 424.62 ng/mL，血清睾酮 585.36 ng/dL，ECT（图 79 - 2）示骨转移病灶核素浓聚明显减少。2012 年 9 月 27 日复查 PSA 41.7 ng/mL，血清睾酮 65.68 ng/dL，2012 年 10 月 22 日复查 PSA 0.2 ng/mL，睾酮 27.37 ng/dL，提示放射治疗加内分泌治疗有效；复查 MRI 盆腔平扫＋增强：前列腺病灶较前明显缩小，放射治疗后继续给予诺雷德 3.6 mg 皮下注射 28 天重复，比卡鲁胺（康士得）50 mg 口服，1 次/日，并给予唑来膦酸 4 mg 每月静滴，2013 年 1 月复查 PSA 0.1 ng/mL，2013 年 6 月复查 PSA 0.12 ng/mL，2013 年 6 月出现反复血便，考虑放射性直肠炎，给予对症止血处理后症状消失。随访至 2013 年 12 月 10 日失访。

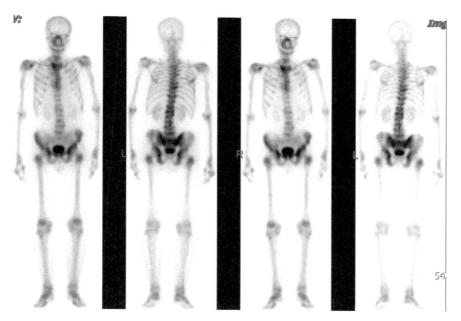

图 79 -2　随访 ECT

病例分析

（1）该患者前列腺腺泡癌诊断明确，分期 T3N0M1，Ⅳb 期，Gleason 评分 4 +4 ＝8，高危，晚期患者，预期寿命不足 10 年，根据前列腺癌 NCCN 诊疗指南，转移性前列腺癌，包括 N1 和 M1 期，给予内分泌治疗为主的综合治疗。

（2）前列腺癌患者正确随访复查是重要的，对于术后或放射治疗后无症状患者的监测：血清 PSA 或直肠指检（DRE）为常规随访检查方法，在术后 2 年随访应该为每 3 个月进行一次，2 年后每 6 个月随访一次，5 年后每年随访一次，必要时缩短随访间隔时间。如有病情变化，随时随访复查。根据笔者经验，长期随访最好不超过半年，因为 1 年有时病情进展较快，病情复发不能及时发现。

（3）放射治疗后出现反复血便，考虑放射性直肠炎，放射性直肠炎与多种因素有关，放射治疗总剂量、分割单次剂量，放射治疗前膀胱充盈情况，直肠是否排空，照射时摆位准确性等因素有关。一般对症处理后 3~6 个月症状消失。随着放射治疗设备进步，放射治疗不良反应越来越少了。

病例点评

（1）骨转移是前列腺癌的主要伴随疾病，约 70% 的前列腺癌患者在疾病进程中可出现骨转移，而以前列腺癌为主要死因的病例中约 85%~100% 存在骨转移，且其发生率与患者年龄、自身体质、既往治疗情况等多种因素均具有相关性，将对患者的生活质量产生严重影响，甚至缩短患者的生存期。前列腺癌骨转移主要发生在胸椎、腰椎、肋骨、骨盆及长骨近端等部位，往往表现为多灶性转移。经组织病理学研究发现：前列腺癌骨转移病灶以成骨性改变为主，约占 95%，但在转移性骨病变组织中可出现成骨性和溶骨性并存的现象。

（2）原发灶减瘤性治疗多针对寡转移的前列腺癌患者。所谓的寡转移是从肿瘤转移数目上讲。研究者最早提出寡转移（oligometastasis）

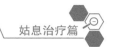

概念时是指转移灶数目小于等于 5 个。而在 mPCa 中，一些文献选择骨转移数目小于等于 3 个作为原发灶治疗病例选择的依据。在文献报道中，研究者利用包括患者健康状况及肿瘤特征的多项指标，构建预测模型，以此作为原发灶减瘤性治疗的选择依据。这对临床的启发意义在于我们不仅要关注 mPCa 患者的骨转移灶数目，可能还需要关注肿瘤的 Gleason 评分、PSA 水平、T 分期，以及综合考虑患者的年龄和总体健康状况。前列腺癌合并多发骨转移，指南仍推荐首选内分泌治疗，放射治疗可以作为减症手段。在最近的 RCT 研究中证实，对于转移负荷低的患者，内分泌治疗联合前列腺局部放射治疗能改善患者预后。该患者在内分泌治疗的同时予前列腺局部姑息性放射治疗，治疗后 PSA 明显下降，局部症状得到缓解。

080 寡转移前列腺癌内分泌治疗联合前列腺原发灶 + 转移灶放射治疗

📋 病历摘要

患者，男，66 岁。2012 年 1 月 4 日因"尿频、尿急 1 月余"就诊我院泌尿外科，查 PSA 大于 100 ng/mL，盆腔 MRI 检查（图 80 - 1）示前列腺体积增大，侵犯精囊，左侧盆腔及双侧腹股沟淋巴结转移，2012 年 1 月 18 日行彩超引导下前列腺穿刺（图 80 - 2）：右外腺前列腺穿刺标本：前列腺癌，Gleason 评分 5 + 4 = 9；左外腺前列腺穿刺标本：前列腺癌，Gleason 评分 4 + 5 = 9，2012

笔记

年 2 月 3 日复查 PSA 47.95 ng/mL。2012 年 2 月 16 日全身 PET/CT
扫描检查：前列腺占位改变，考虑前列腺癌，伴左盆壁内侧、腹膜
后淋巴结肿瘤转移，双肺未见异常，骨骼未见转移。

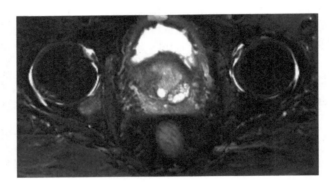

图 80 - 1　初诊盆腔 MRI

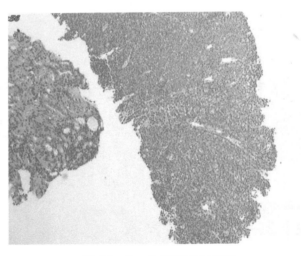

图 80 - 2　前列腺穿刺病理

【既往史】　无特殊病史。

【临床诊断】　前列腺癌（T3N1M1，Ⅳ期，高危）。

【治疗过程】　晚期前列腺癌以内分泌治疗为主，2012 年 2 月给
予醋酸戈舍瑞林缓释植入剂（诺雷德）3.6 mg 皮下注射每月一次，
比卡鲁胺（康士得）50 mg 口服每日一次，2012 年 2 月 17 日复查

PSA 11. 83 ng/mL, 2012 年 8 月 9 日复查 PSA 3. 56 ng/mL。2012 年 8 月 10 日行盆腔磁共振检查：①前列腺癌治疗后复查，病灶仍见部分血供；②左侧盆腔及双侧腹股沟淋巴结影，考虑转移；③右侧髋臼后缘异常信号，考虑转移。2012 年 8 月 15 日前列腺特异性抗原 4. 46 ng/mL，较前上升，血清睾酮小于 10 ng/dL。考虑骨转移病情进展。2012 年 8 月 17 日至 2012 年 9 月 24 日行前列腺癌姑息性放射治疗，因盆腔腹股沟见转移淋巴结，故靶区扩大，包括前列腺及包膜、精囊，肿瘤照射剂量 68 Gy/34 f/6$^+$w，盆腔淋巴结引流区，肿瘤照射剂量为 47. 6 Gy/28 f/5$^+$w，双侧盆腔转移淋巴结放射治疗剂量 61. 6 Gy/28 f/5$^+$w，右侧髋臼转移灶 61. 12 Gy/28 f/5$^+$w。考虑康士得耐药，故改为氟他胺 250 mg 口服每日三次，2012 年 9 月 20 日复查 PSA 0. 89 ng/mL。提示治疗有效。2013 年 8 月 15 日（图 80 - 3）复查 PSA 2 ng/mL。因肝功能轻度受损停用氟他胺，仍给予诺雷德治疗，并每月静滴唑来膦酸 4 mg。为更好控制病情，2013 年 11 月 8 日开始诺雷德去势 + 中药辨证施治长期口服，2016 年 3 月 20 日复查 PSA 5. 2 ng/mL。2016 年 9 月自觉左颈部肿物，约蚕豆大小，9 月 20 日复查 PSA 3. 87 ng/mL，自行采取调整食谱、运动等非药物治疗方法。2017 年 2 月 14 日老年医院复查 PSA 3. 98 ng/mL。2017 年 4 月 24 日发现左眼眶肿物，左颈部肿物较前明显增大，查 PSA 81. 16 ng/mL，胸部 CT 示双上肺多发结节，考虑转移；双眼 + 颈部磁共振检查示左侧眼部皮下及左侧颈部团块影，考虑转移性肿瘤，考虑肿瘤晚期，去势抵抗，恶性程度高，疗效差，生存期短，患者拒绝化疗和阿比特龙等治疗，坚持中医中药对症处理。随访近 6 年，患者坚持在森林公园步行锻炼，心态好，爱好广泛，均衡饮食。2017 年 11 月失访。

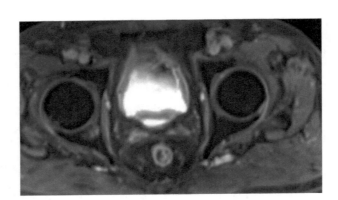

图 80 - 3　放疗后随访盆腔 MRI

病例分析

（1）该患者前列腺癌晚期，T3N1M1，Ⅳ期，Gleason 评分 4 + 5 = 9，高危，诊断明确；第Ⅳ期患者治疗原则以内分泌 + 放射治疗综合治疗为主；患病 6 年来，坚持西医为主，中医为辅，心理、运动、饮食综合治疗的道路，延长了生命、提高了生活质量。

（2）前列腺癌不同的影像学检查有不同的临床意义：①CT 对早期前列腺癌诊断的敏感性低于 MRI，前列腺癌患者进行 CT 检查的目的主要是协助临床医师进行肿瘤的临床分期。了解前列腺临近组织和器官有无肿瘤侵犯及盆腔内有无肿大淋巴结。②MRI 检查可以显示前列腺包膜的完整性、肿瘤是否侵犯前列腺周围组织及器官，MRI 也可以显示盆腔淋巴结受侵犯的情况及骨转移的病灶。在临床分期上有较重要的作用。MRS 是根据前列腺组织中枸橼酸盐、胆碱和肌酐的代谢与前列腺增生和正常组织中的差异呈现出不同的波谱线，在前列腺癌诊断中有一定价值。③全身 ECT：前列腺癌最常见远处转移部位是骨骼。ECT 可比常规 X 线片提前 3 ~ 6 个月发现骨转移灶，敏感性较高但特异性较差。

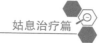

（3）在全球前列腺癌是男性第二常见恶性肿瘤，占男性新发肿瘤的15%。在美国，前列腺癌发病率居男性肿瘤第一位，死亡率居男性肿瘤第二位。人口老龄化、生活和饮食习惯西化和PSA检测的开展，使得前列腺癌成为我国近年来发病率上升最快的肿瘤之一，2009年为9.92/10万，居男性肿瘤发病率第6位，死亡率4.19/10万，居男性肿瘤死亡率第9位。前列腺癌流行病学特征存在明显种族和区域差异。确认的前列腺癌危险因素有年龄、种族和家族史。诊断中位年龄72岁。外源性因素对前列腺癌的影响还要确认，如危险因素为高动物脂肪饮食，保护因素为番茄红素、阳光暴露等。

病例点评

（1）对于前列腺癌患者影像学检查发现存在转移病灶，转移病灶局限于淋巴结或者骨骼（非内脏转移），且转移病灶小于5个，定义为寡转移性前列腺癌。通常认为寡转移是指肿瘤介于器官局限性疾病和广泛远处转移之间的过渡状态。对于前列腺癌寡转移的患者，治疗还存在争议，目前国际和国内指南均推荐选择全身系统性治疗。近期多项研究证实了针对原发灶和转移灶的积极治疗可能使患者获益，但多数为回顾性研究，还需要大样本的前瞻性研究来证实。

（2）转移性前列腺癌分为去势敏感性前列腺癌和去势抵抗性前列腺癌，随着疾病进展，大多数去势敏感性前列腺癌会发展为去势抵抗性前列腺癌。文献报道多西他赛能延长转移性去势敏感性前列腺癌患者的总生存时间。Sweeney等研究报道，790例转移性去势敏感性前列腺癌患者随机分为去势治疗联合多西他赛化疗组（多西他赛6个疗程）397例和单纯去势治疗组393例，中位随访28.9个月，患者的中位总生存时间分别为 57.6 个月和 44.0 个月（$P <$ 0.001），联合治疗组比单纯去势治疗组的总生存时间延长 13.6 个月；在具有高转移负荷的亚组中，联合治疗组较单纯去势治疗组的中位总生存时间延长 17.0 个月（$P < 0.001$）。由此可见，多西他赛联合去势治疗不仅延长了转移性去势敏感性前列腺癌患者的总生存时间，并且对高转移负荷患者的疗效更加显著。本患者初治就为高肿瘤负荷激素敏感性前列腺癌，考虑患者预期寿命 >10 年，一线加入多西他赛化疗更有生存获益。

081 前列腺癌手术去势后姑息性综合治疗

病历摘要

患者，男，55 岁。2009 年 10 月因排尿困难伴尿频、尿急、血尿 1 个月就诊，查 PSA 75.32 ng/mL；盆腔 MRI：①前列腺多发低回声结节，考虑前列腺癌伴盆腔淋巴结转移；②右侧坐骨及骶骨左侧局限性骨质信号异常，考虑转移。前列腺穿刺活检病理：①前列腺左叶腺泡腺癌，Gleason 评分 3 + 4 = 7；②前列腺右叶腺泡腺癌，Gleason 评分 3 + 4 = 7。CT 双肺扫描未见异常。腹部彩超检查未见转移病灶。全身骨显像见多处骨转移。

【既往史】既往无特殊病史。

【临床诊断】前列腺癌（T2cN1M1b，Ⅳ期）。

【治疗过程】2009 年 10 月 23 日行 "双侧睾丸切除术"，术后予氟他胺 250 mg，每日 3 次，内分泌治疗。后每月复查 PSA，最低达 0。2011 年 3 月复查 PSA 升高至 4 ng/mL，后持续升高，2011 年 5 月复查盆腔 MRI：前列腺区异常信号，右侧股骨头及右侧髂骨见异常信号，考虑转移。ECT（图 81 - 1）：全身多发骨转移。2011 年 9 月 28 日行一程姑息性调强适形放射治疗，右侧髂棘、右侧耻骨转移灶肿瘤照射剂量均为 64.4 Gy/28 f/6 w；盆腔淋巴结引流区肿瘤照射剂量 50.4 Gy/28 f/6 w；前列腺病灶肿瘤照射剂量 64.4 Gy/28 f/6 w。放射治疗期间配合醋酸甲羟孕酮片内分泌治疗，复查 PSA 5.11 ng/mL，较前升高，考虑醋酸甲羟孕酮片内分泌治疗无效，改用磷酸雌莫司汀胶囊内分泌治疗。2011 年 9 月—11 月患者 PSA 较前稍降低，后再次升高，改酮康唑口服 1 个月，PSA 从 17 ng/mL 升高至 57 ng/mL，改二线沙利度胺 200 mg，每晚 1 次口服治疗 2 个月。2012 年 4 月查 PSA

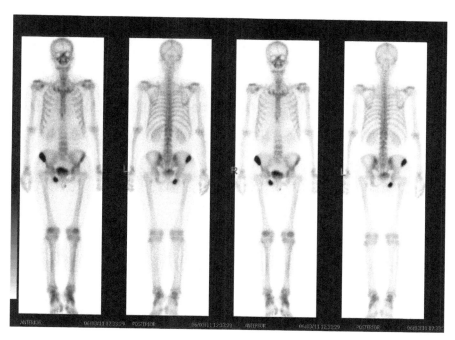

图 81 - 1　2011 年 6 月 3 日治疗前骨显像示骨多发转移

136.63 ng/mL，于 2012 年 5 月 24 日、6 月 18 日予"多西他赛 120 mg d1 + 泼尼松 5 mg d1 ~ d21"方案化疗两周期（图 81 - 2）。2012 年 7 月 10 日复查前列腺 PSA 292.0 ng/mL、碱性磷酸酶 744 U/L，行锶 - 89 核素治疗一次，疼痛减轻。后在门诊行双膦酸盐、止痛治疗，2012 年 10 月 23 日以后失访。

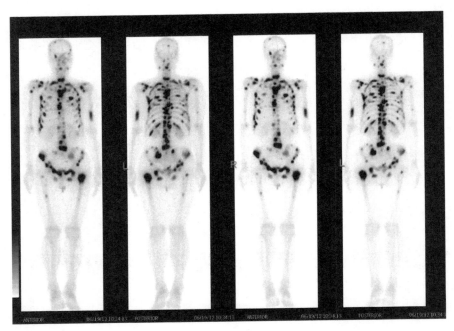

图 81 - 2　2012 年 6 月 19 日随访骨显像示病情进展

病例分析

（1）根据 2009 年 AJCC 的 TNM 分期系统，该患者 55 岁确诊为前列腺癌，Gleason 评分 2 + 3 = 7，临床分期 T2cN1M1b，Ⅳ期，为高危、晚期前列腺癌，根据 2009 年 NCCN 前列腺癌诊断治疗指南，放射治疗联合内分泌治疗是首选方法。

（2）外放射治疗具有疗效好、适应证广、并发症少等优点，适

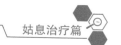

用于各期前列腺癌患者。该患者内分泌治疗期间复查结果提示疾病进展，遂选择前列腺病灶及转移灶姑息性放射治疗，又行全身化疗、双膦酸盐、止痛等综合治疗，一度病情稳定。

（3）该患者初诊时已属恶性肿瘤晚期，转移广泛，预后差。治疗目的为减症、镇痛、提高生活质量、延长生存时间。目前主张50岁以上男性进行PSA筛查，以提高前列腺癌的早期发现与治疗。

病例点评

（1）针对mHSPC一线给予多西他赛联合内分泌治疗不但可以降低患者总体死亡风险，还可以显著延长患者总生存时间。尽管不同指南的推荐意见有所差异，患者在初治时同时联合多西他赛化疗可能会更合理些。

（2）化疗是去势抵抗前列腺癌的重要治疗手段，CRPC的全身治疗原则包括继续应用内分泌药物确保血清睾酮维持去势水平，采用化疗改善症状和延长生存时间，对于骨转移病灶应用双膦酸盐预防骨相关事件。对于有可测量病灶的患者，疗效评估可参照实体肿瘤疗效评价标准（RICIST）。大多数转移性前列腺癌患者只有骨转移和（或）PSA升高，对这类患者PSA反应率是广为认可的临床疗效评价指标。PSA有效是指PSA下降≥50%，维持4周以上，且无临床及影像学进展的证据。PSA进展是指PSA升高超过25%，且绝对值≥5 ng/mL。患者在二线治疗中PSA的监测及治疗反应要及时，以便及时更换方案，避免延误治疗时机。

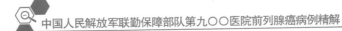

082 前列腺癌骨转移姑息性放射治疗联合核素治疗

病历摘要

患者，男，73 岁。2015 年 9 月 26 日因排尿困难伴尿痛就诊，查 PSA 203.200 ng/mL，行 MRI 检查示前列腺左外侧叶占位（图 82 - 1、图 82 - 2）及彩超引导下经直肠前列腺多区多点活检病理示（图 82 - 3）左外腺前列腺腺泡细胞癌，Gleason 评分 5 + 4 = 9。右外腺前列腺增生症。颈部 CT 示左颈根部及左锁骨上窝多发肿大淋巴结，不除外肿瘤转移。盆腔 MRI：①前列腺左侧外周叶结节影，考虑前列腺癌，伴直肠左侧多发淋巴结转移；②多发盆骨、右侧股

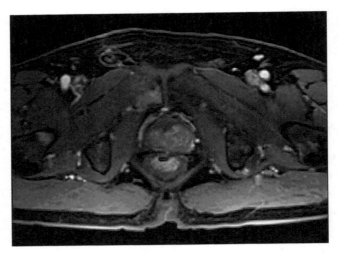

图 82 - 1 2015 年 9 月 19 日治疗前盆腔 MRI（T₁增强）

骨头及两侧股骨颈骨质信号异常，考虑肿瘤转移；③两侧腹股沟区多发小淋巴结影。CT 双肺扫描未见异常。腹部彩超检查未见转移病灶。全身骨显像示全身多发肿瘤骨转移。

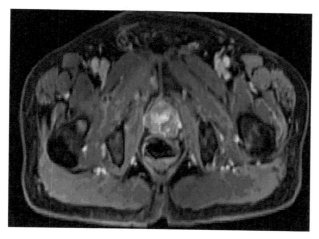

图 82-2　2015 年 9 月 19 日治疗前 MRI（T$_1$增强延迟扫描）

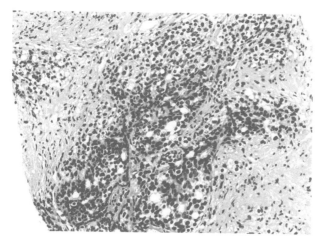

图 82-3　前列腺穿刺活检病理示前列腺癌

【既往史】 既往糖尿病史 10 年，自服药物治疗，血糖控制较稳定。余无特殊病史。

【临床诊断】 前列腺癌（T2aN1M1b，Ⅳ期）。

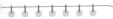

【治疗过程】因患者高龄，恶性肿瘤晚期，体质虚弱，且有糖尿病史多年，行"双德方案"（比卡鲁胺 50 mg，1 次/日 + 醋酸戈舍瑞林缓释植入剂 3.6 mg，每 28 日 1 次皮下注射）内分泌治疗，同时于 2015 年 10 月 23 日开始行承重骨转移灶一程姑息性放射治疗，照射靶区包括颈 7 椎体至胸 2 椎体、腰 1 椎体 + 骶尾椎，照射剂量各 40 Gy/20 f/4 w，后行核素锶 - 89、骨膦、止痛、提高免疫等综合治疗。患者病情控制较好，定期复查示 PSA 渐下降，2016 年 7 月 20 日复查 PSA 0。2017 年 1 月 18 日复查 PSA 0.1 ng/mL。2017 年 12 月 19 日复查 PSA 2.610 ng/mL，睾酮 15.65 ng/dL。2018 年 1 月 25 日复查 PSA 7.490 ng/mL，睾酮 13.58 ng/dL，全身疼痛明显加剧，考虑前列腺癌晚期去势抵抗，停比卡鲁胺，给予醋酸阿比特龙 1000 mg 每日 1 次、泼尼松 5 mg 每日 2 次口服。尽管患有 PSA 持续波动，但前列腺部位经过放疗后通过多次复查 MRI，结果均显示前列腺原发病灶控制良好（图 82 - 4 至图 82 - 8）。2018 年 12 月 19 日复查 PSA 0.745 ng/mL，睾酮 11.49 ng/dL。2019 年 2 月复查 PSA 0.60 ng/mL，

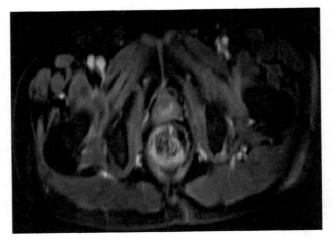

图 82 - 4　2016 年 3 月 23 日放射治疗半年后
复查 MRI 示前列腺未见明显异常

疼痛明显减轻，生活自理，随访 3 年余，患者心理状态好，均衡饮食，睡眠好。

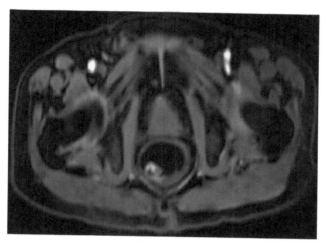

图 82 −5　2017 年 12 月 20 日放射治疗 2 年后
复查 MRI 示前列腺未见明显异常

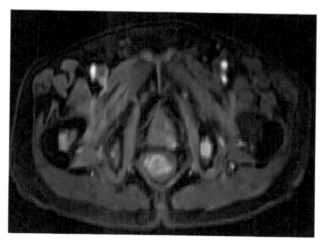

图 82 −6　2018 年 3 月 15 日放射治疗 2 年半后
复查 MRI 示前列腺未见明显异常

笔记

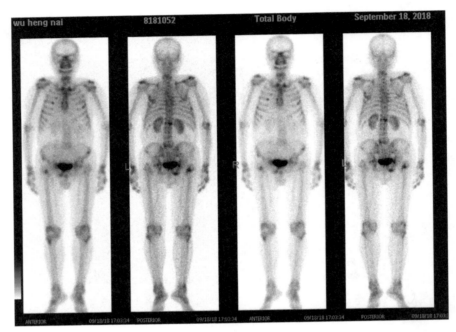

图 82 -7 2018 年 9 月 18 日放射治疗 3 年后
复查骨显像未见明显异常

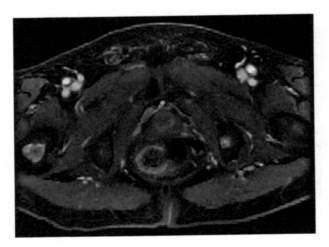

图 82 -8 2018 年 9 月 19 日放射治疗 3 年后
复查 MRI 示前列腺未见明显异常

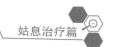

病例分析

（1）根据 2015 年 AJCC 的 TNM 分期系统，该患者前列腺癌 T2aN1M1b，Ⅳ期诊断明确，Gleason 评分 5 + 4 = 9，为高危、晚期前列腺癌，年龄 73 岁，根据 2015 年 NCCN 前列腺癌诊断治疗指南，放射治疗联合内分泌治疗是首选方法。

（2）本例患者高龄，肿瘤分期晚，全身骨转移广泛，体质虚弱，合并双肺炎及泌尿系统感染，且有糖尿病史多年，故选择承重骨转移灶姑息性放射治疗，治疗目的为镇痛、减少骨相关事件发生、提高生活质量、延长生存时间。

（3）醋酸阿比特龙是新型内分泌治疗药物，2018 年美国临床肿瘤学会推荐第Ⅳ期或去势抵抗前列腺癌标准治疗用药，患者有生存获益。

病例点评

前列腺癌骨转移核素治疗指南推荐镭 - 223，但国内还没上市。国内同类产品为锶 - 89。锶 - 89 是一种放射性核素，是一种重要的骨转移治疗手段，有助于缓解骨痛和提高生活质量。锶 - 89 能聚集在有骨转移灶内的活性成骨组织中，是一种有效的骨肿瘤内照射治疗剂。其在正常骨内的生物半衰期为 14 天，在转移灶内的生物半衰期大于 50 天。其治疗作用主要是通过发射的 β 射线来杀灭肿瘤细胞。具体仍需更多的临床数据。

笔记

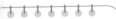 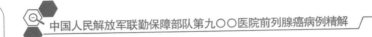

083 年轻高肿瘤负荷多发转移前列腺癌局部放射治疗联合内分泌治疗

病历摘要

患者，男，49 岁。于 2012 年 6 月无明显诱因出现尿频，伴排尿困难，右侧髋部及右腿酸痛，就诊某三甲医院查 PSA 大于 100 ng/mL，行前列腺穿刺活检术病理：送检 13 处穿刺组织均见前列腺癌，Gleason 评分 4 + 4 = 8。ECT 示右侧髂骨放射性分布异常浓聚灶，考虑肿瘤转移所致。

【既往史】既往无特殊病史。

【临床诊断】前列腺癌（T4N1M1，Ⅳ期）。

【治疗过程】2012 年 12 月开始行"比卡鲁胺片（康士得）50 mg 口服，1 次/日 + 注射用醋酸亮丙瑞林微球（抑那通）3.75 mg 皮下注射，每 4 周 1 次"内分泌治疗，并予唑来膦酸治疗骨转移，PSA 逐步下降。2014 年 4 月患者出现无痛性肉眼血尿，伴右侧髋部疼痛加重，就诊我院查 ECT 示右侧骨盆异常浓聚灶，考虑骨转移所致；枕骨及颧骨异常浓聚灶，性质待定。盆腔 MRI 提示（图 83 - 1）右侧髂骨、坐骨、耻骨转移瘤，较前增多增大，双侧盆腔多发肿大淋巴结，较前增多。于 2014 年 4 月 28 日复查 PSA 31.2 ng/mL，睾酮 <

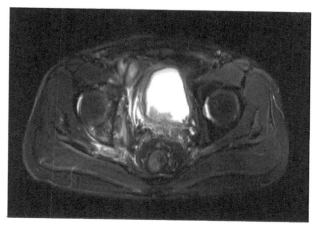

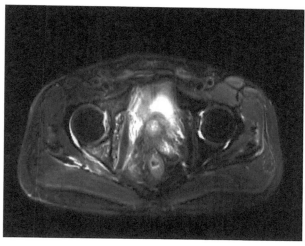

图 83 - 1 　盆腔 MRI

10 ng/mL，开始予前列腺癌姑息性适形调强适形放射治疗，肿瘤照射剂量和范围：前列腺和精囊 72 Gy/36 f/6 w；右侧髂骨、坐骨、耻骨转移瘤及邻近软组织肿块：56 Gy/28 f/5 $^+$ w。并停康士得，予酮康唑 + 泼尼松内分泌治疗。放射治疗期间口服酮康唑因无法耐受，1 个月后改康士得内分泌治疗，放射治疗结束疼痛较前明显好转，未出现排尿困难、尿频、尿急；无大便次数增多、便血等放射治疗不良反应。2014 年 6 月 19 日复查（图 83 - 2）PSA 16.8 ng/mL，睾酮 < 10 ng/dL。后当地医院定期复查。2015 年 9 月失访。

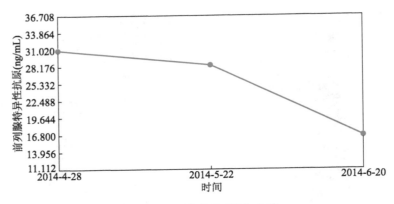

图 83 - 2　放疗后 PSA 曲线

病例分析

（1）患者前列腺癌骨转移诊断明确，Ⅳ期，以内分泌治疗为主，给予康士得＋抑那通最大限度雄激素阻断。但内分泌治疗有一定的时限性，绝大多数的前列腺癌开始对内分泌治疗是有效的，经过 14～30 个月（平均 18 个月）的疾病控制之后，会转变为去势抵抗性前列腺癌（CRPC），该患者内分泌治疗有效为 16 个月，符合常规时间。

（2）外放射治疗具有安全有效、适应证广、并发症少等优点，适合各期前列腺癌患者，该患者骨盆转移，有疼痛症状，放射治疗可缓解疼痛，预防和降低骨相关事件的发生，提高生活质量，提高生存率。

（3）前列腺活检是临床上诊断前列腺癌的金标准，可采用多种方式，目前多采用经直肠超声引导下前列腺系统活检，活检针数有 6 针、8 针、10 针、12 针、5 区 13 针，其中 5 区 13 针最为常见。前列腺穿刺针数在 10 针以上的诊断阳性率高于 10 针以下，且不明显增加并发症。有相关学者建议根据 PSA 水平和患者的具体情况采取不同穿刺针数的个体化穿刺方案可提高阳性率。目前的数据表明，初始的饱和穿刺检测前列腺癌的效果比逐步穿刺的效果好，同时也并未增加相关并发症。本例患者临床穿刺 13 针，并未出现相关不良反应，且临床诊断率高。

病例点评

（1）该患者为年轻前列腺癌患者，肿瘤负荷大，单纯内分泌治疗极易在较短时间内出现去势抵抗，因此，治疗上应该更为积极地应用多种有效治疗手段，对放射治疗、化疗等综合治疗进行优化。根据已有研究数据可知，此患者可以在较早时间进行化疗联合，在一线内分泌治疗失败后，可以使用阿比特龙等新型内分泌药物，对于病情的控制可以有较好的帮助。

（2）前列腺癌和乳腺癌都是激素依赖性肿瘤，而低年龄在乳腺癌是公认的预后不良独立因素，由此推测发病年龄轻是前列腺癌预后不良的因素。研究认为，有前列腺癌家族史的人群患病的概率是正常人群的 2 ~ 3 倍，家族患病者年龄低或者多个一级亲属患病，都会增加患病概率。Salinas 等认为，前列腺癌年轻患者具有独特的生物学行为和预后能力，应被归类于一种新的临床亚型。目前关于前列腺癌年轻患者的易感基因位点与分子分型的研究，对临床早期诊断及靶向治疗具有十分重要的意义。年轻前列腺癌人群，尤其是有前列腺癌家族史的人群，可能因此获益。

笔记

084. 高肿瘤负荷多发转移前列腺癌单纯内分泌治疗联合姑息性放射治疗

病历摘要

患者，男，69 岁。2013 年 12 月出现颈部酸痛，症状逐渐加重。2014 年 2 月 18 日就诊于我院。颈椎 MRI（图 84 - 1）提示颈、胸椎体及附件多发异常信号影，考虑转移瘤可能。PET/CT（图 84 - 2）：①腹膜后腹主动脉旁、髂血管旁、盆腔多发肿大淋巴结影（图 84 - 3），呈高代谢，考虑肿瘤转移；②全身多发骨质破坏，呈高代谢，考虑

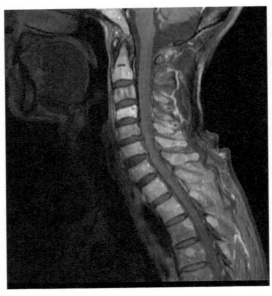

图 84 - 1　2014 年 2 月治疗前颈椎 MRI 检查

肿瘤转移；③前列腺增生伴钙化，呈稍高代谢，建议行 MRS 检查排除肿瘤，查 PSA 65.54 ng/mL↑。2014 年 2 月 28 日行前列腺穿刺活检病理提示前列腺腺泡细胞癌。Gleason 评分 5 + 4 = 9。

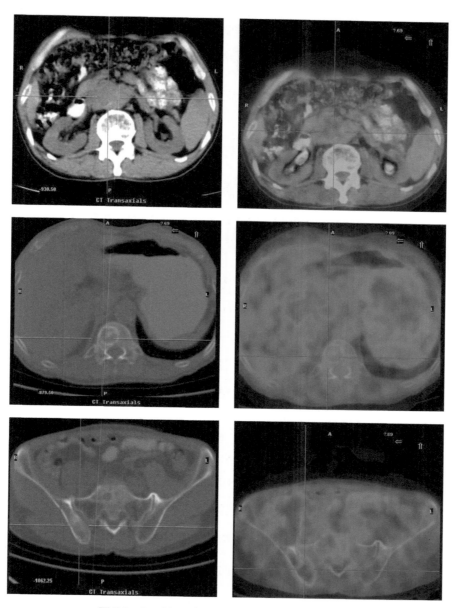

图 84 -2　2014 年 2 月治疗前 PET/CT 检查

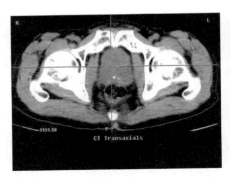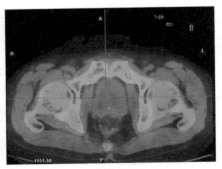

图 84-3   2014 年 2 月治疗前盆腔 CT 检查

【既往史】既往无特殊病史。

【临床诊断】前列腺癌Ⅳ期。

【治疗过程】2014 年 3 月 4 日开始行"醋酸戈舍瑞林缓释植入剂（诺雷德）3.6 mg 皮下注射，每 4 周 1 次 + 比卡鲁胺片 50 mg 口服，1 次/日"内分泌治疗。期间配合伊班膦酸钠抗溶骨治疗，定期复查 PSA 持续下降，2015 年 2 月 3 日复查 PSA 最低下降至 0.489 ng/mL（图 84-4）。2015 年 4 月 18 日之后自行停止内分泌治疗（图 84-5）。2016 年 4 月 27 日复查 PSA 140.400 ng/mL↑、睾酮 195.58 ng/dL↓，提示肿瘤进展，考虑比卡鲁胺耐药，改为"诺雷德 3.6 mg 皮下注射，每 4 周 1 次 + 氟他胺片 250 mg 口服，3 次/日"，继续伊班膦酸钠抗骨溶解治疗（图 84-6）。2016 年 5 月 5 日复查（图 84-7）全脊柱 MRI 示颈 2-7、胸 1-10、胸 11、腰 1-2、腰 5 及骶椎信号异常，考虑肿瘤转移。骨 ECT 示颈椎、胸椎、腰椎、骶椎、肋骨、骨盆等多处有大小不一的异常核素浓聚灶。为防止骨折和截瘫事件发生，2016 年 5 月 8 日对颈胸腰椎体较严重病灶进行姑息性放射治疗，放射治疗剂量 40 Gy/20 f/4 w。同时继续口服氟他胺内分泌治疗配合伊班膦酸钠抗骨溶解治疗，2016 年 5 月 27 日复查 PSA 4.75 ng/mL。患者治疗期间未出现严重不良反应，日常生活自理，生活质量高。

笔记

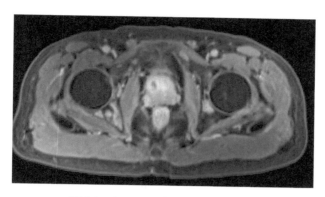

图 84 –4　2015 年 2 月 MRI 随访

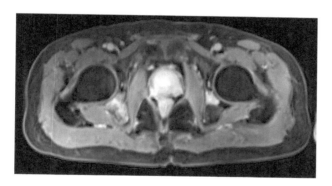

图 84 –5　2015 年 4 月 MRI 随访

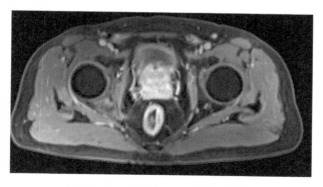

图 84 –6　2016 年 4 月 MRI 随访

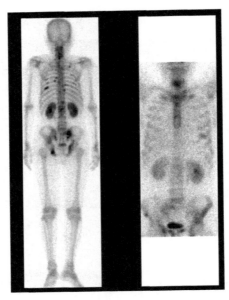

图 84 - 7　2016 年 5 月 ECT 随访

病例分析

（1）该患者晚期前列腺癌（Ⅳ期）诊断明确，多处淋巴结和多发骨转移，无手术适应证。根据 NCCN 指南推荐，Ⅳ期患者以内分泌治疗为主，出现承重部位骨转移或疼痛时放射治疗及时干预，防止骨相关事件或截瘫事件发生，治疗原则是减轻患者痛苦，提高患者生活质量，适当延长生存期。

（2）内分泌治疗分为间歇性内分泌治疗和持续性内分泌治疗，各有优缺点。间歇性内分泌治疗，患者不良反应轻，医疗费用低。但在间歇期存在转移风险。持续性内分泌治疗，疗效持续，但不良反应相对重，医疗费用较高。间歇性内分泌治疗一般是 PSA 降低至最低点后，巩固治疗 6 个月后停药。间歇治疗后重新开始治疗的标准不一致，专家共识有 PSA > 4 ng/mL 后、PSA 升至 10 ~ 20 ng/mL 时、PSA > 20 ng/mL、PSA 升至治疗前水平的 1/2 等说法。目前国

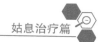

内推荐 PSA >4 ng/mL 后开始新一轮治疗。笔者认为持续性内分泌治疗优于间歇性内分泌治疗，尤其是年轻患者。该病例间歇性内分泌治疗不规范，依从性差。

（3）一线抗雄内分泌治疗药物，一般用康士得、氟他胺。一种药耐药后可换另外一种药物。

（4）晚期患者脊柱椎体转移破坏多发，稳定性差，有病理性骨折、截瘫可能，及时的姑息性放射治疗对减轻患者痛苦，提高生活质量至关重要。

🏥 病例点评

PSA 在间歇性内分泌治疗中应进行规范随访，治疗后 3 个月和 6 个月的 PSA 水平与预后相关，然而患病个体不同，这个标准并不绝对。治疗后 3 个月和 6 个月 PSA 水平正常或不能发现者，相对于高 PSA 水平患者，可能治疗反应持续时间更长。内分泌治疗的早期阶段，应对患者进行规律监测。对于无症状患者进行规律的 PSA 监控可以更早发现生化复发，PSA 水平升高通常早于临床症状数月。然而必须强调 PSA 水平并非一个可靠的逃逸标记物，不可以单独作为随访检查。约 15% ～34% 的患者发生临床进展，其 PSA 水平可正常。因此推荐在内分泌治疗开始后每 3 个月进行随访。对于 M0 期患者中治疗反应良好者，如症状改善，心理状况良好，治疗依从性佳，PSA 水平小于 4 ng/mL，可每 6 个月随访一次。对于 M1 期患者中治疗反应良好者，如症状改善，心理状况良好，治疗依从性佳，PSA 水平小于 4 ng/mL，可每 3 ～6 个月随访一次。疾病进展时，随访间期应缩短，因为此时停止抗雄激素治疗对患者有益。对于激素治疗抵抗的患者，发生疾病进展、按标准治疗无反应，可行

笔记

个性化随访方案。本患者停用内分泌治疗 1 年多未规范检测 PSA，导致多发骨转移，为随访不及时导致。

085 高龄转移性前列腺癌内分泌治疗联合放射治疗及骨转移灶姑息性放射治疗

病历摘要

患者，男，58 岁。缘于 2011 年 4 月 29 日在某医院体检时发现 PSA 59.55 ng/mL，考虑前列腺增生伴结石，未予特殊治疗。2011 年 5 月 8 日外院复查 PSA 66.91 ng/mL；盆腔 MRI（图 85 – 1）仍考

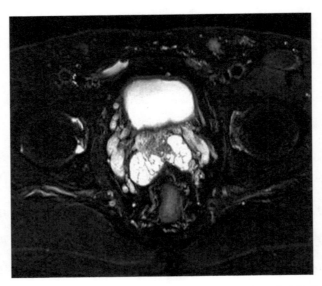

图 85 – 1 2011 年 5 月 8 日治疗前盆腔 MRI 前列腺病灶情况

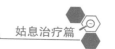

虑前列腺增生。2011 年 5 月 27 日就诊我院行前列腺穿刺病理活检示右外腺：前列腺癌，Gleason 评分 5 + 4 = 9；左外腺：前列腺癌，Gleason 评分 3 + 3 = 6，全身骨扫描提示全身多处骨转移，胸部 CT 未见异常。腹部彩超未见异常。

【既往史】既往有 2 型糖尿病；肝硬化，脾大；胆囊切除术后病史。

【临床诊断】前列腺癌（T2N1M1，Ⅳ期）。

【治疗过程】考虑患者为肿瘤晚期，有姑息性放射治疗指征，2011 年 5 月 27 日至 7 月 24 日针对前列腺病灶行三维适形放射治疗，肿瘤照射剂量 66 Gy/33 f/6$^+$w，放射治疗同时予醋酸戈舍瑞林缓释植入剂（诺雷德）3.6 mg 皮下注射每 28 天重复，氟他胺 250 mg 口服每日 3 次。放疗后复查盆腔 MRI（图 85 - 2）评价疗效 PR。2011 年 8 月 22 日复查 PSA 2.96 ng/mL，10 月 22 日复查 PSA 1.22 ng/mL；12 月 23 日复查 PSA 1.05 ng/mL。2012 年 2 月 22 日复查 PSA 0.65 ng/mL，4 月 23 日复查 PSA 0.65 ng/mL。2012 年 5 月出现血便，肠镜检查示放射性肠炎，请消化内科会诊，2012 年 7 月 2 日、7 月 28 日、9 月 7 日分别三次在电子肠镜下行电凝止血治疗。2012 年 6 月 4 日复查 PSA 0.68 ng/mL，6 月 21 日复查 PSA 1.04 ng/mL，2013 年 9 月 3 日复查 PSA 9.11 ng/mL；2014 年 1 月 21 日复查 PSA 15.05 ng/mL，6 月 12 日复查 PSA 13.86 ng/mL，睾酮小于 10 ng/dL；考虑前列腺癌去势抵抗。2014 年 6 月患者自觉腰背部疼痛，6 月 13 日检查骨扫描（图 85 - 3）示胸 11 椎体骨转移。胸椎 MRI 平扫：胸腰椎异常信号，考虑肿瘤并腰 1 椎体病理性骨折，转移瘤可能性大。盆腔 MRI 平扫 + 增强示前列腺癌局部病灶控制尚可。为减少骨相关不良事件发生，2014 年 6 月 20 日至 7 月 22 日针对胸 11 椎体和腰 1 椎体骨转移灶姑息性放射治疗，放射治疗剂量 44 Gy/22 f/4$^+$w。期间配

笔记

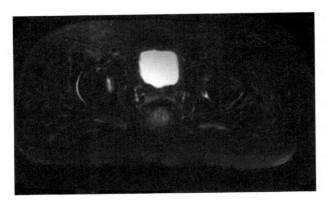

图 85 - 2　前列腺病灶放疗后复查盆腔 MRI

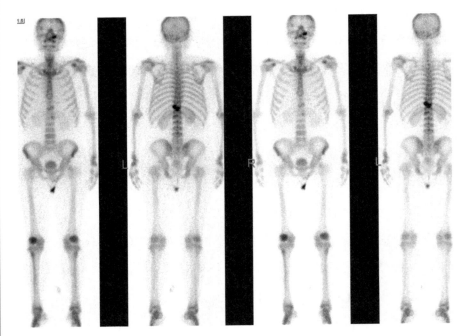

图 85 - 3　2014 年 6 月 13 日骨 ECT

合唑来膦酸 4 mg 静滴 28 天重复，继续诺雷德皮下注射去势治疗，考虑氟他胺耐药，停氟他胺改为口服比卡鲁胺 50 mg 每日 1 次。放射治疗后复查骨 ECT（图 85 - 4）评价疗效 SD。2014 年 7 月 7 日复查 PSA 19.9 ng/mL；2014 年 7 月 22 日复查 PSA 30.7 ng/mL。考虑内分泌治疗无效，停醋酸戈舍瑞林缓释植入剂及比卡鲁胺内分泌治疗，改口服复方红豆杉胶囊 0.6 g 每日 3 次。2014 年 10 月发现左侧翼腭窝占位病变，考虑为转移瘤可能性大，因手术风险及难度大，于外院行 γ 刀放射治疗，后头痛症状缓解。2015 年 2 月失访。

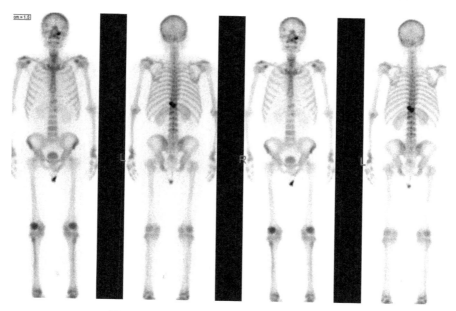

图 85-4　胸椎转移瘤放疗后复查骨 ECT

病例分析

（1）该患者前列腺癌Ⅳ期（T2N1M1），诊断时已有盆腔淋巴结结转移，Gleason 评分 5 + 4 = 9，高危。放射治疗是晚期前列腺癌患者的姑息性治疗手段。该Ⅳ期患者治疗原则是姑息性放射治疗 + 内分泌治疗，符合综合治疗原则。

（2）目前循证医学证据表明，Ⅳ期晚期前列腺癌患者内分泌治疗为主要治疗手段，建议联合完全性 MAB，即抗雄药物与去势药物联合使用。内分泌治疗的作用原理如下：下丘脑以一定的节律分泌 GnRH，GnRH 可以作用于腺垂体释放促性腺激素，包括黄体生成

笔记

素和促卵泡激素。黄体生成素可作用于睾丸从而激发睾酮的合成。促卵泡激素作用于睾丸促进睾酮转化为雄激素。90%～95% 睾酮来源于睾丸合成，另外 5%～10% 来源于肾上腺皮质醇及类固醇的转化。睾酮在 5α 还原酶催化作用下转换成双氢睾酮。双氢睾酮与雄激素受体结合调节性腺激素信号传导通路，导致生精和性成熟。因为雄激素是前列腺癌发生、发展和进展的源头，阻断睾酮的合成或作用即可治疗前列腺癌。持续给予 GnRH 类似物可以阻断黄体生成素和促卵泡激素的释放，从而达到阻断雄激素、治疗前列腺癌的目的。

（3）放射治疗后生化复发，有证据显示，92% 接受放射治疗的患者因 PSA 进展而接受 ADT。如果没有挽救性措施，从生化复发到临床进展的中位时间为 3 年。但该患者进展快，半年后（2014 年 6 月）进展至骨多发转移，承重骨转移，给予放射治疗及骨膦治疗，防止骨相关事件及截瘫事件发生，符合治疗原则。

（4）该患者骨姑息性放射治疗后 PSA 仍持续上升。考虑内分泌治疗无效，为 CRPC。该患者雄激素剥夺后，PSA 持续升高超过 3 周，考虑去势抵抗性前列腺癌。去势抵抗仍对激素敏感前列腺癌的特点已明确，并且研发了针对雄激素的合成药物（通过 CYP17），如醋酸阿比特龙，针对雄激素受体药物 MDV3100（恩杂鲁胺）和 TAK700。

（5）该患者未服用抗雄激素新药物，故给予红豆杉胶囊口服化疗，亦是一种新的尝试。

病例点评

肿瘤高负荷远处转移前列腺癌患者，指南推荐首选内分泌治疗，放射治疗作为局部减症手段。2018 年 10 月 21 日，根据《柳叶刀》在线发表的一项英国Ⅲ期临床研究（STAMPEDE 试验）提示，对于非选择性新诊断的转移性前列腺癌（metastatic prostate cancer, mPca）患者，放射治疗未能改善其总生存期。这项多中心、开放标签、随机对照的Ⅲ期临床研究于 2013—2016 年纳入了来自瑞典和英国 117 家中心的 2061 例新诊断的 mPca 患者；随机分配至对照组（标准治疗：终身雄激素剥夺治疗，2015 年 12 月后允许跨线应用多西他赛化疗）和实验组（标准治疗联合放射治疗，55 Gy/20 f 治疗 4 周，或 36 Gy/6 f 治疗 6 周）。研究结果显示联合放射治疗组患者的无治疗失败生存率（FFTR）明显改善（HR = 0.76，95% CI 0.68 ~ 0.84，P < 0.0001），但总生存期并无改善（HR = 0.92，95% CI 0.80 ~ 1.06，P = 0.266）。入组患者的放射治疗耐受性良好，48 例（5%）患者在放射治疗期间出现 3 ~ 4 级不良事件，37 例（4%）患者发生在放射治疗后。虽然该研究并未得到阳性的 OS 结果，但分析研究本身的确仍存在一些局限性。首先，研究中对转移负荷并无明确定义，而目前学术界对前列腺癌寡转移较普遍的定义是"转移灶≤5 个"。其次，研究中的放射治疗方案或可进一步优化，因为研究结果不仅没有看到实验组和对照组的生存差异，而且放射治疗组的不良事件发生率很低，提示放射治疗剂量或许可以适当调整提高。因此，转移性前列腺癌局部放射治疗是否获益仍存在争议。该患者采用了内分泌治疗同步前列腺局部姑息性放射治疗，取得了一定的效果，还是需要每个患者进行个体分析。

笔记

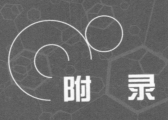

附 录

中国人民解放军联勤保障部队第九〇〇医院简介

中国人民解放军联勤保障部队第九〇〇医院（原南京军区福州总医院、九三医院）又称东方医院，建于1949年8月，是一家具有光荣历史的医院。经过半个多世纪的建设和发展，已成为学科齐全，技术力量雄厚，设备先进，诊疗环境优良，集预防、医疗、保健、教学、科研为一体的大型综合性三级甲等医院。

院本部和下属临床部分布在福州、莆田、宁德三地6个点，展开床位3900张（院本部2200张）；现有医疗用房面积38.7万平方

笔记

米（院本部 28.9 万平方米），新病房大楼建筑面积 18.09 万平方米，单体面积居闽赣两省第一、全军第二。医院院本部位于福州市西侧，毗邻西湖、左海公园，交通便捷，依山傍水、绿树成荫、空气新鲜、鸟语花香，是全军"文明卫生营院""园林式营院"及"福建省花园式单位""福建省卫生先进单位""福建省绿化环保先进单位"。医院是全国和全军数字化医院建设试点示范单位之一，医院已连续四次被总部评为"全军为部队服务先进医院"，并被总部表彰为"全军先进医院"和"全军医院建设工作先进单位"等。

医院技术力量雄厚，拥有高级技术职称专家近 300 名，具有博士、硕士学位者近 300 余名，在国家、军队及省级担任学术职务 350 多人次，其中领军人才 3 人，国家级学科带头人 3 人，全军级学科带头人 9 人，军区级、省级学科带头人 50 人。医院院本部设有 53 个专业学科，拥有 3 个国家临床重点专科军队建设项目、10 个全军医学研究中心、5 个福建省临床重点专科、2 个国际科技合作基地和 3 个省部级重点实验室。其中，器官移植、检验诊断、干细胞治疗、辅助生殖、女性盆底功能障碍诊治、儿科疾病诊治、颅底外科诊治等技术居国内领先水平。医院拥有国内领先的医疗、教学、科研设备，主要有达芬奇手术机器人、PET/CT、640 层螺旋 CT、3.0T 超导 MRI、Truebeam 数字化直线加速器、全身 γ - 刀、检验自动化流水线系统等先进仪器设备。

医院设有国家人事部博士后科研工作站，拥有 7 个博士后带教学科。是国家住院医师规范化培训基地和国家药物临床试验机构，是厦门大学附属东方医院、海军军医大学、福建医科大学临床医学院、陆军军医大学、安徽医科大学、福建中医药大学、南昌大学医学院等院校教学医院。有 40 个学科（专业）点与上述高校及福建

笔记

中医学院等联合培养博士、硕士研究生，拥有博士、硕士研究生导师 124 名。此外，医院每年还承担上述高校及其它高校近 600 名本科生临床大课、临床见习、临床实习教学任务，每年接收军内外进修生 200 余人次。

医院科研能力较强、研究水平较高。目前，医院承担了国家、军队和福建省科研项目 370 余项，其中重大项目 10 余项。多个研究项目有望取得重大突破。"十五"以来，医院获国家、军队科技进步、医疗成果奖和福建省科学技术奖 209 项，其中国家科技进步二等奖 3 项，军队科技进步一等奖 3 项，军队医疗成果一等奖 1 项，福建省科学技术一等奖 5 项、二等奖 31 项。在国内外期刊上发表学术论文 7000 余篇，出版专著 80 余部。

中国人民解放军联勤保障部队第九〇〇医院放疗科简介

  中国人民解放军联勤保障部队第九〇〇医院放射治疗科，成立于 1962 年，是福建省最早开展肿瘤放射治疗的单位之一。经过历代放疗人的不懈奋斗，已经成为设备先进、技术力量雄厚、诊疗环境优良的放射治疗机构。科室目前是全国首批国家药物临床试验放射治疗专业和国家住院医师规范化培训放射肿瘤专业基地，也是福建医科大学、福建中医药大学、安徽医科大学等多所大学硕士研究生培养点。

  在历届各级领导的亲切关怀下，科室秉持"精医强技，笃定前行"的科训，脚踏实地不断创新。1962 年瑞典 200 kv 深层 X 线治疗机的投入使用，标志着我院放疗科的开始，1995 年引进德国 fisher 脑部肿瘤 X 刀治疗系统，在福建省开创了脑部立体定向放疗先河，2000 年引进体部 r 刀治疗系统，成为华东最早开展体部立体定向放射外科的单位，2003 年引进美国 Varian 600C/D 直线加速器，实现了从二维放疗技术向三维放疗技术的跃进，2010 年引进医科达 18 通道后装治疗机，科室进入近距离精确放疗时代。2018 年伴随美国 Varian TrueBeam 数字化直线加速器的引进，面积达 4500 cm^2 新医疗用房的启用，放疗科开启了精医强技的崭新篇章。

  放疗科现有工作人员 50 人，形成一支包括医师、物理师、治疗师和护理人员的完整医疗团队，现有瓦里安 TrueBeam 直线加速器、影像引导三维核通 18 通道后装治疗机、PET/CT 模拟定位机和飞利浦大孔径 CT 模拟定位机等先进放疗设备，同时还配置了美国 QFix 头部立体定向固定装置、美国 Civco 体部立体立向放疗固定装置、实时 CT 图像引导验证系统、适形调强治疗计划系统、三维近距离放疗计划系统、三维容积调强剂量验证系统及计量仪等新型设备。

近年来，科室积极开展亚专科建设，按照头颈肿瘤、胸部肿瘤、腹部肿瘤三个亚专业组进行规范化诊疗，积极开展图像引导容积调强放疗（volumetric modulated arc therapy，VMAT）、立体定向放疗（stereotactic body radiation therapy，SBRT）、调强放射治疗等精确放疗技术。同时强化放疗质量控制体系建设，肿瘤放疗的精准化、规范化、个体化诊治水平稳步提升。形成了鼻咽癌、食管癌、前列腺癌、宫颈癌等特色放疗技术，特别是前列腺癌的精准放疗与综合治疗、3D 打印引导宫颈癌三维后装放疗技术处于国内先进水平。

科室长期开展肿瘤放疗的基础与临床研究工作，在前列腺癌、宫颈癌和食管癌的系列研究取得了长足的进步，其中 2012 年《中晚期食管癌个体化放射治疗基础与临床研究》和《缺氧诱导因子 –1 在肿瘤放射敏感性中的作用机制研究》分别获全军医疗成果三等奖，2018 年"芪黄扶正颗粒"获国家发明专利并取得院内制剂批文。科室积极参与多项国际、国内多中心药物临床试验。目前承担各类国家、军地研究课题 15 项，近 10 年在国内外发表学术论文 100 余篇，发明和实用新型专利 10 项，主编《肿瘤综合治疗手册》等专著 5 部，获军队医疗成果奖和福建科技进步奖 10 项。

笔记